实用体质测评技术与运动处方

谭思洁◎著

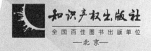

知识产权出版社
全国百佳图书出版单位
—北京—

图书在版编目（CIP）数据

实用体质测评技术与运动处方/谭思洁著 . —北京：知识产权出版社，2020.10
（2024.7 重印）
（运动与健康科普丛书）
ISBN 978 - 7 - 5130 - 7206 - 9

Ⅰ.①实… Ⅱ.①谭… Ⅲ.①体质—监测②运动疗法 Ⅳ.①R195.2②R454

中国版本图书馆 CIP 数据核字（2020）第 183719 号

责任编辑：江宜玲　　　　　　　　　　责任校对：潘凤越
封面设计：博华创意·张冀　　　　　　责任印制：孙婷婷

实用体质测评技术与运动处方

谭思洁　著

出版发行：	知识产权出版社 有限责任公司	网　　址：	http：//www. ipph. cn
社　　址：	北京市海淀区气象路 50 号院	邮　　编：	100081
责编电话：	010 - 82000860 转 8339	责编邮箱：	99650802@qq. com
发行电话：	010 - 82000860 转 8101/8102	发行传真：	010 - 82000893/82005070/82000270
印　　刷：	北京九州迅驰传媒文化有限公司	经　　销：	各大网上书店、新华书店及相关专业书店
开　　本：	720mm×1000mm　1/16	印　　张：	20
版　　次：	2020 年 10 月第 1 版	印　　次：	2024 年 7 月第 2 次印刷
字　　数：	336 千字	定　　价：	78. 00 元

ISBN 978 -7 -5130 -7206 -9

前　言

习近平总书记提出："人民身体健康是全面建成小康社会的重要内涵"。"全民健身与全民健康深度融合"是习近平总书记的重大时代命题。体育从此承载了更多的使命，应该为助推国家富强、民族振兴、人民幸福做出更多的贡献。运动是走向健康的绿色通道，体育强则中国强。

随着社会科技的快速发展，人类体质和健康的主要问题及其影响因素发生了很大变化，体质评价研究对健康的影响作用日显突出。人们急切需要知晓自己的体质状况，选择有效解决实际健康问题的身体活动方案。不可否认的是，运动对于健康促进具有正向和负向的双重作用，保证运动的安全性和有效性一直是重要的研究课题。

本书顺应新形势下民众需求，对作者 30 年来在体质测评和运动处方研究方面的成果进行总结；并尽可能比较全面地收集筛选国内外本领域其他研究者的成果，结合运动健康促进的相关学科知识，系统地论述评价体质、提升体质、科学运动的基本理论以及具体的应用方法。在特别注意介绍被大多数专家学者认可的经典测量方法基础上，尽可能收集近年国内外新的成熟测量技术和评价方法，准确严谨、内容全面、应用性强是本书的特点。

本书为天津市社科重点委托项目"基于体育强国与健康中国协调推进视阈下运动健康服务体系构建研究"（TJTSZDWT1901）的科研成果，可供致力于运动健康研究的科研工作者、相关专业的教师及管理部门参考，亦适合高等院校相关专业教学使用。

谨此感谢柏朋燕女士为本书绘制了部分插图；感谢曹立全老师、郭振老师在本书涉及的研究中做出的重要贡献；感谢博士研究生姜岩进行的文献收集工作；感谢我的硕士生完成的大量实验，感谢所有帮助过我的人们。

由于能力有限，不当之处诚恳希望同行指教。

目　录

第一篇　体质测量与评价

第二篇　运动处方

第一篇

体质测量与评价

第一章　体质概述

本章简介：对体质、健康、体适能等基本概念和内涵构成进行描述，为学习掌握体质测评理论和实用技术奠定基础。

关键词：体质、健康

第一节　体质的概念和内涵

一、体质的定义

体质（Fitness）是人体的质量，它是在遗传性和获得性的基础上表现出来的人体形态结构、生理功能和心理因素的综合的、相对稳定的特征。体质表达了机体有效与高效执行自身机能的能力，也是机体适应环境的一种能力。

体质和健康是机体完成日常生活能力和应对各种突发环境变化应激能力和适应能力的物质基础。世界各国在重视健康的同时，都将体质水平的评定、现状分析和长期监测放在重要位置。优秀的体质水平是通向完美健康（Wellbeing）的重要基础和评定方法。

在研究领域，体质和健康的定义和范畴不同，但互有交叉。健康以疾病状态及其影响因素为核心，以没有疾病、健康长寿为追求目标，提倡追求人体在躯体、心理、精神、社会的完满状态。而体质则强调了人体结构与机能之间的协调发展，重视人体在完成日常生活和应对突发事件方面的潜在能力，体质提倡不仅要活着，而且要活得更好，对日常生活应付自如及游刃有余。

我国体质研究的定义和范畴以及监测的主要指标，基本与国际上健康体适能（Health – related Physical Fitness）一致，包含形态发育水平、身体功能水平、身体素质及运动能力、心理发育水平和适应能力。

二、体质的内涵

体质是构成人体各要素能力的一种综合体现；体质的研究在承认遗传因素对机体作用的同时，更强调后天塑造的重要性。

体质由机体的基本生活能力、身体形态、身体机能、运动素质和心理状态的发展水平决定。体质良好的含义包括与健康有关的一切功能基本正常，有足够的体力和活力轻松完成工作，有闲暇愉快地进行休闲并能应付不可预测的紧急情况。因此，体质是构成人体各要素能力的一种综合体现。体质学是建立在解剖学、生理学、生物化学、医学、心理学、社会学等学科基础理论之上的一门综合性应用学科。

强壮的体质是人类生命活动的物质基础。体质研究强调身心两个方面的密切联系。体质既反映人体生命活动的水平，也反映人体身体运动的水平。体质良好的人才能实现真正意义上的健康。体质测量以反映人体结构功能协调下的最大能力为目标，体质指标反映人体健康状况表相下的身体状况，是深层次的健康或者更好的健康。研究表明，体质好的人患病风险明显低于体质较差的人。体质是体现更高水平健康的尺子，体质强调更完美的健康。

目前在全球范围内，体质与健康都受到高度重视，尤其在社会高度发达，慢性非传染性疾病成为重要的影响健康、生存质量和寿命的因素的情况下。体质差的人，适应能力差，目前的研究证明体质水平与健康和寿命，以及健康寿命高度相关。

体质与健康高度相关，目前心肺耐力被美国心脏协会确立为生命指征。心脏康复协会明确指出，心肺功能的下降就是心脏功能能力的下降。人体成分，特别是肥胖程度是慢性病的独立危险因素，排在死亡因素的第五位。

三、理想体质

理想体质的具体标志是：

（1）主要脏器无疾病。

（2）身体发育良好，体格健壮，能保持适宜的体重，体型匀称，体姿正确。

（3）有良好的心肺机能，代谢功能正常。

（4）有较强的运动能力和身体活动能力，身体素质在同年龄中保持中等以上水平。

（5）心理健全，情绪乐观，意志坚强，有较强的抗干扰和对抗不良刺激的能力。

（6）对社会环境有较强的适应力，能够应对一般性突发事件。

四、体质研究的主要内容

体质研究的主要内容具体包括以下五个方面：

（1）身体形态发育水平，即体格、体型、姿势、营养状况及身体组成成分等。

（2）生理生化功能水平，即机体的新陈代谢功能及各系统、器官的工作效能等。

（3）身体素质和运动能力水平，即身体在运动中表现出来的力量、速度、耐力、灵敏性、柔韧性等素质及走、跑、跳、投、攀爬等身体运动能力等。

（4）心理发展状态，包括本体感知能力、个体意志力、判断能力等。

（5）适应能力，即对外界环境条件的适应能力，包括抗寒、抗热能力和对疾病的抵抗力等。

第二节　与体质有关的其他概念

一、健康

世界卫生组织关于健康的定义是："健康乃是一种在身体上、精神上的完满状态，以及良好的适应能力，而不仅仅是没有疾病和衰弱的状态。"真正的健康应该是在没有疾病和身体虚弱现象的基础上，保持着良好心理状态和高质量的生活方式，并能对社会做出贡献，即达到躯体健康、心理健康、社会适应良好和道德健康四方面都健全，才是完全健康的人。

躯体健康：一般指人体生理的健康，应是没有疾病，各项生理功能正常，体力良好。

心理健康：一般有三个标志。第一，人格完整，自我感觉良好；情绪稳定，积极情绪多于消极情绪，有较好的自控能力，能保持心理上的平衡。自尊、自爱、自信，有自知之明。第二，在自己所处的环境中，有充分的安全感，能保持正常的人际关系，能受到别人的欢迎和信任。第三，对未来有明确的生活目标，能切合实际地不断进取，有理想和事业上的追求。

社会适应良好：指一个人的心理活动和行为能适应复杂的环境变化，为他人所理解，为大家所接受。

道德健康：不损害他人利益来满足自己的需要；有辨别真假、善恶、荣辱、美丑等是非观念，能按社会认为规范的准则约束、支配自己的行为，能为人们的幸福做贡献。

美国学者 Lawson 认为应当在身体、精神、智力、情绪、社会五个方面都处于完美状态才是真正健康的人，被称为"健康五要素说"。

总之，健康的人应具有正常的生理、心理反应，有强壮的体格、敏捷的思维，有充沛的精力应付日常工作；能够抵抗一般性疾病和意外事故；可以轻松、坦然地享受生活乐趣；从容地处理人际关系，自觉恪守社会道德，自信、自如地融入社会完成人类和历史赋予的责任和使命。

为了帮助人们更好地理解健康的具体内涵，世界卫生组织（WHO）提出了评价健康的具体标准，包括以下十条。

（1）精力充沛，能从容不迫地应付日常生活和工作的压力而不感到过分紧张。

（2）处事乐观、态度积极，乐于承担责任，事无巨细不挑剔。

（3）善于休息，睡眠良好。

（4）应变能力强，能适应环境的各种变化。

（5）能够抵抗一般性感冒和传染病。

（6）体重得当，身材均匀，站立时头、肩、臂位置协调。

（7）眼睛明亮，反应敏锐，眼睑不发炎。

（8）牙齿清洁，无空洞，无痛感；齿龈颜色正常，不出血。

（9）头发有光泽，无头屑。

（10）肌肉、皮肤富有弹性，走路轻松有力。

世界卫生组织还提出可用"五快"来进行健康的自我评价，具体内容是：

1. 食得快

不要把食得快理解成狼吞虎咽，不辨滋味。

食得快是指胃口好、有食欲、不挑食、不偏食，能顺利吃完一餐饭，没有难以下咽的感觉，饭后感到饱足，没有不饱的不满足感。这表达口腔和胃的功能良好。

2. 便得快

便得快包括大便有规律（每日1~2次），不便秘，不腹泻。有便意时能很快排泄大小便。便中和便后轻松自如，没有疲劳感，说明肠道功能良好。另外，强行憋便不利于健康。

3. 睡得快

睡得快是指晚间有自然睡意，入睡迅速、睡得较深，睡眠质量好；清晨醒后头脑清醒、精神饱满，说明中枢神经系统兴奋、抑制功能协调，且内脏无病理信息干扰。

如入睡困难，睡眠时间短、多梦易醒或睡的时间过多，且睡后仍感乏力不爽，是不健康的表现。

4. 说得快

说得快是指说话流利、语言表达正确，说话内容合乎逻辑，这说明人的头脑清醒、思维敏捷，精力充足。

如经常词不达意，说话不时停顿、下意识重复、前言不搭后语、说话吃力，有疲倦之感等都说明身体不健康。

5. 走得快

走得快是指步伐轻快、行动自如、迈步轻松有力，转体敏捷协调，动作流畅。这表明躯体和四肢运动器官状况良好，精力充沛旺盛。

身体疲劳或衰弱往往先从下肢开始，在精神抑郁、心理状况欠佳时下肢常有沉重感，表现为步履沉重、行动不协调、反应欠灵活等。

二、体适能

体适能由机体的基本生活能力、身体形态、身体机能和运动素质的发展水平决定。身体形态包括机体的外部形态；身体机能指机体各器官系统的功能；运动素质指机体在活动时表现出来的各种基本运动能力，如肌肉力量、速度、耐力、柔韧性和灵敏性等。

一些地区和国家对于体适能有不同的解释，如我国台湾、香港、澳门译作体适能（Physical Fitness）；德国则理解其为"工作能力"（Leistungs Fahigkeit）；法国使用"身体适应性"（Physical Aptitude）；等等。

体适能可视为身体对生活、活动与环境的综合适应能力，是一种满足生活需要和有足够的能量完成各种活动任务的能力，常被人简称为"体能"。但通常所说的体能一般更偏重于发展各种运动素质，体适能良好的外在表现为：心肺功能、身体形态、身体成分、肌肉力量与耐力、柔韧性以及生活和劳动所需要的技能、功能等都达到健康的标准。体适能是一切活动的基础。

三、健康体适能

美国运动医学学会将健康体适能定义为：机体在不过度疲劳状态下，能以最大活力愉快地从事休闲活动的能力，以及应对不可预测紧急情况的能力和从事日常工作的能力。

健康体适能可视为身体对生活、活动与环境的综合适应能力；是一种满足生活需要和有足够的能量完成各种活动任务的能力。具有良好体适能的人身体健康、有较匀称的体型，体姿良好，体态健美，拥有比实际年龄小的生理年龄；勇于接受挑战与压力；能减缓因器官老化、身体机能衰退所导致的疾病的发生。他们精力充沛，很少感到力不从心，身体经常处在康宁的状态，能与人融洽相处；会享受生活、兴趣广泛，有足够的体力进行休闲活动。健康体适能区别于如技能体适能等的重要方面，在于它与健康的关系更为密切。

目前在全球范围内，普通民众的健康体适能受到高度重视。尤其在现代化水平高度发达的国家，慢性非传染性疾病成为重要的影响健康、生存质量和寿命的严重问题，人们越来越意识到，体适能水平与生活质量和健康寿命高度相关，体适能水平不足者抵抗疾病能力差。因此健康体适能测评不仅已经应用到亚健康状态的诊断、慢性疾病风险性筛查，更是在健康促进的运动干预效果评估中发挥重要作用。

健康体适能由机体的基本生活能力、身体形态、身体机能和运动素质的发展水平决定。其中，身体形态包括机体的外部形态；身体机能指机体各器官系统的功能；运动素质指机体在活动时表现出来的各种基本运动能力，如肌肉力量、速度、耐力、柔韧性和灵敏性等。健康体适能水平表达着人的整体健康状态，它们之间存在极其密切的关系。

健康体适能包括：身体成分、心肺功能、肌肉力量与肌肉耐力、柔韧性等。为更全面地评估体适能，近年专家学者们还将评估内容拓展到身体姿态、平衡能力、功能性动作以及糖脂代谢能力等方面。

1. 心肺适能（Cardiopulmonary Fitness）

心肺适能指身体摄取氧和利用氧的能力。它主要反映心脏、血管和肺脏等器官向运动的肌肉组织提供氧的能力。氧是生物体新陈代谢所必需的，日常生活、各种身体活动都离不开氧。随着工作强度的加大，对氧的需求也会加大，在供氧充足的情况下，机体内能源物质通过有氧氧化分解提供能量来完成工作或运动；供氧充足是实现有氧工作的先决条件，其水平的高低主要取决于呼吸功能、氧运输系统、心脏的泵血功能和肌组织利用氧的能力。这一过程是：空气中的氧通过呼吸器官的活动进入肺，并通过物理弥散作用与肺循环毛细血管血液之间进行交换；弥散入血液的氧由红细胞中的血红蛋白携带并运输；心脏泵血推动血液循环供全身组织的需要以及维持静脉血的回流，当毛细血管血液流经组织细胞时，肌组织从血液摄取和利用氧。

通常心肺适能与有氧工作能力是同义词。具备良好的心肺适能在完成学习、工作、走、跑、跳、劳动时轻松自如，并能够胜任强度较大的工作，对于较为剧烈的运动也能够逐步适应。

2. 肌肉适能（Muscular Fitness）

肌肉适能包括肌肉力量与肌肉耐力。肌肉力量是一块肌肉或一个肌肉群一次竭尽全力从事抵抗阻力的活动能力，表示肌肉一次所能产生的最大力量。肌肉耐力是指一块肌肉或一个肌肉群在一段时间内重复进行肌肉收缩的能力，以肌肉承受某种适当负荷时运动的重复次数的多寡或持续运动时间的长短计算。

所有的身体活动都需要使用力量，足够的肌力可使人以最小的生理应激完成面临的工作和运动。肌肉适能的重要性在于避免肌肉萎缩、松弛。维持较匀称的身材，有利于预防关节的扭伤、肌肉的疼痛、身体的疲劳；肌肉强壮和具备一定肌肉耐力的人更易抵御疲劳的发生。

肌肉适能良好可以减少运动伤害的发生概率，提升身体活动能力，提高生活质量。力量被认为是所有身体素质的基础。

3. 柔韧性（Flexibility）

柔韧性是指用力做动作时扩大动作幅度的能力，包括身体各个关节的活动幅度以及跨过关节的肌肉、肌腱、韧带、皮肤和其他组织的弹性和伸展能力。

柔韧性对于提高身体活动水平，改善肌肉紧张，避免关节僵硬，维持正确的体姿、体态，减少运动器官损伤具有重要意义；同时可以提高运动能力，改善动作效果。

4. 身体成分（Body Composition）

身体成分指组成人体各组织器官的总成分。总重量为体重，含脂肪成分和非脂肪成分。身体脂肪重量占体重的比例称为体脂百分比，余下的包括骨、水分、肌肉等称为去脂体重。体适能与合理地控制体重和体脂百分比关系密切。

体重得当，身体成分适宜是健康的标志。目前发达国家都市中，超重已经严重危害着健康。在正常人群中，体重超过正常值的20%被判定为肥胖，肥胖给健康带来的威胁有：加重心脏负担，使血流速度减慢，易患脂肪肝，以及由于过重负荷引起骨与关节疾患；儿童体重超标则会带来下肢骨的弯曲变形，扁平足多发，体态笨拙、不灵活等。当然体重过轻也不利于健康，对体力活动、脑力劳动的能力均有负面影响，容易导致肌肉无力、体质虚弱、骨密质较差的现象。

有研究显示，随着年龄增长，不锻炼人群在体重增加甚至超标的同时肌肉重量却在下降。普通不锻炼的成人肌肉每年约减少250g。他们的基础代谢率下降（60岁的人比20岁的人约下降12%），消耗的能量减少，同时脂肪重量慢慢增加。而经常进行肌肉力量训练，会使肌细胞肥大、肌纤维粗壮、肌肉发达或是减缓肌肉萎缩及骨密度下降，维持较合理的身体成分。

健康全适能体现在以下五个方面：有较匀称的体型，体姿良好，体态健美，拥有比实际年龄小的生理年龄；精力充沛，很少感到力不从心，身体经常处在康宁的状态；能减缓因器官老化、身体机能衰退所导致的疾病的发生；会享受生活、兴趣广泛，有足够的体力进行休闲活动；遇到紧急状况反应力敏捷，有理智，能快速应对危急状况而远离危险。

四、运动技能体适能

运动技能体适能是指与动作、舞蹈和体操等有关的运动技术能力，也有人认为与身体素质是同义词。一般包括如下六个要素。

1. 灵敏性（Agility）

灵敏性指身体或身体某部位迅速移动，并快速改变方向的能力。灵敏性在很大程度上依赖于神经肌肉的协调性和反应速度。大脑皮层神经过程的灵活性及其综合分析能力是灵敏素质重要的生理基础。神经过程的灵活性好，兴奋与抑制转换得快，才能使机体在内外环境条件发生变化时迅速地做出判断和反应，并根据当时的情况及时调整或修正动作。再有，具有良好的感觉机能会表现出准确的定时定向能力，在活动中动作准确，变换迅速。

灵敏性是多种运动技能和身体素质在运动中的综合表现，受年龄、性别、体重和疲劳等因素的影响。一般认为，少年时期灵敏性发展最快；男孩较女孩灵活，尤其在青春期后，男孩的灵敏性更好。体重过重对灵敏性有不利影响。

2. 平衡感（Balance）

平衡感指人体在静止站立或运动时能够维持身体稳定性的能力。一般采用闭目单足站立测定。

3. 协调性（Coordination）

协调性指肌肉系统表现出正确、和谐优雅的活动动作，这主要反映一个人的视觉、听觉和平衡觉与熟练的动作技能相结合的能力。协调性与神经系统对骨骼肌的调节能力，尤其是主动肌与对抗肌之间协调关系的改善，以及肌肉收缩与放松调节能力有关，协调性良好者动作轻巧、舒展、美观，能完成更大幅度动作和有利于掌握更复杂的运动技能。

4. 速度（Speed）

速度是指人体进行快速移动的能力或最短时间完成某种运动的能力，即全身或身体的任一部位透过空间从一位置移动至另一位置快慢的能力。按其在运动中的表现，可以分为反应速度、动作速度和周期性运动的位移速度三种形式。

反应速度（Reaction Speed）是指人体对各种刺激发生反应的快慢，影响因素有感受器的敏感程度、中枢神经系统良好的兴奋状态及其灵活性。

动作速度（Movement Speed）是指完成单个动作时间的长短，主要与肌肉力量、肌肉组织的兴奋性和运动条件反射的巩固程度等因素有关。

位移速度（Displacement Speed）是指周期性运动（如跑步、游泳等）中人体通过一定距离的时间。它与肌力的大小、肢体的长度以及髋关节的柔韧性、大脑皮层运动中枢的灵活性和各中枢间的协调性等有关。

5. 肌肉爆发力（Power）

肌肉爆发力是指肌肉在最短时间收缩时所能产生的最大张力，通常用肌肉单位时间的做功量来表示。影响肌肉力量的生物学因素主要有肌纤维的横断面

11

积、肌纤维类型和肌肉收缩时动员的肌纤维数量、肌纤维收缩时的初长度、神经系统的机能状态、性别和年龄等方面。

肌肉力量是绝大多数运动形式的基础。

6. 反应时间（Reaction Time）

反应时间指对某些外部刺激做出生理反应的时间，即人体对于刺激或信号产生响应动作的时间。

五、功能性体适能

功能性体适能由 Rikli 和 Jones（2001）两位学者提出，他们把功能性体适能（Functional Physical Fitness）定义为：在独立自主且不会产生身体不适的状况下，完成日常生活所需的各项身体活动之能力。他们还设计了测验和评定方法，用于那些不适合进行一般体适能测试的老年人和患有慢性疾病的人群，包括：30 秒连续坐椅站立实验、30 秒臂屈伸、2 分钟原地踏步、座椅体前伸、抓背伸展、坐站协调能力、6 分钟走。

第三节　体质研究的进展

一、主要研究成果

体质和健康是一个古老的命题，国际上对体质有多种不同的定义，但越来越趋于一致的是测量和评价与健康相关的体质应放在首位，人们更多地关注到构成体质的组成要素所表现出来的身体强壮对生命的影响。比较研究发现，与我国的国民体质监测比较接近的有日本的体力测定、欧盟国家的欧洲体质测定（Eurofit Test）等。

我国的体质研究大约起步于 20 世纪 70 年代，当时主要是围绕儿童青少年生长发育规律进行体质指标的探讨，涉及的指标比较简单，基本上是身体形态和身体素质指标，并在 1978 年年初由原国家体委牵头，会同教育部、原卫生部组织实施了新中国成立以来首次大规模、多指标、多学科的国民体质研究，在北京、天津、山西、辽宁、黑龙江、上海、安徽、福建、山东、湖北、湖南、广东、四川、云南、陕西和甘肃 16 个省（自治区、直辖市），对 7～25 岁儿童青少年进行了身体机能、身体形态、身体素质（运动能力）的 23 项指标的测试，获得有效样本 18 余万人近 450 万个有效数据。这次体质研究初步了解了我国儿童青少年的体质状况、特点和规律，并研究制定了我国儿童青少年生长发育与身体素质的评价标准，填补了体质发展调研相关工作的空白。此后 1985 年由教育部牵头，会同原国家体委、原卫生部、国家民委组织完成了首次《中国学生体质与健康研究》，调查覆盖了全国 29 个省（自治区、直辖市）、28 个民族的 7～22 岁学生近 50 万人，除身体形态、身体机能和身体素质指标外，还测试了视力、沙眼等健康体检指标，1991 年上述四部委和原国家科委联合组织完成了《中国学生体质与健康监测报告》，至此我国学生体质与健康监测体系基本形成。

我国成年人体质的系统研究以《1994 年中国职工体质调研》为标志，当时是由原国家体委群体司联合 21 个行业体协共同组织完成，覆盖了 22 个省（自治区、直辖市），18～59 岁职工 11 万余人，被称为首次以我国成年人为研究对象的体质研究，并依据获得的调研数据制定了《中国成年人体质测定标准》。

1995 年国务院在颁发的《全民健身计划纲要》中明确规定，"实施体质测定制度，制定体质测定标准，定期公布国民体质状况"。1996 年原国家体委科教司牵头组织了"八五"国家科技攻关计划项目"中国国民体质监测系统的研究"，完善了国家国民体质监测的理论和实践体系。1996 年 7 月原国家体委正式颁布了《中国成年人体质测定标准实施办法》，并在全国开展成年人体质监测工作。原国家体委群体司和国家成年人体质监测中心组织实施了 1997 年中国成年人体质监测，监测在北京等 19 个省（自治区、直辖市）进行，共完成 10 万余人。

1998 年由原国家体委、原国家教委和中国关心下一代工作委员会共同组织实施了首次针对 3～6 岁儿童体质现状研究，对北京等 17 个省（自治区、直辖市）的 3 万余名幼儿进行了体质调研。

2000 年，在 1979 年中国儿童青少年体质调研以及 1985 年开始的中国儿童青少年（学生）体质与健康调研、1994 年中国职工体质调研和 1997 年中国成年人体质监测、1998 年全国幼儿体质调研等全国大规模的体质调研研究与实践的基础上，以中国国民体质监测系统研究为理论基础，由国家体育总局牵头，联合教育部、卫生部等 10 部委，正式启动中国国家国民体质监测。国家国民体质监测每五年一次，覆盖全国 31 个省（自治区、直辖市），已经完成了 2000 年、2005 年、2010 年和 2014 年四次国家国民体质监测，并在完成监测的次年公布我国国民体质状况，对国家相关政策的制定、动态观察国民素质、推动全民健身计划的贯彻实施起到了重要作用，成为我国全民健身、国民体质、群众体育、公共健康等相关领域开展工作的主要理论依据和实施参考，为社会各界开展体质测定和全民健身服务提供了重要的基础数据。经过十几年的理论和实践的研究与应用，其基本的理论体系和实施模式得到较好的验证，其规模和组织实施的有效性即使在国际上也处于领先地位。

在完成了四次大规模的国民体质监测后，国家体育总局国家国民体质监测中心开始组织专家从应用性出发进行新指标、新方法的研究，研发出一批更为敏感又相对简便的测量指标。国家科技部、国家体育总局等给予相对充足的研究经费，组织学习引进国外先进理论和方法，使体质研究者的视野更为广阔，研究的深度不断提升，大量的研究成果正在我国全民健身事业中发挥着积极的作用。

二、发展趋势与展望

随着科技的进步，人类生活方式的快速变化，体质对健康和生活质量的重要作用、体质检测与监测对运动健身以及健康行为的评价作用日益突出，社会各方面在运动健身、践行健康生活方式的过程中，对体质评价提出更多需求。研究者不断发现，由于历史的局限，国民体质监测系统受限于当时体质与健康领域理论体系和科技水平导致的测量技术局限等原因，经过四次国家国民体质监测的实践检验，现行国民体质监测体系中的不足逐渐显现。

体质学专家认为：用于国民体质评价的指标和方法目前还不能更敏感地反映体质状况，满足国民体质测评需要，比如肌肉力量、心理状态、适应能力等测评需要完善指标，优化方法，提高应用性和可操作性。运动增强体质的理论体系还未形成，目前应针对大规模调查发现的普遍性问题进行专题研究，如长期没有得到很好解决的肥胖症干预问题；科学提高肌肉力量的方法；改善心理状态的运动干预方法等。针对性强、操作性好的运动健身效果评价方法，运动健身安全控制的方法等都是体质研究中的难点。

随着全球科学技术的快速发展，各种传感技术、电子技术和信息化技术在生命科学领域的应用，体质测量仪器器材更趋自动化，人体测量的精度可以得到保障，为体质检测指标的改进提供了基本条件。应该更多地借鉴运动生理学、临床医学和预防医学、公共健康的理论与方法，研发新指标，进行国民体质监测指标体系调整，在调整中要遵循科学性、可行性、延续性和可比性、规范性和国内外经典、时代性与先进性等基本原则。在即将到来的第五次国民体质监测中，指标体系有重大的调整和改善，这将是我国国民体质研究的重要突破。

对于普通人群的体质，国内外都趋向于更关注与健康相关的体质，国际上称为 Health – related Physical Fitness。但各年龄段也有所侧重，比如幼儿、儿童青少年阶段，生长发育是体质与健康的重要特征，因此对相应的生长指标、身体素质指标的发育特征都有不同的要求。而对于老年人，则侧重于身体的活动能力，更多地围绕基本生活能力、维持独立生活能力所需要的活动能力相关的体质指标。

第二章　身体形态测评与评价

本章简介：本章系统介绍身体形态测评的理论基础和常用身体形态指标测量技术，重点介绍身体形态指标在体质健康评价中的应用方法。

关键词：体格、体型、身体成分、体姿、骨龄

身体形态虽然主要表达人体外观性特征，但近年来，研究者已经越来越多地使用形态指标进行体质健康的评价，从而引起人们对身体形态测评的更多关注。比如，人们把 BMI 指数、体脂百分比等作为健康评价的基本指标而广泛应用；又如，人们通过对腰围、臀围的测量，创建了"腰臀比"这样的派生指标成为判断心血管疾病危险性的最简易方法，得到广泛的认可；再加上身体形态所包括的许多指标有较大的遗传度，它所具备的预测性成为运动员选材的敏感指标。这显示了身体形态测量在人体科学、运动科学以及体质健康领域里发挥着重要的作用，其内涵变得更为丰富和具有更好的实用性。

第一节　身体形态测量技术概述

一、身体形态的定义和测量意义

（一）身体形态的定义和内涵

身体形态是指人体在一定条件下的表现形式，包括人体各部大小、人体重量、性征、骨骼、体型及体姿等。它表达了人体外观性特征，包括器官的外形结构、体格、体型和姿势。

身体形态测量是定量化研究人体外部特征的重要方法，是研究人体生长发

育规律、体质水平、营养状况和用于某些疾病的诊断以及康复效果评定必不可少的手段。身体形态的测量内容，概括起来主要有体格测量、体型测量、身体成分测量和身体姿势的测量等。

（二）身体形态的测评意义

身体形态测量主要反映三方面的意义：

第一，健康体重和身体成分。早期我国大规模体质监测更多的是关注青少年的低体重和判断营养不良，曾经为实施营养干预计划、促进儿童青少年的体质起到重要作用；近年来我国超重、肥胖发生率快速增长，特别是中心性肥胖是许多慢性病的独立危险因素，其中体脂率被认为对营养状况、健康、疾病风险等有重要的预示意义，应给予更多的关注。

第二，反映生长发育水平。在幼儿和儿童青少年人群，通过不同监测年度儿童青少年身高、体重等形态指标的变化，可以观察儿童青少年生长发育速度的变化；纵向追踪可反映人类从出生、生长、成熟、衰老过程中增龄性变化，亦可推断人群营养、生活方式等社会因素对不同年代、不同生命阶段人群身体形态的影响。

第三，身高、体型等作为人类生长发育水平的重要指标，反映不同国家、种族的遗传特征，通过不同监测年度同龄人群的身高、体重、围度、宽度等典型指标的变化，反映人类生长的长期变化趋势、代际间的变化趋势，亦可反映国民经济发展和生活方式等生存环境对不同种族遗传特征人群的影响，以及不同遗传特质人群对环境的适应性，在人类学方面有重要的意义。此方面日本等一些国家与我们的研究类似。

二、身体形态的主要测量点

使用精密的测量仪器和标准化的测量方法，严格遵守形态测量的各项规则，是获得准确测量数据的重要前提。在阐述人体各部形态结构的关系时，应以标准的解剖姿势加以说明，即身体直立、两眼平视、两脚并拢、足尖向前、两上肢自然下垂于躯干两侧、手掌相对、两下肢自然并拢。根据标准姿势，身体形态测量中主要测量点如图 2−1 所示。

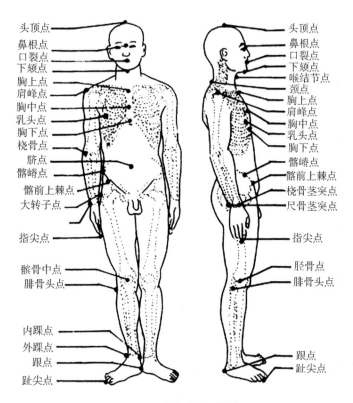

图 2 - 1　全身主要测量点

资料来源：邢文华，李晋裕，马志德，等. 体育测量与评价 [M]. 北京：北京体育学院出版社，1985.

形态测量的测量点，大多是根据骨性标志（骨的隆凸、结节、骨骺的边缘等）确定的，还有一些测量点是根据皮肤皱褶、皮肤特殊结构和肌性标志所确定。

（1）头顶点：头固定于耳眼水平面上，头顶在正中线上的最高点，即头顶部正中矢状面上最高的一点。

（2）鼻根点：面部两眉之间，鼻根上方，正中矢状面的骨隆起部位为眉间点。

（3）下颏点：当头部固定于耳眼平面位置时，下颏点即下颏颌骨前缘正中的最低点。

（4）颈点：指颈项背交界处的第七颈椎棘突的尖端。

（5）喉结节点：正中矢状面上，喉结节最向前突出的一点。

（6）胸上点：指胸骨柄上缘和正中矢状面的交点。

（7）胸中点：胸中点接近人体的胸骨中部，位于左右第四胸肋关节连线的正中点。

（8）胸下点：胸骨体下缘（和剑突相连的地方）与正中矢状面的交点。

（9）乳头点：乳头的中心点，一般位于锁骨中线的第四肋间处。

（10）脐点：脐部中心点。

（11）髂嵴点：指髂嵴最向外突出之点，是测量骨盆宽的测点。

（12）髂前上棘点：髂前上棘最向前下方突出的一点。

（13）肩峰点：指肩胛骨的肩峰上外侧缘，向外最突出之点。

（14）桡骨点：在上肢下垂，手掌朝内侧的自然姿势中，桡骨小头上缘的最高点，即为桡骨点。

（15）桡骨茎突点：指上肢下垂时，桡骨茎突的最下缘。

（16）尺骨茎突点：尺骨茎突最下点。

（17）指尖点：中指尖端最靠下的一点。

（18）大转子点：指股骨大转子的最高点。

（19）膑骨中点：膑骨底最高点与膑骨尖最下端连线的中点。

（20）胫骨点：指胫骨内髁内缘上的最高点。

（21）内踝点：足的内上方突起，亦是胫骨下端内侧面的最突出之点。

（22）外踝点：足外侧上方突起，即腓骨下端的突起，是外踝向外最突出之点。

（23）跟点：指直立时足跟向后最突出之点。

（24）趾尖点：最长的趾的趾端。

三、身体形态的研究指标

身体形态的研究指标包括以下五个指标。

1. 测量指标

测量指标主要有长度指标、宽度（厚度）指标、围度指标、重量指标，在体质研究中被称为体格。

2. 性成熟指标

性成熟指标是指在形态发育中用于判断性成熟的指标。男性有睾丸、外生殖器、阴毛、首次遗精。女性有乳房、阴毛、月经初潮。

3. 骨指标

骨指标如骨龄，常以骨化中心出现或形状变化、骨干与骨骺的愈合程度来判定。

4. 体型

体型即身体类型，是对人体某个阶段形态结构及组成成分的定量描述。

5. 体姿

体姿也称体态。

第二节　体格测量与评价

一、体格概述

（一）体格的定义

身体形态研究中的测量指标被称为体格。体格的测量与评价在体质健康研究、运动医学、运动生物力学、临床医学、康复医学以及航空医学等许多领域都有广泛的应用。许多测量指标遗传度较高（见表 2 - 1），并影响着竞技能力，因而在运动员选材中常选用一些与运动能力密切相关的形态指标作为预测运动能力的重要手段。

表 2 - 1　部分身体形态指标的遗传度

指标	男（%）	女（%）
身高	75	92
坐高	85	85
臂长	80	87
腿长	77	92
足长	82	82
肩宽	77	70
胸廓形态	90	90

资料来源：曾凡辉，王路德，邢文华. 运动员科学选材 ［M］. 北京：人民体育出版社，1992.

（二）派生指标

把两个或两个以上的指标按一定公式计算后产生的新指标叫作派生指标。

在体格评价中，应用派生指标反映各指标之间的相对关系，如上肢长/身高×100%表达了上肢长度与身高的比例，表达的是相对水平，对于不同身高的人都适用，因而比单指标能更客观地评价人的形态特征。

二、体格测量与评价

（一）长度指标的测量

1. 身高

使用仪器：标准身高坐高计。

测量方法：受试者赤足，背向立柱站立在身高计的底板上，躯干自然挺直，头部正直，两眼平视前方。耳屏上缘与眼眶下缘最低点呈水平位。上肢自然下垂，两腿伸直。两足跟并拢，足尖分开约60°。足跟、骶骨部及两肩胛间与立柱相接触，成"三点一线"站立姿势（见图2-2）。

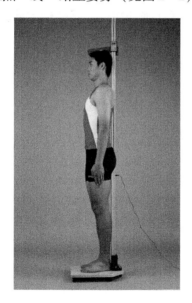

图2-2 身高测量图示

测试人员站在受试者右侧，将水平压板轻轻沿立柱下滑，轻压受试者头顶，读数时两眼与水平板呈水平位。使用电子身高测量仪测试，按照仪器说明单击主机"开始测试"键，水平压板自动下降与受试者头顶接触后回升（主机自动显示数据），身高以厘米为单位。

测试误差：小于0.5cm。

注意事项：

（1）身高计应选择平坦地面，靠墙放置。

（2）严格执行"三点靠立柱""两点呈水平"的测量要求。

（3）水平压板与头部接触时，松紧要适度，头发蓬松者要压实；妨碍测量的发辫、发结要解开，饰物要取下。

（4）使用电子测试仪水平压板自动升降时，不能强行将其停住或上下移动以免损坏仪器内部结构。

身高主要反映骨骼的纵向发育水平，可以用来评价儿童青少年的生长发育状况，近年在中老年人体质研究中也利用身高的下降幅度说明脊柱的健康水平。如一般认为，身高下降与脊柱周围肌肉萎缩、椎间盘变薄、脊柱弯曲改变等有关。另外利用身高指标与其他指标建立比例关系可以说明各肢体、部位的相对比例以及某些器官系统机能的相对水平，这在体质测评中非常多见。身体高度与许多体育运动竞技能力密切相关，所以身高测评也是运动员选材中的常用指标。因此，准确地测量身高有重要的意义。

影响人体身高的最主要因素是遗传，其次才是环境等其他因素。由于种族差异，我国人平均身高低于欧美。

2. 坐高

使用仪器：标准身高坐高计。

测量方法：受试者坐于座板上，骶骨部和两肩胛间紧靠立柱，躯干挺直，头部正直，两眼平视，两腿并拢，使大腿与地面平行并与小腿呈直角，双足踏在垫板或地面上，上肢自然下垂，不得支撑坐板，对测试人员的要求同身高。

测试误差：小于0.5cm。

注意事项：

（1）测量时应让受试者先弯腰，使骶骨部紧靠立柱而后再坐直，要特别注意骶骨是否紧靠立柱。

（2）较矮的幼童应选择高度适宜的踏板，避免测量时身体向前滑动，影响测量。

（3）其他注意事项同身高。

坐高是对人体躯干长度的间接测量，虽然真正的躯干长度是指从胸骨上端至耻骨联合点的垂直距离，但因为测量不便，所以在体质评价和运动员选材中常用坐高间接观察躯干的发育；躯干是贮藏内脏的地方，因此也可以间接地了解内脏器官的发育状况。

3. 指距

指距是指两上肢向左右做水平方向伸展时两中指尖间的直线距离。

使用仪器：指距尺（可以用皮卷尺代替）、长形桌。

测量方法：将指距尺平放在长形桌上，受测者自然站立并弯腰趴在指距尺上，胸骨切迹平行贴于尺，两手侧平举尽量向两端伸直，测量两手中指尖之间的最大距离。

测试误差：小于0.5cm。

注意事项：

（1）测量尺平放在桌面，两臂与胸骨必须贴在测量尺上。

（2）受试者应尽量伸展两上肢。

（3）受试者应该修剪指甲，使指甲不超过指腹端。

指距的增长规律与身高相似，增长最快的年龄段在男12～15岁，女9～15岁之间，指距的评价一般采用指距指数（身高－指距）。我国人指距指数的平均值大大低于欧美国家。曾凡辉等对上海少年进行的测量统计结果表明：男性指距在12岁以后才会超过身高，而女性指距指数在各年龄段均为负数。资料介绍，欧美的白种人在出生一岁半时，指距就超过了身高。目前有记载的指距指数最大者为德国著名的游泳运动员M·格罗斯，为28cm。古巴女排运动员桑切斯的指距指数为20.3cm。1972年慕尼黑奥运会100米和200米短跑冠军V.鲍尔左夫指距指数为24cm。指距指数与许多项目的运动成绩直接相关，因而成为运动员选材的重要指标。

指距指数虽然可以间接表示人体的上肢长度，但它毕竟包括了肩宽，一些上肢较长而肩窄的人，特别是未发育成熟的儿童少年往往不能用指距指数来评价上肢的长度。

4. 上肢长

上肢长是指肩峰点至中指指尖的垂直距离，包括前臂长、上臂长和手长。

使用仪器：带有游标的直钢板测量尺（马丁氏尺）。

测量方法：受试者两脚分开同肩宽，自然站立，上肢伸直自然下垂，五指并拢伸直，手掌与前臂、上臂成一直线（手指不能跷起）。测试人员站于受试者右侧后方，用测量尺固定段对准肩峰外侧端，测量右肩峰外侧端下缘至中指端的垂直距离（见图2－3）。

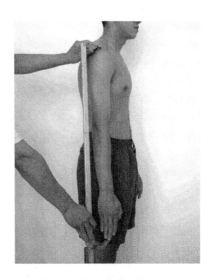

图 2 - 3　上肢长测量图示

测试误差：小于 0.5cm。

注意事项：

（1）受试者不得耸肩、缩颈，两肩应保持在同一水平线上，指甲不得超过指腹端。

（2）受试者的手掌与前臂必须成一条直线。

上肢长度受遗传因素影响较大，上肢较长有利于上肢的工作距离，在运动及劳动中起到一定的作用。上肢长度的评价一般采用比上肢长指标，即上肢长/身高×100（%），以此来说明受试者上肢与身高的比例。

5. 前臂长

前臂长是指桡骨小头至桡骨茎突之间的直线距离。

使用仪器：带有游标的直钢板测量尺（马丁氏尺）。

测量方法：受试者自然站立，两腿分开与肩同宽，两臂伸直自然下垂，五指并拢伸直。测量右上肢尺骨鹰嘴突最高点至尺骨小头（尺骨茎突基部处）的垂直距离。

测试误差：小于 0.5cm。

注意事项：测量前应先找准桡骨小头点和桡骨茎突点，测量时，测量仪器必须保持与前臂纵轴平行。

6. 上臂长

上臂长是指肩峰点至桡骨小头之间的直线距离。

使用仪器：带有游标的直钢板测量尺（马丁氏尺）。

测量方法：受试者自然站立，两腿分开与肩同宽，两臂伸直自然下垂，五指并拢伸直。测试人员站在受试者右侧后方。钢尺的固定齿端对准肩峰点，移动游标，使之抵触桡骨小头，测量肩峰点至桡骨点（桡骨小头）的直线距离。上臂长也可由上肢长减去前臂长求得。

测试误差：小于0.5cm。

注意事项：测量前应先找准肩峰点和桡骨小头，测量时，测量仪器必须保持与上肢纵轴平行。

7. 手长

手长是指中指尖至桡尺骨远端腕横纹中点的距离。

使用仪器：带滑板的短钢尺。

测量方法：受试者自然站立，两腿分开与肩同宽。右手伸直，五指并拢，掌心向上。测试人员站在受试者右侧，用钢尺的固定齿端对准腕横纹中点，移动滑板，使之抵触中指尖，测量桡尺骨远端腕横纹中点至中指尖的直线距离。

测试误差：小于0.2cm。

注意事项：腕关节要保持正中位，不得有屈伸或内收外展。

在生活中，手大有利于抓握物体。手大对许多体育运动也有利，如有利于篮球、手球、棒垒球运动员对球的控制力，有利于游泳项目运动员的划水效果。

8. 下肢长

下肢长有四个测量位置：下肢长H、下肢长A、下肢长B、下肢长C。

使用仪器：马丁氏尺。

测量方法：

受试者自然站立于凳面上，测试人员站在受试者左侧，测量尺垂直立于凳面，测量左下肢（见图2-4）。

下肢长H：沿腋中线与髂嵴上缘交点至凳面的垂直距离。下肢长H反映人体下半身的总长度，被认为是近似人体重心的位置。

下肢长A：髂前上棘至凳面的垂直距离。下肢长A与大腿高抬、前摆有关，如果A点与H点高度接近，抬大腿时几乎能与髂嵴平行，达到腰部位置，表现出下肢最大的动作幅度，有利于提高步幅。如果 A 点较低，臀部将呈梨形（见图 2－5），不利于跑步时"抬腿送髋"动作，所以与跑速有关和与抬腿送髋有关的体育项目选材非常注意这个指标。具体评价中一般采用下肢长 A/下肢长 H×100（%），认为此数值大于 95，下肢长 A/身高×100（%）大于56 为优档水平。

下肢长 B：股骨大转子上缘至凳面的垂直距离。下肢长 B 被称为是下肢真正的长度，在具体的评价中，一般采用下肢长 B/身高×100（%），并认为此数值大于 52 为下肢较长。

还可以用这样的比例关系：下肢长 B/下肢长 H×100（%），如果此数值大于 90 表明髋部较短，有利于髋关节灵活性。

另外，A 点如果接近于 H 点，B 点又成为 H、A、C 点的共同圆心（见图 2－6），那么大腿、臀部将成为最好的"统一体"，有利于下肢运动时送髋，出现大腿和髋部最省力、协调的运动，这在一些项目的运动员选材中常被使用。

下肢长 C：臀纹至凳面的垂直距离。下肢长 C 反映人臀部位置的高低，下肢长 C/下肢长 H×100（%）大于 80 者表明臀部肌肉紧缩向上，肌肉发达，一般弹跳力较强。

测量误差：小于 0.5cm。

注意事项：凳面要平整，站立时下肢肌肉要放松，体重平均落在两脚。

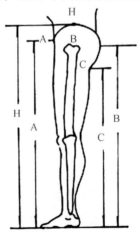

图 2－4　下肢测量方法示意

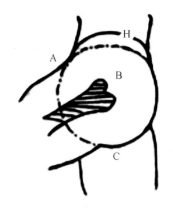 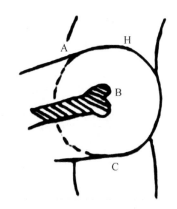

图2－5　臀部呈梨形　　　图2－6　B点形成 H、A、C 点的共同圆心

　　下肢的长短对于人的体型是一个重要的影响指标，一般认为髋部较短、腿较长更美观；在许多竞技体育运动项目中，常根据专项特点选择不同的下肢长度指标进行运动员选拔测评。

　　9. 小腿长加足高（小腿长 A）

　　小腿长 A 是指胫骨点至地面的距离。

　　使用仪器：马丁氏尺。

　　测量方法：受试者站立，左腿抬起，重心落在右腿上。屈膝将脚置于凳上，全脚掌贴于凳面，小腿与凳面垂直，测量尺垂直立于测量腿内侧凳面。测试人员站于测量腿的右侧，测量胫骨内踝上缘（关节内侧间隙）至凳面的垂直距离（见图2－7）。

　　测量误差：小于0.5cm。

　　注意事项：

　　（1）凳面要平整。

　　（2）胫骨内侧踝上缘定点要正确。

　　小腿长在青春发育前期发育最快，一般在男性15岁、女性14岁时稳定下来，小腿长也是反映体型特点的重要指标。一般认为，大腿较短，小腿较长，跑步时腿的摆动半径相对较小，这利于跑步的速度提高。

　　10. 跟腱长

　　跟腱长是指腓肠肌内侧肌腹下缘至跟点的垂直距离。

　　使用仪器：马丁氏尺。

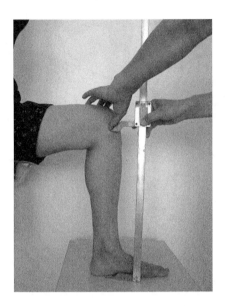

图2-7　小腿长A测量图示

测量方法：受试者面向墙、两脚并拢、扶墙提踵使小腿三头肌充分收缩。测试人员于腓肠肌体表投影凹印处画一测量标志线（见图2-8），然后令受试者还原成站立姿势，测量标志线到跟骨结节最高点之间的垂直距离（见图2-9）。

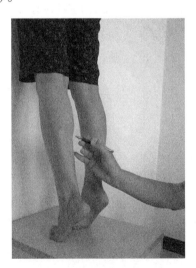

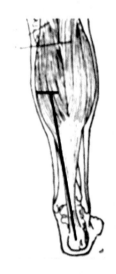

图2-8　跟腱长测量图示　　　　图2-9　跟腱长测量图示

测量误差：小于 0.5cm。

注意事项：

（1）小腿三头肌必须充分收缩，使腓肠肌外形充分显露。

（2）画标志线时不得移动（推动）皮肤。

跟腱是由腓肠肌和比目鱼肌肌腱构成的人体最大的肌腱。跟腱较长间接地反映小腿三头肌向后牵拉的力量大，有利于伸膝和屈踝，因而蹬地有利，弹跳力好。资料表明，优秀运动员的跟腱比一般人长，并且有力量。

11. 足长

足长是指跟结节至趾骨尖之间的最大直线距离。

使用仪器：足长测量仪。

测量方法：受试者自然站立，伸出右足，踩在足长测量仪上，脚后跟抵在测量仪的固定挡板上，脚底紧贴在底板上，脚的外侧缘紧靠在侧板上。测试人员移动滑板直至趾尖，测量跟结节至趾骨尖最大距离。

测试误差：小于 0.2cm。

注意事项：

测量仪应该保持与足的纵轴平行。

研究表明，在人的生长发育过程中，足长生长较快且较早结束，因此在青春发育期少年的足长发育可以提示整体发育程度。

（二）宽度、厚度指标的测量

1. 肩宽

肩宽是指左右两肩峰之间的直线距离。

使用仪器：测径规或马丁氏尺。

测试方法：受试者两脚分开与肩同宽，自然站立，两肩放松。测试人员站其背面，先用两手指沿肩胛冈向外侧缘终点滑动，再用测径规或马丁氏尺量两肩峰间距离（见图 2-10）。

测试误差：小于 0.5cm。

注意事项：

（1）受试者不得低头、含胸、耸肩、挺胸、内收肩胛骨、两肩要同高。

（2）测试人员应以两食指抵住肩峰外缘点的稍前方，作为固定点，测径规或马丁氏尺应保持在水平位下测量。

（3）仪器使用前应检查零点（两弯规触角相对接时，刻度指针应对着零），并用标准尺校正。

肩宽指标表示肩的长径，是反映体型特征的重要指标之一，也是形态测量的常用指标。肩部较宽有利于发展肩带肌肉的力量。肩宽的评价可以采用比肩宽指标，即肩宽/身高×100（%）。

2. 髂宽

髂宽指两髂嵴点间直线距离。

使用仪器：测径规或马丁氏尺。

测量方法：受试者自然站立，双腿分开与肩同宽，两肩放松。测试人员站在受试者的侧后方，用两食指摸髂嵴外缘，用测径规或马丁尺量髂嵴外缘间的最宽距离为髂宽（见图2－11）。

测试误差：小于0.5cm。

注意事项：体重平均落在两脚上，避免骨盆倾斜。

髂宽也称骨盆宽，在评价中，可以用比髂宽来反映体型特征，即髂宽/肩宽×100（%）。一般认为，肩宽髂窄呈现倒三角的优美体型，并有利于一些体育项目的运动竞技能力。但还有研究表明，髂过窄，常常不利于发展腰部力量，即"腰细无力"。所以在应用比髂宽指标时，同时还要注意髋宽不要过大，即髂宽与髋宽越接近越好。这将更有利于髋关节的灵活性和跑的直线性。在游泳运动中也有利于"流线型"。

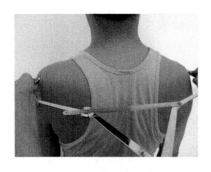 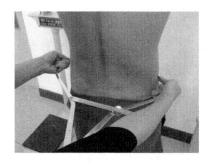

图2－10　肩宽测量图示　　　　　图2－11　髂宽测量图示

3. 髋宽

髋宽是两股骨大转子最高点的直线距离。

使用仪器：测径规或马丁氏尺。

测量方法：受试者自然站立，双腿分开与肩同宽，两肩放松。测试人员站在受试者的侧后方，用两食指摸股骨大转子的最高点，测量其之间最大距离为髋宽（见图2－12）。

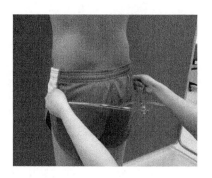

图2－12　髋宽测量图示

髋宽也是一个重要的形态指标，如前所述，在运动员选材中除了使用比髂宽指标来评价体型特点外，还常常参考比髋宽的数值，即髂宽/髋宽×100（％）。髂宽与髋宽越接近越好，男在89以上、女在86以上被认为有利于运动竞技能力。

4. 胸厚

胸厚是指胸前后径的测量值。

使用仪器：马丁氏尺。

测量方法：测试人员站于受试者右侧，将马丁氏尺轻夹背部肩胛下角下缘和胸前，男性、已发育女性测量计下缘置于乳头上缘；未发育女性置于乳头上方第四胸肋关节处，测平静状态下的胸厚（见图2－13）。

测试误差：小于0.5cm。

5. 胸宽

胸宽是指胸横径的测量值。

使用仪器：马丁氏尺。

测量方法：测试人员面对受试者，用马丁氏尺测量乳头点或胸中点水平面上，胸廓两侧最外侧突出点之间的横向直线距离（见图2－14）。

测试误差：小于0.5cm。

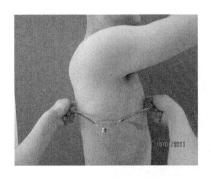

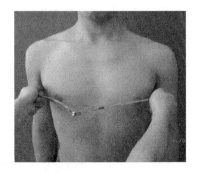

图 2 – 13　胸厚测量图示　　　　　　图 2 – 14　胸宽测量图示

胸宽和胸厚表达胸廓的形态特征，可以评价胸廓及躯干的发育状况。一般来说，胸部相对宽厚者体格良好，躯干有力，利于很多体育运动项目的竞技能力。

（三）围度指标的测量

1. 上臂围

上臂围包括放松围和紧张围，是指两种状态下肱二头肌最粗的围度。

使用仪器：皮卷尺。

测量方法：

上臂围：受试者自然站立，上臂不动，将皮卷尺绕肱二头肌最粗处量上臂围。

上臂紧张围：姿势同上，右臂斜平举约45°，掌心向上握拳并用力屈肘，测试人员面对受试者，将皮卷尺绕肱二头肌最粗处量上臂紧张围；皮卷尺位置不动。

测试误差：小于0.2cm。

注意事项：

（1）皮卷尺松紧要适度，量紧张围时，肌肉一定要收缩充分。

（2）在变换测量时，皮卷尺切勿移动。

臂围能反映人的肌肉和脂肪的发育发达程度，在一定程度上也能反映肌肉弹性和收缩力量的大小。一般认为，上臂松紧围差大者肌肉力量好。

2. 前臂围

前臂围是前臂肌肉最大的放松围度。

使用仪器：皮卷尺。

测量方法：受试者自然站立，两腿分开与肩同宽，双肩放松，上肢自然下垂。用皮卷尺测量肘关节下方前臂最粗处的水平围度。

测试误差：小于0.2cm。

注意事项：

测量时，前臂肌肉群不要用力，手也不要握拳。

3. 胸围

胸围是指胸廓的最大围度。

使用仪器：皮卷尺。

测量方法：受试者自然站立，两脚分开与肩同宽，双肩放松，两上肢自然下垂。测试人员面对受试者，将皮卷尺上缘经背部肩胛骨下角下缘至胸前，男性和未发育女性把皮卷尺下缘置于乳头上缘；已发育女性置于乳头上方第四胸肋关节处，带尺围绕胸部的松紧度应适宜，以对皮肤不产生明显压迫为度。应在受试者平静状态下呼气未结束时读取数值。

测试误差：小于0.5cm。

注意事项：

（1）位置要正确，皮卷尺无折转，松紧要适中，贴于皮肤即可。

（2）受试者不能低头、含胸，也不要挺胸或深呼吸。

胸围被认为是人体宽度和厚度最有代表性的测量值。胸廓里有心脏、肺脏等重要内脏器官，因此胸廓的测量也是衡量人体生长发育水平的一个重要指标。胸围受年龄、性别、劳动、体育锻炼和生活条件等因素的影响，因而也可反映呼吸器官、胸部肌肉和脂肪的发育情况。

4. 腰围

腰围是指腰部的最大围度。

使用仪器：皮卷尺。

测量方法：受试者自然站立，两肩放松，双臂交叉抱于胸前。测试人员面对受试者，将皮卷尺经脐上0.5~1cm处（肥胖者可选在腰部最粗处）水平绕一周，量其围度（见图2-15）。

测试误差：小于0.5cm。

注意事项：

（1）测试时带尺的松紧度应适宜（使皮肤不产生明显凹陷），不要过紧或过松。

（2）受试者不能有意识地挺腹或收腹。

腰围在一定程度上反映腹部皮下脂肪厚度和营养状况。同时，也是反映人体体型特点的一个重要指标，也是目前健康评价的常用指标。腰部脂肪堆积被认为是心血管、脂肪肝、糖尿病等疾病的危险因素，当腹壁肌肉紧张度降低或腹部脂肪堆积过多时腰围会增加。体育锻炼可使脂肪减少，腹部张力提高，因而可使腰围减小。

5. 臀围

臀围是指臀部的最大围度。

使用仪器：皮卷尺。

测量方法：

受试者自然站立，两肩放松。双臂交叉抱于胸前。测试人员立于受试者侧前方，将皮卷尺沿臀大肌最突出处水平围绕一周，量其围度（见图2-16）。

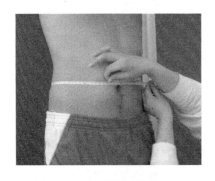 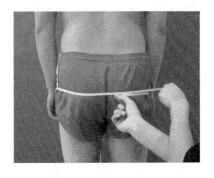

图 2 - 15　腰围测量图示　　　　图 2 - 16　臀围测量图示

测试误差：小于 0.5 cm。

注意事项：

（1）测试时皮卷尺的松紧度应适宜（使皮肤不产生明显凹陷），不要过紧或过松。

（2）测试时，为保证测试精度，受试者应穿短裤。

臀围能反映臀部肌肉发达程度。

6. 大腿围

大腿围是大腿根部肌肉最大的放松围度。

使用仪器：皮卷尺。

测量方法：受试者自然站立，两腿分开与肩同宽，平均支撑体重。测试人员将皮卷尺上缘沿左大腿臀纹（即臀与腿之间的凹陷处），按水平位经腿间绕至大腿前，量其围度。

测试误差：小于0.5cm。

注意事项：

（1）站立时体重应平均落在两腿上。

（2）测试时臀肌皱纹应充分显露。

（3）注意皮卷尺应水平绕环。

大腿是四肢中皮下脂肪最易贮存的部位，大腿围对于营养状况的判断以及腿部肌肉状况等有一定的意义。

7. 小腿围

小腿围是指小腿腓肠肌最膨隆的部位的围度。

使用仪器：皮卷尺。

测量方法：受试者自然站立，两腿分开与肩同宽，平均支撑体重。将皮卷尺置于左侧小腿腓肠肌最粗部位，以水平位量其最大围度。

测试误差：小于0.5cm。

注意事项：皮卷尺松紧度要适度，呈水平位，皮卷尺的位置不要移动。

8. 踝围

踝围是指脚踝的粗细程度。

使用仪器：皮卷尺。

测量方法：受试者自然站立，两腿分开与肩同宽，平均支撑体重。将皮卷尺在左踝关节上方以水平位置量最细处的围度。

测试误差：小于0.2cm。

注意事项：

皮卷尺松紧度要适度，呈水平位，皮卷尺的位置不要移动。

踝围相对较细、跟腱相对较长有利于踝关节的蹬地力量和灵活性。有研究认为，踝关节较细者脚掌的支撑能力强。这些都有利于跑的速度和下肢的弹跳力。

（四）体重的测量

体重是指身体的重量。

使用仪器：专用体重测量仪。

测量方法：测试时，体重计应放在平坦地面上，调整零点。男生身着短裤，女生身着短裤和短袖衫（背心），站立于秤台中央。

测试误差：小于 0.1kg。

注意事项：

（1）测量时受试者要稳定地站在秤台中央，上、下体重秤时动作要轻。

（2）测量体重前，受试者尽量避免参加剧烈的体育活动和体力劳动。

体重是反映人体发育的重要指标。它和身高等其他形态指标的比例关系，反映人体的营养和肌肉发达程度，同时体重被认为是评价肥胖度的重要指标。

长期保持理想的体重十分有利于健康，常用的体重评价方法有：

身体质量指数（Body Mass Index，BMI）：体重（kg）／身高（m）^{2}

克托莱指数：［体重（kg）／身高（cm）］×1000

维尔威克指数：［（体重（kg）＋胸围（cm））／身高（cm）］×100（%）

劳雷尔指数：［体重（kg）／身高（cm）^{3}］×10^7

第三节 身体成分测量与评价

一、身体成分概述

（一）身体成分的定义和测评意义

身体成分是指在人体总重量中，不同组成成分的构成比例；身体成分的组成包括脂肪成分和非脂肪成分。脂肪成分重量占体重的百分比称为体脂百分比；余下的包括骨、水分、肌肉称为去脂体重。身体成分总重量为体重。

由于个体遗传和所处环境因素的差异，造成了机体内部结构的差异。从人体解剖学、生理学和体质学的角度分析，人体内部结构保持一定的比例，有助于维持机体的正常结构和功能。一旦机体内部各成分比例失衡，不仅会使人体正常结构和功能遭到破坏，还会影响人体的生长发育和体质水平。

身体成分可以从力学和能量代谢的角度对机体产生不同作用，对人体的生理特性、运动能力均有影响。通过对人体身体成分的分析，可以了解人体的体质、健康及衰老程度，近年已成为人体生物学研究的一个重要领域。如在欧美一些国家，人体组成学研究已比较成熟，广泛应用于保健医学、体质测定、营养评定、运动医学等领域；已形成了专门的分支学科——人体组成学（Human body Composition Studies），有专门的学术刊物《国际人体组成学研究杂志》（*The International Journal of Body Composition Research*），用于专门研究人体内各种组成成分之间的数量规律、体内外各种因素对组分间数量关系的影响及活体测量人体组分的方法。

目前认为，体内含有合理的脂肪贮备可为机体提供丰富的能源，亦能起到保护内脏器官、缓冲机械撞击、促进脂溶性维生素吸收等重要的生理功能。但大量流行病学调查显示：目前由于膳食结构不合理、运动不足导致脂肪堆积过多的肥胖症倾向不仅增加了机体负担，还易引发高血压、冠状动脉硬化等疾病，已经成为人类健康的最大威胁之一。体重被认为是评价肥胖度的重要指标，但更准确的评价应该进一步测量和区分体重中脂肪所占的比例，从健康学角度出发，肥胖不仅是指体重超标，也包括体脂百分比超过正常水平。因此，身体成分的测量与评价是医生和体质专家评价健康的重要依据。

（二）身体成分测量技术

身体成分的测量技术可分为直接测量法和间接测量法。直接测量法有两种，一种是将机体直接溶解于化学溶液中，再测定混合物中脂肪与非脂肪的量；另一种是将机体直接解剖得到脂肪、肌肉及骨骼等不同成分所占的比例。直接测量法目前仅用于人体尸体或动物。

间接测量法被用于人体测量，其中包括：人体测量法、密度法、全身水量法、全身钾量法等十余种。其中核磁共振成像法（Magnetic Resonance Imaging，MRI）被认为具有高精确度，原理是利用人体内的 H 质子在强磁场内受到射频脉冲的激发，产生核磁共振现象。由于人体内不同组织结构的质子密度不同，同时质子所处环境使核磁共振过程中产生的磁共振信号的强度和频率有着明显差别，这些信号经过空间编码技术，在计算机中形成磁共振图像，再采用专用的分析软件用阈值分析和人工识别的方法，对图像中不同的组织加以区分，可得到人体内各种组织的质量。该方法对软组织的分辨率高，是少有的可清楚分辨出肌肉、脂肪、肌腱、筋膜等软组织结构的方法，但是这种方法需要进行核磁共振图片的拍摄，测试耗时较长，费用非常昂贵，同时还需要专门的软件和专业技术人员进行分析，不适用于体质测评。

另一种方法是 CT 法，即计算机断层摄像法。基本原理是利用 X 射线穿过人体，对一定厚度的层面进行扫描，对探测器接受透过层面后的 X 射线，按其强度比例转换为可供记录的电信号，然后转换为数字信号进入计算机，最后再把数字信号转换成矩阵排列图像，使不同组织在影像上形成灰度的对比，这样就形成了 CT 图像。该方法能直接计算人体内组织的质量，准确评价脂肪的区域性分布，重复性较好，但它需要受试者接受较大的辐射，测试费用昂贵，且与核磁共振成像法一样，后期的影像分析需要专业的技术人员，因此也不适用大样本量的测试。

空气置换法也是曾经被应用的身体成分测量技术，其原理是基于二成分模型理论的一种新型的身体成分测量方法。它让被试者进入容器（测试舱）内，通过人进入测试场前后舱内空气体积（量）变化来计算人体体积。结合精确测量的体重计算人体体密度，然后根据体密度估算身体成分。此外还有近红外线法（Near Infrared Spectrometer，NIRS）和稀释法（Hydrometry）等。

目前在体质与健康评价领域，对身体成分的测量比较常用的是：皮脂厚度测量法、生物电阻抗法、双能量 X 光吸收法（DEXA）。水下称重法作为经典的间接测量法，其准确度被广泛认可。

二、身体成分测量方法

人体身体成分的测量，主要采用测量体重、体脂百分比，然后推算体脂肪重量和去脂体重的方法。获得体脂百分比的常用方法是：水下称重法、皮脂厚度测量法、生物电阻抗法、双能量 X 光吸收法（DEXA）。

（一）水下称重法

水下称重法是通过对身体密度的测量间接推算体脂率和瘦体重的一种方法。这一方法相对来说精确性高，被称为对其他方法的准确性进行评估的"金标准"（Wagner，Heyward，1999）。

1. 测试原理

水下称重的原理主要是根据阿基米德的浮力原理，即物体进入水中，因水的反作用力而产生浮力，浮力的大小便是该物体在水中的重量。人体脂肪的密度大约为 0.9，非脂肪成分为 1.10，这是基于对身体的瘦体重和脂肪组织的比率进行测量并通过分析其相对关系得出的。物体在水下的重量和该物体的密度大小有关。水下称重时身体的浮力要受解剖成分的影响，脂肪密度小，占有空间大，故浮力大；而另外一些成分（如肌肉）则密度大，占有空间小，故浮力也小。在水下称重的过程中，受试者是整个没入水中的，胖人比瘦人更容易浮于水中。骨骼和肌肉重量较多的人，其水下体重则重，身体密度则高。根据这个原理，可以通过水下体重、陆地体重和水的密度求出人体的体积和人体密度，通过密度即可间接测得人体的脂肪含量。

2. 测量仪器及测量前准备

测试仪器：水下称重设备、体重秤、肺活量计。

（1）受试者的准备工作

1）测试前受试者应排出粪便，淋浴去除皮肤油脂。

2）测试要在饭后 2 小时进行；测前不要进行大运动量活动，以防止排汗影响正常的体内水合状态。

3）女受试者经期不要进行水下称重测试。

4）受试者着泳装，不要佩戴首饰。

（2）测试人员的准备工作

1）完成仪器设备的校对工作；对水池中的水进行氯化清洁处理，水温调至 33℃ ~ 36℃。

2）向受试者讲述测试的目的、方法和要求，并取得他们自愿参加测试的签字协议。

3）测量受试者身高、体重、肺活量。

4）培训受试者水下呼气动作，并告知受试者测试完毕可浮出水面的特定信号（如敲击水池）。

3. 测量步骤和方法

（1）受试者淋浴后着泳装（最好是尼龙面料），夹鼻夹进入水池，浸泡后用手按压泳装和毛发以排出存留其中的非基础气体。

（2）测试人员调整水下座椅高度，使水面达到受试者的脸颊部为宜；提醒受试者测试过程中如感到不舒服可随时浮出水面。

（3）受试者深吸气后头前倾全身浸入水中，并呼出肺内气体直至无气泡产生；通常在接近 10 秒钟时，测试人员可读出较稳定的水下重量，之后通知受试者可浮出水面。

（4）重复动作 5 ~ 12 次，以取得相对一致的数值为准。

（5）取最后两次（或三次）动作的平均值或最高值下面两个数值的平均值代入方程，求得身体密度。

4. 体脂百分比的计算

（1）残气量的测量

残气量也称余气量（RV），是最大呼气末肺中残留的气量，常用测定的肺活量（VC）数值推算。

测量方法是：

成年男子：RV = 0.24 × VC　　　成年女子：RV = 0.28 × VC

（2）身体密度测量

身体密度的计算公式如下：

$$身体密度 = \frac{地面上的体重（kg）}{\dfrac{地面上的体重（kg）- 水中体重（kg）}{水的密度（kg/mL）} - 残气量（mL）}$$

水的密度可根据测试时的水温，从表 2-2 查得。

表 2-2　不同温度水密度常数值

（Values of different temperature and density）

温度（℃） Temperature	密度（g/mL） Density	温度（℃） Temperature	密度（g/mL） Density
21	0.998	31	0.9954
22	0.9978	32	0.9951
23	0.9975	33	0.9947
24	0.9973	34	0.9944
25	0.9971	35	0.9941
26	0.9968	36	0.9937
27	0.9965	37	0.9934
28	0.9963	38	0.993
29	0.9960	39	0.9926
30	0.9957	40	0.9922

资料来源：田野. 运动生理学高级教程［M］. 北京：高等教育出版社，2003.

（3）体脂百分比计算公式

常用的有两种公式：

Brozek 公式：体脂百分比 =（4.570/身体密度 − 4.142）×100%

Siri 公式：体脂百分比＝（4.950/身体密度－4.50）×100%

（二）皮脂厚度测量法

皮脂厚度测量法与水下称重法相比有很多优点，比如水下称重虽然准确度高，但在群体测量时由于需要特殊设备、测量方法较复杂而不利于实际应用，对于老年人和患有某些疾病的人群更不适合。皮脂厚度测量法使用仪器和方法均简便，在体质评价中得到广泛的应用。

1. 测量仪器及方法

测量仪器：一般使用我国产"仿荣研式皮脂计"（见图 2 - 17）。

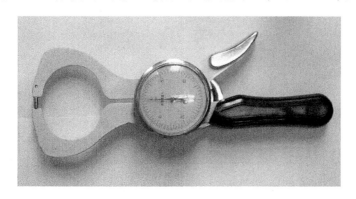

图 2 - 17　仿荣研式皮脂计

测量方法：

受试者取站位，放松肢体，裸露被测部位，测量者用拇指和食指将测量部位的皮褶（两层皮肤与皮下脂肪）捏起，然后使皮脂计的两接点距离指端 1cm 处钳住皮肤，以防止手指压力对皮褶厚度的影响（见图 2 - 18）。待指针停止后，立刻读数，取至 0.5 个单位。

可连续测量三次，取两次中间值，三次测量的误差不应超过 5%。

皮褶厚度的准确测量需要反复的实践，测试人员应能感觉出皮下脂肪层，然而对皮下脂肪层的"感觉"会因受试者或测量部位的不同而发生变化，因为皮下脂肪层与其下肌肉分离的难易程度因人而异。此外皮肤或脂肪组织可压缩性的不同也会影响到上述的"感觉"。年轻人由于组织中含水较多、可压缩性较大，因此为了防止液体从组织中渗出，对他们进行测试时皮褶钳卡压皮褶的时间不应超过 4 秒钟。

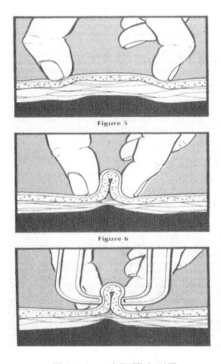

图 2 - 18　皮褶厚度测量

资料来源：Donoghue W C. How to measure your% bodyfat ［M］. Creative Health Products，1987.

2. 常用测量部位的测量点

（1）肱三头肌部皮褶厚度测量

受试者右臂弯曲 90°于身体侧部，测试人员于受试者背后用软尺在其上臂的侧面测量肩峰顶和鹰嘴突之间的距离，并标出两点的中点。

受试者前臂自然下垂，测试人员左手拇指、食指朝下，于受试者上臂后部高于标记点 1cm 处垂直捏起皮褶，测试人员将皮褶钳嘴置于标记点水平处测量皮褶厚度（见图 2 - 19）。

（2）肩胛骨下角部皮褶厚度测量

测试人员触摸受试者的肩胛骨下角并在其下做标记，在高于标记点 1cm 处（肩胛下角 1～2cm）与脊柱呈 45°角捏起皮褶测量皮褶厚度（见图2 - 20）。

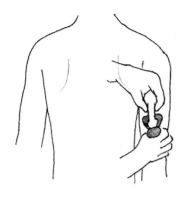

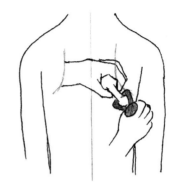

图2－19　肱三头肌部皮褶厚度测量　　　图2－20　肩胛下部皮褶厚度测量

（3）胸部皮褶厚度测量

测试人员在受试者的腋前线顶端与乳头中点做标记，在高于标记点1cm处斜行捏起皮褶（长轴指向乳头），测试人员将皮褶钳嘴置于标记点水平处测量皮褶厚度（见图2－21）。

（4）腋部皮褶厚度测量

在腋中线相当于胸骨剑突的水平做标记，在高于标记点1cm处垂直捏起皮褶，测试人员将皮褶钳嘴置于标记点水平处测量皮褶厚度（见图2－22）。

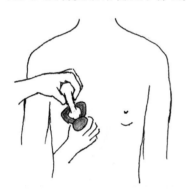

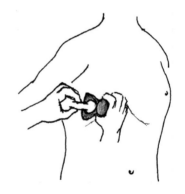

图2－21　胸部皮褶厚度测量　　　图2－22　腋部皮褶厚度测量

（5）腹部皮褶厚度测量

测试人员在受试者脐右侧2cm处做标记，在高于标记点1cm处垂直捏起皮褶，测试人员将皮褶钳嘴置于标记点水平处测量皮褶厚度（见图2－23）。

（6）髂骨上部皮褶厚度测量

测试人员在受试者髂嵴之上腋前线或腋中线处做标记，在高于标记点后上方斜行捏起皮褶，测试人员将皮褶钳嘴置于标记点水平处测量皮褶厚度（见图 2 - 24）。

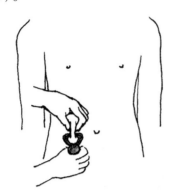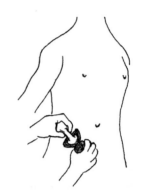

图 2 - 23　腹部皮褶厚度测量　　图 2 - 24　髂骨上部皮褶厚度测量

（7）大腿部皮褶厚度测量

受试者屈髋使测试人员能看清髋与腿之间的腹股沟缝，测试人员将软尺的起点置于受试者髋骨的前腹股沟处（腹股沟韧带中点，即髂前上棘与耻骨联合的中间），然后延伸到膑骨上缘，并在中点处做标记，在高于标记点 1cm 处垂直捏起皮褶，用皮褶钳在标记点水平处测量皮褶厚度（见图 2 - 25）。

（8）小腿部皮褶厚度测量

受试者坐位右膝弯曲 90°，测试人员在受试者小腿内侧最粗水平处做标记，在高于标记点 1cm 处垂直捏起皮褶，测试人员将皮褶钳嘴置于标记点水平处测量皮褶厚度（见图 2 - 26）。

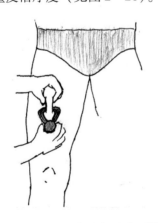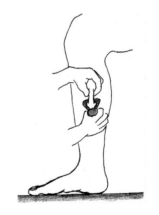

图 2 - 25　大腿部皮褶厚度测量　　图 2 - 26　小腿部皮褶厚度测量

3. 常用人体密度（Db）推算公式及体脂百分比的计算

（1）日本长岭－铃木计算公式（见表2-3）。

表2-3 长岭－铃木身体密度推算计算公式　　　　单位：mm

年龄	男	女
9~11岁	$1.0879 - 0.00151 \times S$	$1.0794 - 0.00142 \times S$
12~14岁	$1.0868 - 0.00133 \times S$	$1.0888 - 0.00153 \times S$
15~18岁	$1.0977 - 0.00146 \times S$	$1.0931 - 0.00160 \times S$
19岁以上	$1.0913 - 0.00116 \times S$	$1.0897 - 0.00133 \times S$

注：S为肱三头肌部、肩胛下部皮褶之和。

资料来源：陈明达，于道中.实用体质学［M］.北京：北京医科大学、中国协和医科大学联合出版社，1993.

体脂百分比计算法：

$$体脂百分比 = (4.201/Db - 3.813) \times 100$$

（2）美国Pollock推算Db公式（见表2-4）。

表2-4 Pollock推算Db公式　　　　单位：mm

年龄段	男子	女子
青年	$1.09716 - 0.00065X - 0.00055X_2 - 0.008X_3$	$1.0852 - 0.0008X_2 - 0.0011X_3$
中年	$1.0766 - 0.00098X - 0.0007X_3$	$1.0754 - 0.0008X_4 - 0.0007X_3$

注：X为胸部皮褶厚度；X_2为肩胛下角部皮褶厚度；X_3为大腿部皮褶厚度；X_4为腋部皮褶厚度。

（3）我国陆瑞芳等人推算Db的公式（见表2-5）。

表2-5 陆瑞芳等人推算Db的公式　　　　单位：mm

年龄	男子	女子
15~18岁	$1.0977 - 0.00146X$	$1.0931 - 0.0016X$
19岁以上	$1.0913 - 0.00116X$	$1.0397 - 0.00133X$

注：$X = X_1 + X_2$；X_1为肩胛下部皮褶厚度；X_2为肱三头肌部皮褶厚度。

（4）美国Jackson和Pollock提出的公式

Jackson/Pollock（J-P）方法是目前较为流行的用皮褶厚度推测体脂百分数的方法。J-P方法是根据三处皮褶厚度之和利用列线图、方程或数表对体脂百分数进行推测的，皮褶厚度测试部位男子为大腿部、胸部和腹部；女子为大腿部、臂部和髂骨上部，公式如下。

成年男子：

Db（身体密度）＝1.10938－0.0008267（胸部皮褶厚度＋腹部皮褶厚度＋大腿部皮褶厚度）＋0.0000016（胸部皮褶厚度＋腹部皮褶厚度＋大腿部皮褶厚度）^{2}－0.0002574（年龄）

成年女子：

Db（身体密度）＝1.0994121－0.000992（臂部皮褶厚度＋髂骨上部皮褶厚度＋大腿部皮褶厚度）＋0.0000023（臂部皮褶厚度＋髂骨上部皮褶厚度＋大腿部皮褶厚度）^{2}－0.0001392（年龄）

体脂百分比计算：

$$体脂百分比＝[（4.95/Db）－4.50]×100\%$$

（5）英国 Donoghue 体脂百分比计算法

Donoghue 计算体脂百分比采用肱二头肌部、肱三头肌部、肩胛下部、腹部四个部位的皮褶厚度，计算总和直接查表得到体脂百分比（见表2-6、表2-7）。

表2-6 Donoghue 体脂百分比计算法（男子）

皮褶厚度总和（mm）	16~29岁（%）	30~49岁（%）	50岁以上（%）
20	8.1	12.1	12.5
22	9.2	13.2	13.9
24	10.2	14.2	15.1
26	11.2	15.2	16.3
28	12.1	16.1	17.4
30	12.9	16.9	18.5
35	14.7	18.7	20.8
40	16.3	20.3	22.8
45	17.7	21.8	24.7
50	19.0	23.0	26.3
55	20.2	24.2	27.8
60	21.2	25.3	29.1
65	22.2	26.3	30.4
70	23.2	27.2	31.5
75	24.0	28.0	32.6
80	24.8	28.8	33.7
85	25.6	29.6	34.6

续表

皮褶厚度总和（mm）	16~29 岁（%）	30~49 岁（%）	50 岁以上（%）
90	26.3	30.3	35.5
95	27.0	31.0	36.5
100	27.6	31.7	37.3
110	28.8	32.9	38.8
120	29.9	34.0	40.2
130	31.0	35.0	41.5
140	31.9	36.0	42.8
150	32.8	36.8	43.9
160	33.6	37.7	45.0
170	34.4	38.5	46.0
180	35.2	39.2	47.0
190	35.9	39.9	47.9
200	36.5	40.6	48.8

注：皮褶厚度总和为肱二头肌部、肱三头肌部、肩胛下部、腹部四个部位的皮褶厚度。

资料来源：Donoghue W C. How to measure your% bodyfat［M］. Creative Health Products，1987.

表 2-7　Donoghue 体脂百分比计算法（女子）

皮褶厚度总和（mm）	16~29 岁（%）	30~49 岁（%）	50 岁以上（%）
14	9.4	14.1	17.0
16	11.2	15.7	18.6
18	12.7	17.1	20.1
20	14.1	18.4	21.4
22	15.4	19.5	22.6
24	16.5	20.6	23.7
26	17.6	21.5	24.8
28	18.6	22.4	25.7
30	19.5	23.3	26.6
35	21.6	25.2	28.6
40	23.4	26.8	30.3
45	25.0	28.3	31.9
50	26.5	29.6	33.2
55	27.8	30.8	34.6

皮褶厚度总和（mm）	16~29 岁（%）	30~49 岁（%）	50 岁以上（%）
60	29.1	31.9	35.7
65	30.2	32.9	36.7
70	31.2	33.9	37.7
75	32.2	34.7	38.6
80	33.1	35.6	39.5
85	34.0	36.3	40.4
90	34.8	37.1	41.1
95	35.6	37.8	41.9
100	36.3	38.5	42.6
110	37.7	39.7	43.7
120	39.0	40.8	45.1
130	40.2	41.9	46.2
140	41.3	42.9	47.3
150	42.3	43.8	48.2
160	43.2	44.7	49.1
170	44.6	45.5	50.0
180	45.0	46.2	50.8
190	45.8	46.9	51.6
200	46.6	47.6	52.3

注：皮褶厚度总和为肱二头肌部、肱三头肌部、肩胛下部、腹部四个部位的皮褶厚度。

资料来源：Donoghue W C. How to measure your% bodyfat [M]. Creative Health Products, 1987.

（三）生物电阻抗法（BIA）

生物电阻抗法测量人体成分是 1985 年由 Lukaski 等提出的。其原理是基于人体是由脂肪与非脂肪物质组成，非脂肪组织含有大量的水分，是电的良好导体，而脂肪是无水物质，是电的不良导体，那么通过导入人体一定频率的电流，根据电阻与电阻率和长度成正比、与面积成反比的原理，再通过测量人体某些参数，结合测得的电阻抗，就可计算人体非脂肪物质体积，得到人体非脂肪物质的含量，进而算出人体脂肪物质的含量，推算身体成分。

目前国内外众多研究已经证实，BIA 法测量人体体脂百分比技术成熟、测量简便，能准确评价人体身体成分，适合应用于较大面积人群体质评定。

1. 测量仪器

电阻抗身体成分分析仪见图 2 – 27。

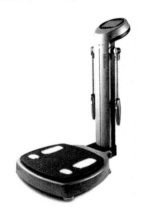

图 2 – 27　人体成分分析仪

2. 测量方法

（1）打开电脑及人体成分分析仪，新建个人档案，输入受试者信息，包括姓名、年龄、性别、出生年月及身高等基本信息。

（2）受试者赤足放松站立于测试平台的足部电极上，双手手掌握住电极，使拇指和手掌心接触电极（测试时，可在双足底和手掌侧涂上生理盐水，增加皮肤导电性），双臂与躯干分开约 15°。

（3）测试人员启动测试仪的"开始测试"开关，受试者保持安静姿势至测试结束。

（4）仪器自动给出测试结果。

3. 注意事项

（1）受试者应在进餐 2 小时以后进行测试。

（2）运动后不宜立即进行测试。

（3）测试环境应保持 20℃ ~30℃的温度。

（4）测试时，受试者应脱掉鞋袜，尽可能穿着轻便的服装，测试时应取出口袋物品及去除其他的随身金属物品。

（5）测试时受试者应保持自然站立，肌肉放松，体重平均落于两下肢。尽量保持站姿固定，无多余身体动作。

（四）双能量 X 光吸收法（DEXA）

20 世纪 80 年代，双能量 X 光吸收法（Dual Energy X – ray Absorptiometry，

DEXA）问世。随着材料、计算机等科学的发展，DEXA 诊断技术取得了很大的进步，不但能测量骨量变化，作为诊断骨质疏松的金指标，而且能提供全身和局部肌肉量、脂肪量精确可靠的数据。它具有重复性好、检测速度较快的特点，检测精度达到了很高的水平，成为身体成分分析研究极为有用的工具。

DEXA 以三组分模型为理论基础，假设人体分为脂肪、肌肉、骨矿物质三种成分，在用骨密度仪测量骨密度的基础上，扩展用于测量身体脂肪组织、骨矿含量的物质。该方法的主要原理是应用两种能透过机体的不同能量的光子，在不同密度的组织中，其光子能量衰减的程度不同，通过记录两种不同光子能量被不同组织衰减的程度即可计算出各种组织的含量。DEXA 法测量精确度高，但由于测试费用昂贵，在大面积体质测评应用上有一定的局限，由于其在监测肥胖、消耗性疾病等应用上得到广泛的认可，常被用于人体科学的实验研究。

1. 测量仪器

目前国内普遍使用美国产 GE 双能量 X 线仪（见图 2 - 28）。

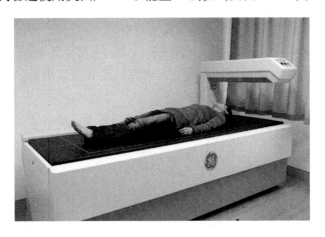

图 2 - 28　GE 双能量 X 线仪

2. 测量方法

（1）测量前进行仪器校准和质量检测，开机后用仪器备有的体模校正，体模扫描测量值与体模标准值相一致（±1%）视为质控通过。

（2）输入受试者基本信息，包括姓名、年龄、性别、出生年月及身高等。

（3）受检者仰卧于测量床中央，上肢伸展，掌心向下，使尺、桡骨分开，平放于身体两侧，下肢用束带绑紧，使胫、腓骨分开，两足微并，脚尖朝上。

（4）按 DEXA 操作程序中全身扫描模式测定身体成分。

（5）仪器自动给出测试结果。

3. 注意事项

（1）受试者测试时需着单衣，摘下身上所有的金属物品。

（2）受试者测试时应在测试人员指导下摆好体位，并至少保持 5 分钟不动。

（3）受试者做 DXEA 测试前一周内不应接受放射线或其他放射性对比剂的检查，如钡灌肠系列等。

三、身体成分评价方法

（一）体重评价

1. 身体质量指数（Body Mass Index，BMI）

身体质量指数通常被称为 BMI 体重指数，计算方法为：

$$BMI = 实际体重（kg）/ 身高（m）^2$$

国际上常用的是世界卫生组织（WHO）建立的标准：

成人正常值：19～25；<18.5 为体重偏轻；>26 为超重；>28 为肥胖。

儿童正常值：15～18；19～21 为轻度肥胖；22～24 为重度肥胖。

中国学者王梅等认为：欧美标准并不适宜用于中国人，相对于白种人，中国人的身体密度、体型会有所不同，应该建立中国人自己的标准。目前初步建立的中国人评价参考值见表 2 – 8。

表 2 – 8　中国成人超重和肥胖界限

评价	BMI
体重过低	<18.5
体重正常	18.5～23.9
超重	24.0～27.9
肥胖	≥28.0

资料来源：国家体育总局群体司. 2000 年国民体质研究报告［M］. 北京：人民体育出版社，2000.

2. 身高标准体重

过胖和过瘦都不利于健康，标准体重是反映理想体重的简易指标，可用身高体重的关系来表示。

世界卫生组织推荐的标准体重是 BMI22，其计算方法为：

$$BMI22 = 身高(m)^2 × 22$$

国内曾经长期使用的是：

$$165cm\ 以下者标准体重 = 身高（cm）－100$$

$$166 \sim 175cm\ 者标准体重 = 身高（cm）－105$$

$$176cm\ 以上者标准体重 = 身高（cm）－110$$

注：女性比男性相应组别减去 2.5kg。

可以用下列公式计算成人肥胖度：

$$肥胖度 = ［实际体重（kg）/标准体重（kg）－1］×100\%$$

注：若肥胖程度（%）在 ±10%，为基本正常范围；10%～20%，则为超重；20%～30%，为轻度肥胖；30%～50%，为中度肥胖；>50% 为重度肥胖；>100% 则为病态肥胖。

3. 克托莱指数

克托莱指数由学者克托莱提出而命名，在人类学研究和人体测量与评价中曾被广泛应用。它表示每 1 厘米身高的体重，作为一个相对体重或等长体重来反映人体的围度、宽度和厚度以及人体组织的密度，是评价人体形态发育水平和匀称度的复合指标。计算公式是：

$$克托莱指数 = ［体重（kg）/身高（cm）］×1000$$

评价参考值见表 2－9。

表 2－9 中国少年克托莱指数范围 　　　　　单位：g/cm

年龄	男	女
7	176～188	171～183
8	185～199	180～193
9	195～213	191～206
10	207～225	205～225
11	218～236	220～243
12	234～257	240～266
13	254～281	262～289
14	279～307	280～306
15	300～322	296～321
16	314～339	306～330
17	325～342	311～334
18	334～354	320～334

4. 维尔威克指数

维尔威克指数被认为能综合反映人体长度、宽度、围度、厚度和密度，并间接反映心肺呼吸机能，是反映人体体质水平与发育状况的复合指标。计算公式是：

维尔威克指数 = [（体重（kg）+胸围（cm））/身高(cm)] ×100（%）

5. 劳雷尔指数

劳雷尔指数由劳雷尔提出。他认为人体是一个立方体，身高是这个立方体的一条边，该指数主要反映了肌肉、骨骼、内脏器官及组织的发育状况。计算公式是：

$$劳雷尔指数 = [体重（kg）/身高（cm）^3] ×10^7$$

我国 20～25 岁青年参考值：男子 101.0～139.6；女子 106.1～154.4。

（二）体脂百分比

体脂百分比是指人体内脂肪重量在人体总体重中所占的比例，也称为体脂率（%）。它反映人体内脂肪含量的多少。体脂百分比是一种比 BMI 更好的肥胖诊断指标。世界卫生组织推荐体脂百分比应作为肥胖判定的"金标准"。当男性体脂百分比≥25%、女性体脂百分比≥35%，即使 BMI 没有超标，也可诊断为肥胖，常被称为隐性肥胖。

成年人的理想体脂百分比为男性 6%～15%，女性 10%～20%，表 2-10 为我国学者认定的成人体脂百分比参考分级，可用于评定体质健康评价。

表 2-10　成人体脂分级参考标准

体脂水平分级	男性体脂百分比	女性体脂百分比
极好状态	6～10	10～15
良好	11～14	16～19
可接受	15～17	20～24
脂肪过多	18～19	25～29
肥胖	>20	>30

资料来源：陈吉棣. 运动营养学 [M]. 北京：北京医科大学出版社，2002.

第四节　体型的评价

一、体型测量概述

体型是指身体各部位大小比例的形态特征，又叫身体类型。

在儿童少年时期，体型在一定程度上反映生长发育和营养状况，而且对他们的生理机能、运动素质、社会适应性以及将来职业的选择有一定的影响。人的体型不是一成不变的，如美国学者认为：体型是对人体某个阶段形态结构及组成成分的定量描述（Heath，Carter，1967）。因此，体型随年龄、营养、发育和体质状态的不同，特别是成年以后，受到生活习惯、膳食因素、体育锻炼、环境因素等各方面的影响，会形成比较稳定的体型特征。体型不仅影响形体美观，而且与人的体质健康也有比较密切的关系。

有关体型测量与评价的研究一直被关注，早期的一些著名学者根据体格的外形观察，结合少量的测量特征，将人体体型定性地分为二至四类，如希腊医生希波格拉底的二分法（Hippoccates）、意大利人类学家维尔那的三分法（Viola，1909）、德国精神病医生克雷斯米尔的四分法（Kretschmer，1925）等。这些体型分类方法大都定性地描述了各类体型特征，如把人类体型划分为力量型、肥胖型、纤弱型等，虽然这些方法存在一定的缺陷，但他们为体型测评方法的研究做出了令人瞩目的贡献。

之后，美国学者希尔顿（Sheldon，1940）首次建立了一个连续的体型分类系统，他借用胚胎学术语——内胚层成分、中胚层成分、外胚层成分来表示构成体型的三个基本部分；通过对人体体型中三种成分量的评价，就可以得到由三个数字代表的个体体型。Sheldon 这种定量评定体型中三种基本成分的方法和他所引进的术语，被广泛采纳并一直沿用至今。后 Heath 和 Carter 又在 Sheldon 研究的基础上进行改进和完善，创建了 Heath - Carter 体型综合评价法，在 20 世纪 70 年代应用于欧美许多国家，90 年代开始应用于我国。它的特点是划分较细、定量准确，缺点是测量、计算过程比较烦琐，因而在一定程度上影响了应用性。

二、体型评价方法

（一）希尔顿分类法（Sheldon）

希尔顿根据身体某部分器官发达的程度和身体外表的特征，借用胚胎学的名词对体型进行了分类。其中，定性评价的方法因其简便被经常采用。

1. 内胚层型（肥胖型）

内胚层型是由消化等内脏器官占优势发育的体型。其外形特点是：身体圆胖，头大，鼻骨不突出，颈短而粗；胸部厚且胸肌不发达；腹部隆起，腰粗臀厚；四肢较短等（见图 2 – 29）。

2. 中胚层型（强壮型）

中胚层型是由骨骼与肌肉占优势发育的体型。其外形特点是：身材魁梧高大，面部粗犷，鼻骨较突出；肩宽，胸部厚实，身体有线条，肌肉结实粗壮；皮肤较粗糙但富有弹性，容易晒黑等（见图 2 – 30）。

3. 外胚层型（瘦削型）

外胚层型是由神经和皮肤占优势发育的体型，其外形特点是：体形瘦削，肌肉不发达，关节尖，四肢细长，颈细胸窄，腹平，小腿较长，皮肤薄，容易起皱褶，不易晒黑但弹性较差，头发纤细等（见图 2 – 31）。

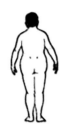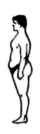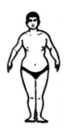　　　　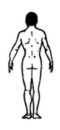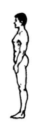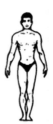

图 2 – 29　内胚层型　　　　　　　图 2 – 30　中胚层型

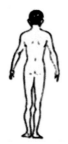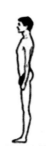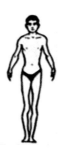

图 2 – 31　外胚层型

（二）Heath – Carter 体型评价法

1. 测量指标

Heath – Carter 体型评价需要测量下述 10 个指标：身高、体重、肱三头肌皮褶厚度、肩胛下皮褶厚度、髂前上棘部皮褶厚度、小腿腓肠肌位皮褶厚度、上臂紧张围、小腿围、肱骨远端宽、股骨远端宽。

其中，身高、体重、肱三头肌皮褶厚度、肩胛下皮褶厚度、上臂紧张围、小腿围、髂前上棘部皮褶厚度、小腿腓肠肌位皮褶厚度等指标测量方法见本章第二节。其他指标具体测量方法如下。

（1）肱骨远端宽

受试者上臂弯曲与前臂成直角，测试人员用直脚规测量其肱骨内外髁间最大距离。

（2）股骨远端宽

受试者膝部成直角，测试人员用直脚规测量股骨内外髁间最大距离。

2. 评价方法

（1）体型三成分值的计算公式

1）第一成分（Endomorphy）：主要反映个体的相对肥胖度，由肱三头肌、肩胛下、髂前上棘部三处皮褶厚度（mm）之和 T（mm）与身高 H（cm）校正计算而得。

$$第一成分 = -0.7128 + 0.1451(X) - 0.00068(X^2) + 0.0000014(X^3)$$

$$X = T \times 170.18/H$$

2）第二成分（Mesomorphy）：主要反映个体的肌肉骨骼发达程度，涉及以下几个变量：A = 上臂最大紧张围 - 肱三头肌位皮褶厚度/10；B = 小腿围 - 小腿腓肠肌位皮褶厚度/10；C = 肱骨内外髁径；D = 股骨内外髁径；H = 身高（cm）。

$$第二成分 = 0.188A + 0.161B + 0.858C + 0.601D - 0.131H + 4.50$$

3）第三成分（Ectomorphy）：通过身高 H（cm）、体重（kg）比反映体格的苗条程度。

$$第三成分 = HWR \times 0.732 - 28.58$$

$$HWR = 身高/(体重/3)$$

如果 HWR < 38.25，第三成分 = 0.1。

如果 38.25 < HWR < 40.75，第三成分 = HWR × 0.463 - 17.63。

根据目前所得的经验资料，各成分的取值域分别为：

第一成分：0.5 ~ 16；第二成分：0.5 ~ 12；第三成分：0.5 ~ 9。

（2）体型图

体型由三个有序数字排列在一起来表示，因此，每个个体的体型也可用三维空间里的一个点来表示，两个体型的差异大小可用两点间的距离 SAD（Somatotype Attitudinal Distance）来表示，用 SAM（Somatotype Attitudinal Mean）

表示样本的所有体型点到平均体型点的平均距离，它可以反映样本体型分布的分散程度。

将三维空间的体型点投影到二维平面上，就得到平面体型图（Somatochart），它可以更加形象直观地反映体型特点和分布规律（见图2-32）。

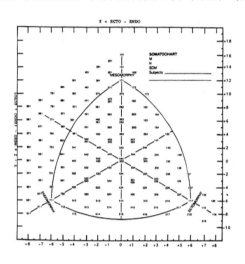

图2-32 平面体型

资料来源：刘洵. 运动生理实验学［M］. 北京：人民体育出版社，2009.

1）体型在体型图上的位置由平面直角坐标（X、Y）决定。

X = 第一成分 – 第三成分

Y = 2 × 第二成分 – （第一成分 + 第三成分）

X 与 Y 的单位长度比 = 1 : 3$^{-1/2}$

2）平分平面的三个轴分别代表体型的三个基本成分，根据体型点与三个轴的相对位置关系可知体型的特点。体型图上半部分区域的为"中胚层型"；左半部分区域的为"内胚层型"；右半部分区域的为"外胚层型"；中间部分为中间型。

（3）体型分类

根据体型三成分值的相对大小关系，可将体型分为13种类型：偏外胚型的内胚型、均衡的内胚型、偏中胚型的内胚型、内胚–中胚均衡型、偏内胚型的中胚型、均衡的中胚型、偏外胚型的中胚型、中胚–外胚均衡型、偏中胚型的外胚型、均衡的外胚型、偏内胚的外胚型、外胚–内胚均衡型、三胚中间型。

（三）腰臀比（WHR）

腰臀比（Waist‑to‑Hip Ratio，WHR）是腰围和臀围的比值，常用于判定是否发生中心性肥胖，已成为评估心血管疾病危险因素的重要指标。身体脂肪过多以及沉积分布的部位与健康有密切关系，已有研究证实，腹部脂肪堆积比臀部或大腿部脂肪堆积发生心血管等慢性病的风险更大，苹果状体形者更不利于健康；"腰臀比"适宜者被认为是利于健康的体型。根据我国人群大规模调查数据和相关临床研究成果，专家推荐把腰臀比 WHR > 0.9 的男性和 WHR > 0.85 的女性评价为腹部脂肪堆积。根据腰臀比（WHR）标准和腰围长度（WC）标准检出的腹胖和中心型肥胖者，被证实是高血压、糖尿病及其他各类心血管疾病的易感人群。

1. 腰围、臀围测量方法

受试者自然站立，两肩放松，双臂交叉抱于胸前；测试人员面对受试者，使用人体测量用皮卷尺环绕受试者腰部（脐上 0.5 ~ 1 厘米处），在受试者呼气末时测量腰围；再把皮卷尺下移至受试者臀部最宽处，测量臀围。

2. 腰臀比评价方法

腰臀比计算方法：

$$腰臀比 = 腰围/臀围$$

美国运动医学学会（ACSM）推荐的标准是：成年男性 WHR ≥ 0.94，成年女性 WHR ≥ 0.82 时，患病的危险性大大增加；60 ~ 69 岁的老年人，判断患病危险性标准是男性 WHR ≥ 1.03，女性 WHR ≥ 0.90。

美国学者 Powers 认为可以采用下列腰臀比等级评定的方法判断患病危险性（见表 2 – 11）。

表 2 – 11　腰臀比等级评定

等级	男	女
高危水平	> 1.0	> 0.85
较高危险水平	0.9 ~ 1.0	0.80 ~ 0.85
较低危险水平	< 0.9	< 0.8

资料来源：刘洵. 运动生理实验学［M］. 北京：人民体育出版社，2009.

中国学者王梅等认为：欧美标准用于中国人会由于人种的差异影响对疾病预测的准确度，因而很有必要在参考国外标准的同时逐步建立中国人自己的评价标准。还有研究认为，腰围也可以作为衡量腰部脂肪堆积的有效指标，中国成年人的腰围应控制在男性 <85cm，女性 <80cm。

第五节　身体姿势的测量与评价

身体姿势是人体各部位在空间的相对位置，又叫体态。体姿在一定程度上反映骨骼、肌肉、内脏器官与神经系统等各组织的力学关系，良好的体姿使身体处于稳定状态，保证身体各器官的正常功能，减轻肌肉、韧带的紧张状态，因而是体质评价的重要内容。常用的体姿检查主要包括有：脊柱形状、胸廓形状、腿形、足形和站姿、坐姿检查。

一、脊柱形状测量与评价

（一）脊柱形状测量意义

脊柱由颈椎、胸椎、腰椎、骶椎、尾椎组成，位于背部中央，是躯干的支架。人体直立时，颈椎和腰椎适度前凸，胸椎和骶椎适度后凸，构成脊柱的正常生理曲线，这时身体前后左右的伸肌和屈肌呈平衡用力状态，是人体维持站立和良好体姿的最省力状态。

身体经常处于不正确姿势会引起脊柱变形，如发生脊柱侧弯、驼背等一系列的反应，不仅影响美观，还会导致腰、背、颈部肌肉劳损、疼痛和胸廓、骨盆甚至下肢变形等。

脊柱的正常生理曲线在维持正常身体姿势、保护脊髓和内脏器官、保持运动时的平衡、缓冲震动等方面起着极其重要的作用。

近年，脊柱侧弯和生理弯曲改变在青少年以及成年人、老年人群中都有一定的发生率，成为影响健康和生活质量的重要问题。脊柱畸形较轻者可以进行一些康复锻炼，如有针对性地加强肌力，可以帮助恢复脊柱周围肌力的平衡，改善脊柱畸形带来的影响，这对于促进正常发育、建立正常姿势、改善心肺功能都有一定意义，脊柱畸形严重者，应遵医嘱进行一些专业的治疗。

（二）脊柱形状评价方法

临床医学应用的检查方法主要采用 X 线检查，或借助较昂贵的仪器，如美国制造的脊柱测量仪（Scoliometer，Orthope‑dic systems INC，OSI 1995）、以色列研制的电子脊柱扫描测量仪（Otho Scan SH－115）等。本书介绍在体质评价中常采用的简易方法，以利于应用。

1. 脊柱前后位弯曲度的测量与评价

（1）简易测量观察法

使用仪器：脊弯测量仪。

正常脊柱有四个生理弯曲：颈、腰弯适度向前，胸、骶弯适度向后；其他背形有：

驼背：也称圆背或脊柱后凸，表现为胸段过于后凸。

直背：也称胸椎前凸或平背，表现为胸段过度前凸。

鞍背：也称腰椎前凸，表现为腰段过度前凸呈鞍状。

脊柱的各种背形见图 2－33。

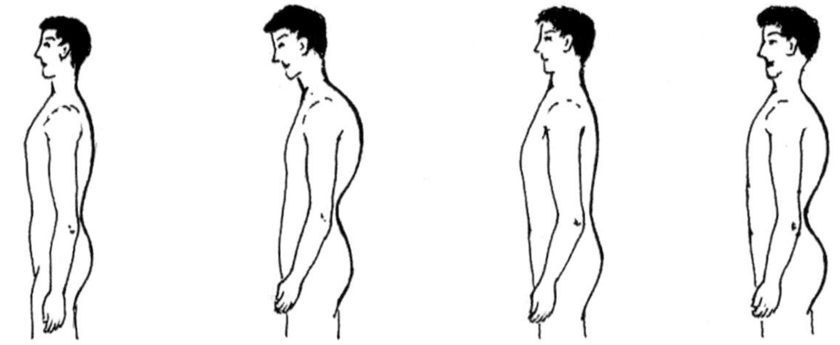

| 正常脊柱 | 驼背 | 直背 | 鞍背 |

图 2－33　脊柱各种背形侧面观察

测量方法：受试者背靠"脊柱弯曲测量仪"站立，测量人员站在其右侧，移动测量仪上的小棍使之与受试者棘突尖相接触，在刻度尺上可以判定脊柱各段前后弯曲程度。

正常脊柱可观察到受试者头正直，耳屏、肩峰、股骨大转子、外踝尖连线与身体中心基本成一直线（见图 2－34）。如头向前倾斜、耳屏离开肩峰垂线向前，腰弯小于 2cm 为驼背。如胸后弯和腰前弯消失，耳屏离开肩峰垂线向后为直背。如头向后倾斜，耳屏离开肩峰垂线向后，腰段过度前凸大于 5cm 以上，呈鞍状为鞍背。

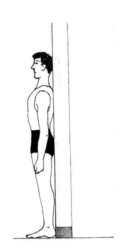

图 2 - 34 脊柱侧观察

（2）简易手测法

此法因其简便常用于脊柱畸形的初步筛查。

测量方法：受试者背靠平整的墙站立，测量人员用手掌依次穿过受试者颈弯与腰弯，能正常通过且半握拳不能穿过为正常脊柱；手掌穿不过去为直背形；半握拳以上穿过颈弯为驼背；半握拳以上穿过腰弯为鞍背。

2. 脊柱侧位弯曲度的测量与评价

正常的脊柱形状应是两侧颈至肩的外形轮廓、两肩胛下角、两侧腰凹在脊柱两侧对称。各棘突尖的连线与身体中心线大体在一条直线上（见图2 - 35）。

测量方法（悬垂法）：用一细绳置于枕骨粗隆（或第七颈椎棘突）处，另一端系重物沿棘突尖下垂，观察棘突尖与身体中线是否在额状轴呈现一致性。如出现棘突尖偏差垂线，用卡尺测量最大偏离处到垂线间的距离。如棘突尖连线偏离身体中心线 1～2cm 为 Ⅰ°侧弯，也称习惯性脊柱弯曲；2～3cm 为 Ⅱ°侧弯，也称固定性脊柱弯曲；棘突偏离 3cm 以上，伴有胸廓畸形的脊柱弯曲为严重的脊柱侧弯。

常见的脊柱侧弯有 S 型和 C 型（见图 2 - 35）。

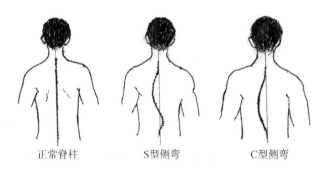

| 正常脊柱 | S型侧弯 | C型侧弯 |

图 2 – 35　悬垂法脊柱测量图示

二、胸廓形状测量与评价

（一）胸廓形状测量意义

人体的胸廓由 12 块胸椎、12 对肋骨、1 块胸骨和它们之间的联结共同构成。胸廓上口由第 1 胸椎、第 1 肋骨和胸骨柄上缘围成，下口由第 12 胸椎，第 11、第 12 对肋骨前端，肋弓和胸骨剑突围成，并被膈肌封闭（见图 2 – 36）。

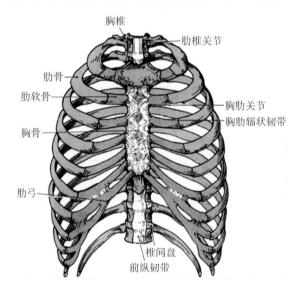

图 2 – 36　胸廓前面观

成人胸廓近似圆锥状，前后稍扁，上口小而下口大。13 ~ 15 岁时，胸廓外形与成人相似，开始出现性别差异。女性胸廓短而圆，胸骨较短，上口更为倾斜，胸廓容积较男性小。胸廓的形状取决于胸横径（胸宽）与胸前后径

（胸厚）之比，成人以后横径与胸前后径之比为 4:3。

正常的胸廓形态是人体保持良好身体姿势的重要条件之一。胸廓具有保护、支持和容纳脏器的功能。胸廓发育影响人总体生长发育水平，其运动主要是参与呼吸，尤其影响心肺功能。一般来说，胸部相对宽厚者体格较好，躯干力量较强。

（二）胸廓形状评价方法

一般采用测量胸廓横径和前后径，计算两者比值，并结合观察的方法。

1. 使用仪器

测径规（也称骨盆测量仪）。

2. 测量方法

（1）胸横径（胸宽）测量：测试人员面对受试者，用测径规测量受试者乳头点或胸中点水平面上，胸廓两侧最外侧突出点之间的横向直线距离（见图 2 - 14）。

（2）胸前后径（胸厚）测量：测试人员站于受试者右侧，将测径规轻夹胸前和背部，测平静状态下胸部中点或乳头间连线与脊椎棘突间水平线间距离（见图 2 - 13）。

3. 常见胸廓形状判别方法

（1）正常胸：横径与前后径之比约为 4:3，上方稍宽，左右对称。

（2）扁平胸：胸廓呈扁平状，胸廓横径和前后径比值 >4/3，多见于极度消瘦人群。有人认为，扁平胸者一般躯干力量较差。

（3）桶状胸（圆柱胸）：胸横径与前后径之比接近 1，胸部上、下宽度相近。运动员选材理论认为圆柱形胸廓更有利于发展躯干力量，是力量性项目选材对象。病理性桶状胸多见于呼吸系统疾病、肥胖及老年人。

（4）鸡胸：从外观可以看到，鸡胸者胸部明显前凸，胸前后径 >胸横径。

（5）漏斗胸：中下部及其相应的肋软骨向内凹陷。除与遗传因素有关外，常见于营养不良性疾病，如佝偻病。

（6）不对称胸：两侧胸廓不对称，一般与脊柱侧弯有关。

畸形胸廓如鸡胸、漏斗胸、病理性桶状胸和不对称胸会不同程度地影响人的身体姿势以及运动能力。

三、腿形测量与评价

（一）腿形测量的意义

人体腿部的骨骼包括大腿的股骨，小腿的胫骨、腓骨以及膝关节前面的髌骨，它们正确的排列是下肢实现合理支撑和运动的基础。正常腿形呈现修长、左右对称的良好形态，自然站立时，两腿外观较直，双膝、双足自然并拢。

正常的腿形不仅美观，而且下肢力线合理，关节受力均匀，有利于获得较强的运动能力，使人获得良好的生活质量。婴幼儿时期营养不良、佝偻病、过度肥胖、不良生活习惯都可能造成腿弯曲。

（二）腿形评价方法

一般采用受试者两膝和两足间的间隙距离和观察的方法。

1. 使用仪器

游标卡尺或皮卷尺。

2. 测量方法

受试者自然站立，测量人员正面观察和测量受试者两膝和两足间的间隙距离（见图 2 - 37）。

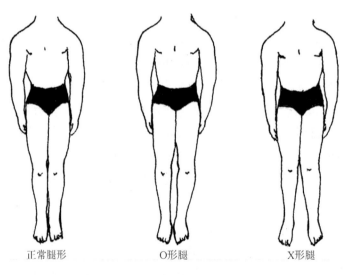

正常腿形　　　　O形腿　　　　X形腿

图 2 - 37　人体腿形

3. 常见腿形判别方法

（1）正常腿形：两膝和两足能并拢或稍有间隙。

（2）O 形腿：两足能并拢，两膝间隙距离超过 1.5cm 以上。

（3）X 形腿：两膝能并拢，两足间隙距离超过 1.5cm 以上。

此外，还有遗传和疾病造成的更为严重的腿畸形，如 K 形腿、D 形腿、不对称腿形等。

四、足形测量与评价

（一）足形测量的意义

人类进化过程中为了负重行走和吸收震荡，足跗骨和跖骨借助韧带牢固相连，构成具有少许活动的凸向上方的弓形骨骼结构，称为足弓。足弓可分为前后方向的纵弓和左右方向的横弓。

足形检查主要是对足弓进行测量，足弓的形态结构决定了足功能。它对于足底稳定的承重，缓冲运动时的震荡，保护足底血管和神经的过度受压，增强足的运动适应等均起到重要作用。当足弓下陷或消失时引起足形的异常改变，即扁平足。此种足形的足弓不能很好地发挥相应作用，会对身体活动能力造成不利影响。

一般认为扁平足是由于先天足底肌肉韧带发育不完善、足部肌肉韧带松弛或是后天过多不正确的站姿、走姿引发的，还有报道证实，肥胖者扁平足多发，过量跑跳者扁平足多发。扁平足者不利于跑跳运动时对地面作用力的缓冲，因而不能承受大的跑跳负荷，甚至他们常会在较长时间走路后发生足弓疼痛，这在一定程度上影响人的生活质量。

（二）足形评价方法

1. 足印迹画线法

（1）测量方法

在一瓷盘内放入浸透 10% 三氯化铁溶液的脱脂棉，令受试者赤双脚踏在瓷盘内，后用力均匀地站在预先经 10% 鞣酸酒精浸透后晾干的白纸上留下足印（一次印成，不得移动）。

在足印上画三条线：第一线是从足跟内缘沿拇指内缘连成；第二线从足跟中心至第三趾中心点连成，此线是划分正常足与扁平足的标准线；第三线是第一线和第二线之间的夹角平分线（见图 2-38）。

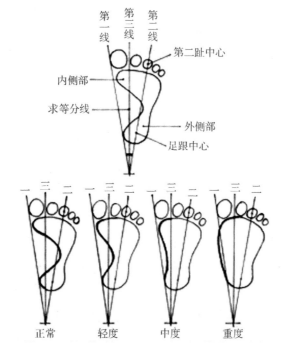

图 2 - 38　足印迹画线法测量足弓

（2）评价方法

足内弓在第二线外侧为正常足弓。

足内弓越过第二线，但未越过第三线为轻度扁平。

足内弓越过第三线，但未越过第一线为中度扁平。

足内弓越过第一线为重度扁平。

2. 标准舟骨高度指数法（NNHT）

（1）测量方法

受试者目视前方，赤足原地踏步三次，踏步后找到最舒适的站姿静立。测试人员用马克笔标记出受试者双足的舟骨结节、第一跖骨关节和足跟处（见图 2 - 39），并用马丁氏尺（或用其他卡尺替代马丁氏尺）测量足舟骨结节到地面的垂直高度 H 和第一跖趾关节与跟骨前缘之间的足长度 L（见图 2 - 39）。

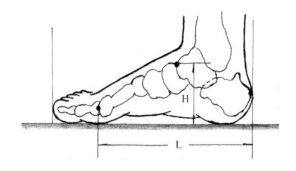

图 2 – 39　足弓测量图示

（2）评价方法

根据公式 NNHT = H/L，得到受试者的标准舟骨高度指数。该指数小于 0.21 为扁平足，指数在 0.21 ~ 0.30 为正常足，指数大于 0.31 为高足弓。

五、站、坐姿势测评

（一）站姿评价

站姿即人在日常生活中的站立姿态。检测主要采取观察法。

1. 正确的站姿

维持人体直立姿势的支柱是脊柱，良好的站姿与脊柱姿态是否正常、站立时重心位置是否正确有密切关系。

维持人站立时的正确姿势，需要颈后群肌、腰背臀部肌肉、大小腿前群肌肉保持适当的紧张状态，双肩、双髋处于水平走向；腿的膝关节伸直；腹部肌肉稍收缩，防止腰椎过伸，肩部肌肉放松，支撑腿的臀部肌肉收缩上提，股四头肌、比目鱼肌保持紧张状态。

2. 站姿存在问题

如果站立时重心偏后，就会造成探颈、扣肩、驼背、扣胸等。如果臀部肌肉过于下坠，两腿肥粗、膝盖骨突出也会造成站姿不良。此外锁骨远端受上肢和其他负荷，锁骨位置发生改变而使肩线变化或髋关节变化会引起骨盆位置变化都会影响保持正确的站姿。

3. 测评方法

受试者按自然习惯姿态站立。测试人员站立于受试者侧面，仔细观察，如受试者能够保持下面的姿态为站姿良好。

（1）重心线由两腿中间穿过脊柱与头部。

（2）双肩、双髋水平走向。

（3）膝关节伸直。

（4）微收下颌，挺胸略收腹。

（二）坐姿

坐姿是人在日常生活中坐位时的姿态。

1. 正确的坐位姿势

坐姿是直立站姿的降低，臀部是人在坐位时的支点。坐位时两腿可自然并拢。不能含胸和腹部凹陷压迫内脏。重心应落在臀部，而不是落在腰背上或腿部。有靠背的椅子后背轻靠椅背，体前屈不宜超过75°。两腿之间的距离不超40cm。

2. 测试方法

受试者按自然习惯姿态坐在靠背椅上。测试人员站立于受试者前侧方仔细观察受试者坐姿，如受试者能够保持下面的姿态为坐姿良好。

（1）臀部着椅的位置保持重心不偏左不偏右。

（2）脊柱端正向上伸直，胸部舒展内脏器官不受挤压。

（3）髋关节和膝关节之间的角度均保持在85°~90°。

（三）走姿

走姿是人在日常生活中行走时的一种运动状态。

1. 正确的走姿

正确的走路姿势要做到轻、灵、巧。上体正直，膝关节伸展，身体重量先从脚跟移到脚尖，脚尖向前，手臂前后摆动。走步时以胸带动肩轴摆，提髋提膝小腿迈，跟落掌接趾推送，双眼平视臂放松。

2. 测量方法

受试者按习惯向前按正常步行走。测试人员站立于受试者正方侧仔细观察并记录，如受试者能够保持下面的姿态为走姿良好。

（1）身体正直步行时很少上下颠动和左右摇摆。

（2）走路时支撑腿膝关节伸直，动作腿屈膝不超过135°，通过伸直膝关节增加步幅。

（3）步隔（足跟到步行方向中线的距离）<6cm，步向角（脚趾与步行方向的中线所形成的角度）为15°。

（4）骨盆不前倾，手臂摆动不过大，前后摆动与身体夹角15°左右。

第六节　第二性征测量与评价

一、第二性征概述

(一) 第二性征的概念

第二性征也称副性征，是指除生殖器以外身体的其他部位所表现出来的性别差异，如阴毛、腋毛、喉结、胡须、乳房、月经、遗精等，是性发育的外部表现。人的第一性征称为主性征，是指两性之间不同的生殖器官特征，这在人刚出生时就形成了，有阴茎的是男孩，有阴道的是女孩。

第二性征是由于性激素的作用而发生改变的，男女两性在到达青春期时，由于受性腺分泌的性激素影响，会出现一系列与性别有关的特征。性腺虽然是与生俱来的，但在青春期前，性腺一直处于休眠状态，进入青春发育期，性腺开始复苏，它所分泌的激素——性激素决定了青春期少男少女第一性征的发达和第二性征的出现。所以，一般要到青春期，男女的第二性征才差异明显。

(二) 青春发育期与性征表现

1. 青春发育期的基本概念

青春期也叫突增期。它是由儿童发育到成人的过渡时期，是从体格生长突增开始，到骨骼完全愈合、躯干停止生长、性发育成熟而结束。人由生至死可以分为婴儿期、幼儿期、学龄前儿童、儿童、少年、青年、成年、老年。在这些阶段中从生长发育的角度而言，有两次快速生长发育期：婴儿期和青春期。青春期对于从少年向成人转变定型是具有决定性的关键时期。

2. 青春发育期特点

进入青春发育期后，儿童身高年增长值明显增长，平均在每年 7~9cm，所以青春发育期也被称为身高突增期。此时，体重也常明显增加，体型逐步趋向成人化。随着体格的变化，内脏器官发育逐步完善，第二性征开始出现，在青春末期生殖器接近成熟。

青春发育期可用乳节出现、籽骨出现作为判断标志。青春发育期是身体素质自然增长的敏感期，此时适宜的体育锻炼对生长发育有良好的促进作用，同时可"诱发"儿童少年体育运动能力快速增长。

在青春期生长突增中，身体各部分开始突增的顺序是由远及近。足第一个突增，也最先停止生长；足突增后 6 个月的时候小腿开始突增，然后是大腿、骨盆宽、胸宽依次开始突增；躯干则从青春后期才开始突增，最后才到胸壁厚度突增。上肢的青春期突增也基本遵循上述向心特征，只是出现年龄略晚，一般发生在大腿突增之后、骨盆突增之前。突增顺序为手→前臂→上臂。

3. 第二性征表现

男性第二性征的表现为生须、喉结突出、骨骼粗大、声音低沉等；女性表现为乳腺发达、乳房丰满而隆起；出现阴毛和腋毛；骨盆宽大、皮下脂肪增多、音调变高等。

在青春发育期中，女性会出现月经。月经是指有规律的周期性的子宫出血，这种出血是卵巢内卵泡成熟、排卵和黄体形成，子宫内膜从增生到分泌变化以及脱落的结果。少女第一次来月经称为月经初潮，这种周期性、生理性阴道出血是生殖功能成熟的重要标志之一。一般认为，初潮年龄多在12～16岁。

男性青春发育期中会出现遗精。遗精是指不因性交而精液自行流出的现象。在正常情况下，首次遗精是性激素分泌增加的生理现象。在进入青春突增发育期前的男孩，性器官基本处于"沉睡"状态，当然也不会有精液产生。因此遗精是性器官开始迅速发育、成熟，由男孩转变成男人的重要标志之一。一般认为，首次遗精发生在 13～16 岁，很少发生在 12 岁以下的男孩。

二、第二性征测评方法

（一）性征检查指标和参考值

1. 男子性发育检查

男性性发育检查指标一般采用睾丸和阴毛的分度标准。此外，变声、喉结、遗精等也可作为性发育的检查指征。

儿童睾丸容积是 1～3 毫升，而成人睾丸的容积是 12～25 毫升，对这种容积增大变化的观察，可以反映男少年在青春期的生长和发育。同时，青春期发育受睾丸酮水平增高的影响，睾丸酮刺激男性的副性器官（前列腺、阴囊、附睾）的生长，并导致他们发育成具有成年人的功能，因而睾丸的发育也可反映个体的性成熟水平。

（1）男性睾丸分度参考标准

睾丸的检查使用游标卡尺，以右侧睾丸为主，测其长径的水平，参考的分度参考标准如下：

Ⅰ°：长径在 1～1.5cm 水平。

Ⅰ°－Ⅱ°：长径在 1.5～2cm 水平。

Ⅱ°：长径在 2cm 水平。

Ⅱ°－Ⅲ°：长径在 2.5cm 水平。

Ⅲ°：长径在 3cm 水平。

Ⅲ°－Ⅳ°：长径在 3.5cm 水平。

Ⅳ°：长径在 4cm 水平。

Ⅳ°－Ⅴ°：长径在 4cm 以上水平。

（2）男性阴毛分度参考标准

阴毛的检查主要采用观察法，参考的分度标准如下：

0°：阴部无阴毛。

Ⅰ°：阴毛开始出现在阴茎根部，毛稀而短。

Ⅱ°：阴毛向上长到耻骨联合处，稍密而长，部位比较集中，趋向倒三角形。

Ⅲ°：阴毛广泛分布，已明显呈倒三角形，毛密而长，并向下肢鼠蹊部和腹上脐部延伸。毛重者呈菱形发展的趋势。

2. 女子性发育检查

女性性发育检查指标一般采用乳房和阴毛的分度标准。此外，变声和月经等也可作为性发育的检查指征。

（1）女性乳房分度标准

乳房发育的分度主要是观察乳头、乳晕、乳腺的变化，乳节出现的时间及大小进行分度评价的。乳节为乳晕下的硬块，压迫时有触疼，乳房发育分度如下：

0°：乳部未发育、乳部平坦。

Ⅰ°$_1$：乳头、乳晕呈芽孢状凸起，尚无乳节块出现。

Ⅰ°$_2$：有乳节块出现，有触痛，其他同Ⅰ°$_1$。

Ⅱ°$_1$：乳头、乳晕呈芽孢状凸起，乳节块大于乳晕，乳腺稍鼓起。

Ⅱ°$_2$：乳腺鼓起较大，乳节硬块不易摸到，其他同Ⅱ°$_1$。

Ⅲ°：乳头凸起，乳晕凸起消失，乳腺鼓起显著，呈成熟状乳房。

（2）女性阴毛发育分度标准

0°：无阴毛。

Ⅰ°：阴毛开始出现在大阴唇，稀少而短。

Ⅱ°：阴毛向上长到耻骨联合处，稍密而长，部位比较集中。

Ⅲ°：阴毛分布以大耻骨联合上缘，呈倒三角形。

（二）第二性征推算发育年龄

人出生后生活时间长短叫生活年龄。受遗传、环境等因素的影响，人的生长发育和成熟过程存在一定的个体差异，根据人的发育程度所判定的年龄叫发育年龄或生物年龄。用生活年龄与生物年龄进行对比可以区分儿童青少年发育的类型，一般分为早发育型、正常型和晚发育型（晚熟型）。当发育年龄与生活年龄相差正负一年之内为正常发育，发育年龄大于生活年龄一年以上为早发育型，发育年龄小于生活年龄一年以上为晚发育型。用第二性征推算发育年龄可参考表 2 – 12、表 2 – 13。

表 2 – 12　第二性征推算发育年龄参考（男性）

发育年龄	分度		
（骨龄）	阴毛	睾丸	其他
10	0°	Ⅰ°	—
11	0°	Ⅰ° – Ⅱ°	阴茎开始增大
12	0°	Ⅱ° – Ⅲ°	喉结开始增大
13	0° – Ⅰ°	Ⅲ°	第一次出现一过性乳节
14	Ⅰ° – Ⅱ°	Ⅲ° – Ⅳ°	声音变粗
15	Ⅱ°	Ⅳ°	阴囊颜色加深遗精
16	Ⅱ° – Ⅲ°	Ⅳ° – Ⅴ°	
17	Ⅲ°	Ⅳ° – Ⅴ°	

资料来源：曾凡辉，王路德，邢文华. 运动员科学选材［M］. 北京：人民体育出版社，1992.

表 2 – 13　第二性征推算发育年龄参考（女性）

发育程度	分度		
（骨龄）	阴毛	乳房	其他
8	0°	0°	—
9	0°	0° – Ⅰ°	—
10	0°	Ⅰ°$_1$ – Ⅰ°$_2$	
11	0°	Ⅰ°$_2$ – Ⅱ°$_1$	
12	0° – Ⅰ°	Ⅱ°$_1$ – Ⅱ°$_2$	
13	Ⅱ° – Ⅲ°	Ⅱ°$_2$	月经初潮

续表

发育程度	分度		
（骨龄）	阴毛	乳房	其他
14	Ⅲ°	Ⅲ°	—
15	Ⅲ°	Ⅲ°	—

资料来源：曾凡辉，王路德，邢文华．运动员科学选材［M］．北京：人民体育出版社，1992.

（三）性成熟度量表

在青春发育期前后，可用性成熟度量表（Sexual Maturation Scale，SMS）来评估青少年儿童的发育程度。最开始，SMS 评价时需要受试者裸露身体，由具有资质的医生或健康领域的专业人员进行评估；另一种常用方法是自我报告式的图谱法，用带有男性和女性裸体图谱的问卷（A self‑reported gender‑specific Tanner pubertal questionnaires）进行自我评价。但这些方法不适合大规模体质测评。

1988 年，Petersen 等研发了青春期发育量表（Pubertal Developmental Scale，PDS），此表可以让受试者通过自我报告的形式评估性成熟度。在测试时，可由专业人员详细讲解评估方法，协助受试者填写表格，这成为人们进行在青春发育期前后用于评价性成熟度的较常用方法。一些对比性研究也显示，PDS 与 SMS 有较高的一致性。

下面介绍自填式青春期发育量表的使用方法。

1. 受试者填写表格

受试者在测试人员协助下理解和填写表格（男子使用表 2 – 14，女子使用表 2 – 15）。

表 2 – 14　男性青春期发育量表（中译版）

现在有一些涉及你自身身体发育方面的问题，这些身体方面的改变都是正常的现象，请根据自己的实际情况如实回答，并在相应的答案项中对应的□内打√表示，如果你对某个选项的内容不明白，可咨询指导教师。谢谢！

问　　项	尚未开始	刚刚开始	已很明显	基本完成
你的身高正在快速增长吗？（指比以往长得更快）	□	□	□	□
体毛的生长怎么样？（指除头发以外的体毛，如腋下和阴毛）	□	□	□	□
你注意到皮肤的变化，特别是粉刺（青春痘）吗？	□	□	□	□

问　　项	尚未开始	刚刚开始	已很明显	基本完成
你的声音变得更加低沉了吗？	□	□	□	□
你的脸上开始长出胡须了吗？	□	□	□	□

资料来源：朱琳，陈佩杰. 自填式青春期发育量表（中译版）的检验［J］. 中国运动医学杂志，2012，31（6）：512–516.

表2–15　女性青春期发育量表（中译版）

现在有一些涉及你自身身体发育方面的问题，这些身体方面的改变都是正常的现象，请根据自己的实际情况如实回答，并在相应的答案项中对应的□内打√表示，如果你对某个选项的内容不明白，可咨询指导教师。谢谢！

问　　项	尚未开始	刚刚开始	已很明显	基本完成
你的身高正在快速增长吗？（指比以往长得更快）	□	□	□	□
体毛的生长怎么样？（指除头发以外的体毛，如腋下和阴毛）	□	□	□	□
你注意到皮肤的变化，特别是粉刺（俗称青春痘）吗？	□	□	□	□
你的乳房开始发育了吗？	□	□	□	□
你已经有月经了吗？	没有□　　　　有□（4分）			
你第一次来月经的时间？	（　　）年（　　）月或第一次来月经的年龄（　　）岁			

资料来源：朱琳，陈佩杰. 自填式青春期发育量表（中译版）的检验［J］. 中国运动医学杂志，2012，31（6）：512–516.

2. 测试人员计算得分

（1）每一选项分为四级，尚未开始计1分；刚刚起步计2分；已经很明显发展计3分；看起来已经完成计4分。

（2）计分项目男性为：体毛生长、声音变化和胡须变化3个条目。女性为体毛生长、乳房变化和月经初潮3个条目，其他为参考条目，不计分。

3. 根据得分对照表2–16判断发育程度

表2–16　青春发育期分类标准（C–PDS自填式）

青春期发育阶段	男生	女生
青春期前	3分	3分（无月经初潮）
青春期早期	4或5分（无3分的回答）	4分（无月经初潮）

青春期发育阶段	男生	女生
青春期中期	6～8分（无4分的回答）	5分（无月经初潮）
青春期后期	9～11分	≤11分（有月经初潮）
青春期后	12分	12分（有月经初潮）

第七节　骨指标的测量与评价

　　骨骼是人体运动系统的重要组成部分，对机体起着支撑和负重作用，对维护骨骼健康具有十分重要的意义。在体质评价中，涉及较多的骨指标有骨龄和骨密度。

　　骨龄评价主要用于对儿童青少年生长发育年龄评价中。人的骨骼年龄简称骨龄，是青少年儿童骨骼发育的度量单位。骨龄与生殖系统的成熟水平呈正相关；与身体的体积、体型、身体组成及身高增长峰值的年龄显著相关。骨龄是准确地评价个体生长发育程度的重要生物学年龄之一。

　　骨密度测试可以反映骨骼坚固和骨质疏松程度。流行病学调查显示：运动不足或营养不均衡使骨量减少甚至骨质疏松已经对人类健康造成威胁，如腰酸背痛、弯腰驼背、骨折易发等都严重影响人们的生存质量，运动健身对骨密度增加有显著的正向作用。

一、骨龄测量与评价

（一）概述

　　骨的生长发育是一个连续的过程。骨化中心的出现是骨生长发育的开始，骨的干骺融合和骺的完全成人形表示骨发育成熟和结束。在这个过程中，可表现出骨的不同形态特征，目前是依据拍摄的X线片上骨发育的特定形态特征进行骨龄的测量，进而评价个体的生长发育的水平。因此，骨龄是依据骨发育成熟过程中于X线片上可见的所经历的连续性变化特征，判断个体发育程度的一种生物年龄。这些特征大多来自骨组织代替软骨组织或骨组织的重吸收，从而导致骨形态或骨密度的变化。

在骨龄研究的近百年历史中涌现出许多杰出的学者。如英国矫形外科医师 John - Poland 于 1989 年研制出"X 光片骨龄图谱"；Pryor 于 1905 年发表了"通过 X 片所揭示的手腕骨的发育"，Rotch 于 1909 年发表了"用 X 线方法对儿童、少年骨发育的研究"。其中最有影响的是 Todd 从 1929 年至 1937 年对美国加利福利亚州上层社会白人儿童的手腕骨发育进行小样本的追踪研究，制定了系列图谱公布于世。后经 Greulich - Pyle 的不断修改，于 1959 年建立了至今仍在世界上广泛应用的 G - P 图谱。在以后，Tanner - Whitehouse 等人于 1962 年成功地研制了 TWI 方法，该方法将手腕部 28 块骨，按骨发育成熟期指标给予一定分值，测量骨龄是依据受测者 28 块骨所处的等级，计算总得分推导出骨龄，被称为记分法；1972 年 Tanner 等又制定了用 20 块手腕骨计算骨龄的 TWII - 20 法和去掉腕骨只靠桡、尺骨及掌指骨评定骨龄的 RUS 法及只靠腕骨评定骨龄的 Carp 法，形成了 T - W 的三个评分系统。但被广泛应用的只有 TWII - 20 系统；还有，Roche 等人于 1975 年设计了用指标加权法计算膝关节骨龄的方法。

我国的骨龄研究起步并不算很晚，最早的有学者梁铎 1936 年在《新医学》杂志上发表了《手腕骨化骨于 X 光之所见》；刘惠芳 1959 年在《山东医学院学报》上发表了《中国人四肢骨化骨中心出现及骨骺接合的初步观察》；顾光宁等 1962 年对上海 1890 名青少年从出生到 18 岁进行了骨发育的研究并制成了中国人第一个手腕部评定骨龄的图谱；在以后，李果珍教授 1978 年发表了《中国人骨发育研究骨龄百分记数法》，首创了我国用记分法评定骨龄的标准。

国家体育总局（原国家体委）科教司于 1987 年组建了以黄耕培、张绍岩、杨士增为主持人的"中国人手腕骨骨龄标准课题组"，开展系统、规范、大规模的中国人骨龄研究，1991 年课题组完成了"CHN 中国人手腕骨骨龄标准"的研究，1995 年，《中国人骨成熟度评价标准和应用：CHN 计分法和骨龄标准图谱》正式出版。该标准是体育系统第一个部颁标准（TY - 1）。

一般认为，骨发育受种族、遗传、营养和运动的影响。适宜的体育运动对骨骺给予良性的压力刺激使骺软骨细胞增殖肥大，能促进长骨骨骺的发育，使四肢骨长度增加；超负荷的体育训练可能使受压骨骺变形，不仅影响长骨的生长，还会影响关节的形态、功能及干骺过早的愈合。

（二）骨龄测量方法的分类

测量骨龄的方法主要分为三类：

1. 根据骨化中心出现或骨骺愈合时间评定骨龄

该法特点是方法简便，但精确度低。这一方法是采用当骨化中心出现或骨骺愈合超过 50%时则判定为骨化中心出现或骨骺愈合的年龄，这在一些年龄组会具有比较典型的特征，使骨龄判断具备一定的准确度，如当女孩拇指内收肌出现种籽骨时判定骨龄为 11 岁，男孩则判定骨龄为 13 岁。

2. 图谱法

该法特点是比较直观，缺点是在受测者发育不均衡时容易产生误差。

早期的标准图谱是由 Howard（1928）、Todd（1937）制定的，最著名和至今仍在世界上广泛应用是 "G－P 图谱"，它是由美国的 Greulich－Pyle 在 Todd 早期研制的系列图谱基础上不断修改完善，于 1959 年建立的。G－P 图谱包括男女各一套标准片（男 31 张、女 28 张），每张标准片上都标明该标准片的骨骼年龄，使用时将受测者骨龄片与标准片对照，当受测者骨龄片上显示的各骨发育程度与标准片相似时，此标准片的骨龄即为受测者骨龄。

3. 记分法

记分法是依骨的成熟水平实行记分计算骨龄的方法。记分法虽然是由 Acheson（1954）首创的，但 Tanner－Whitehouse 等人不断改进计算方法，成功地创造了将生物现象转化为数学表示骨龄的 T－W 方法。它适用于对个体发育程度和过程进行综合评价，这在一定程度上弥补了图谱法的不足，因此得到了比 G－P 图谱更广泛的应用，其中最被认可的是 TWII－20 骨龄测量系统，《中国人骨发育标准——CHN 法》就是吸取 TWII－20 法（记分法）建立的。记分法的缺点是读片比较麻烦，但目前大多数人认为记分法更有利于应用。

（三）骨龄测评基本方法

现以我国《中国人骨发育标准——CHN 法》介绍骨龄判读和评价的具体方法：

（1）拍摄不利肢手腕骨正前位 X 片，包括全部手骨、腕骨及尺桡远端（见图 2－40）。

（2）使用《中国人骨成熟度评价标准和应用——CHN 计分法和骨龄标准图谱》，读出每块骨的发育等级。

（3）对照"手腕各骨发育等级得分表"（见表2－17、表2－18），查出各骨得分，并计算总得分。

（4）使用总得分，对照"手腕骨发育成熟度得分与骨龄对照表"（见表2－19、表2－20）查出骨龄。

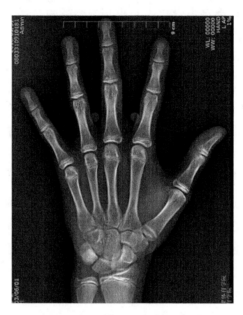

图2－40　手腕骨骨龄判读片

表2－17　手腕各骨发育等级得分（男）

骨骼	等级									
	1	2	3	4	5	6	7	8	9	10
桡骨	17	30	39	49	59	71	87	93	94	101
掌骨Ⅰ	8	9	11	14	15	18	19	21		
掌骨Ⅲ	20	27	39	49	60	71	74	79		
掌骨Ⅴ	15	19	24	31	38	42	45	47		
近节指骨Ⅰ	9	10	11	14	17	20	21	22		
近节指骨Ⅲ	17	24	47	69	88	102	106	113		
近节指骨Ⅴ	19	24	34	45	57	64	67	71		

骨骼	等级									
	1	2	3	4	5	6	7	8	9	10
中节指骨Ⅲ	20	28	39	50	62	71	74	79		
中节指骨Ⅴ	6	7	8	9	12	13	15	16		
远节指骨Ⅰ	18	23	47	62	73	91	95	102		
远节指骨Ⅲ	20	25	34	42	49	61	63	68		
远节指骨Ⅴ	7	8	9	11	13	15	16	17		
头状骨	8	18	37	58	75	89	129			
钩骨	11	25	53	73	87	99	109	135		

资料来源：张绍岩. 中国人骨成熟度评价标准和应用：CHN 计分法和骨龄标准图谱 ［M］. 北京：人民体育出版社，1995.

表 2－18 手腕各骨发育等级得分（女）

骨骼	等级									
	1	2	3	4	5	6	7	8	9	10
桡骨	17	30	42	49	59	69	79	83	84	88
掌骨Ⅰ	19	23	27	31	35	41	43	46		
掌骨Ⅲ	22	30	42	51	60	71	74	78		
掌骨Ⅴ	22	28	35	43	52	58	61	63		
近节指骨Ⅰ	15	18	21	26	31	36	38	40		
近节指骨Ⅲ	11	20	44	59	73	84	88	93		
近节指骨Ⅴ	21	29	43	53	65	73	77	80		
中节指骨Ⅲ	20	31	43	53	64	73	77	80		
中节指骨Ⅴ	16	19	23	28	33	36	37	39		
远节指骨Ⅰ	15	19	44	54	63	77	81	86		
远节指骨Ⅲ	22	28	39	46	53	65	67	71		
远节指骨Ⅴ	13	15	19	22	26	29	31	32		
头状骨	3	14	39	53	63	72	100			
钩骨	6	20	50	62	70	78	96	104		

资料来源：张绍岩. 中国人骨成熟度评价标准和应用：CHN 计分法和骨龄标准图谱 ［M］. 北京：人民体育出版社，1995.

表 2 - 19 手腕骨发育成熟度得分与骨龄对照（男）

骨龄（岁）	得分	骨龄（岁）	得分	骨龄（岁）	得分	骨龄（岁）	得分
6.0	532	9.0	631	12.0	738	15.2	940
6.1	536	9.1	633	12.1	745	15.3	945
6.2	540	9.2	635	12.2	753	15.4	950
6.3	544	9.3	937	12.3	761	15.5	955
6.4	548	9.4	638	12.4	770	15.6	960
6.5	552	9.5	640	12.5	779	15.7	964
6.6	556	9.6	642	12.6	789	15.8	969
6.7	560	9.7	644	12.7	798	15.9	974
6.8	564	9.8	646	12.8	808	16.0	979
6.9	587	9.9	648	12.9	818	16.1	982
7.0	573	10.0	650	13.0	828	16.2	985
7.1	574	10.1	654	13.1	840	16.3	987
7.2	577	10.2	657	13.2	851	16.4	989
7.2	580	10.3	661	13.3	862	16.5	990
7.4	583	10.4	665	13.4	873	16.8	991
7.5	588	10.5	669	13.5	883	17.0	992
7.6	589	10.6	672	13.6	892	17.6	993
7.7	591	10.7	677	13.7	901	18.4	1000
7.8	594	10.8	682	13.8	908		
7.9	597	10.9	686	13.9	914		
8.0	599	11.0	691	14.0	919		
8.1	603	11.1	694	14.1	921		
8.2	606	11.2	698	14.2	922		
8.3	610	11.3	702	14.3	923		
8.4	613	11.4	706	14.6	924		
8.5	616	11.5	711	14.7	925		
8.6	619	11.6	716	14.8	927		
8.7	622	11.7	721	14.9	928		
8.8	625	11.8	726	15.0	931		
8.9	628	11.9	732	15.1	936		

资料来源：张绍岩. 中国人骨成熟度评价标准和应用：CHN 计分法和骨龄标准图谱 [M]. 北京：人民体育出版社，1995.

表 2 - 20　手腕骨发育成熟度得分与骨龄对照（女）

骨龄（岁）	得分	骨龄（岁）	得分	骨龄（岁）	得分	骨龄（岁）	得分
6.0	631	9.0	714	12.0	927	15.2	992
6.1	634	9.1	721	12.2	928	15.4	993
6.2	637	9.2	728	12.5	929	15.7	994
6.3	640	9.3	735	12.6	930	15.9	995
6.4	642	9.4	743	12.7	932	16.3	996
6.5	645	9.5	750	12.8	935	17.2	997
6.6	647	9.6	757	12.9	938	17.3	1000
6.7	650	9.7	763	13.0	941		
6.8	652	9.8	770	13.1	944		
6.9	654	9.9	777	13.2	948		
7.0	657	10.0	784	13.3	951		
7.1	659	10.1	785	13.4	954		
7.2	661	10.2	789	13.5	958		
7.2	663	10.3	791	13.6	961		
7.4	665	10.4	795	13.7	965		
7.5	668	10.5	799	13.8	968		
7.6	670	10.6	809	13.9	971		
7.7	672	10.7	820	14.0	974		
7.8	675	10.8	831	14.1	977		
7.9	677	10.9	844	14.2	979		
8.0	680	11.0	856	14.3	981		
8.1	682	11.1	867	14.4	983		
8.2	684	11.2	876	14.5	985		
8.3	687	11.3	886	14.6	987		
8.4	690	11.4	894	14.7	988		
8.5	694	11.5	902	14.8	990		
8.6	697	11.6	908	14.9	991		
8.7	701	11.7	914				
8.8	705	11.8	919				
8.9	709	11.9	923				

资料来源：张绍岩. 中国人骨成熟度评价标准和应用：CHN 计分法和骨龄标准图谱 [M]. 北京：人民体育出版社，1995.

一般认为，骨发育受种族、遗传、营养和运动的影响。适宜的体育运动对骨骺给予良性的压力刺激使骺软骨细胞增殖肥大，能促进长骨骨骺的发育，使四肢骨长度增加；超负荷的体育训练可能使受压骨骺变形，不仅影响长骨的生长，还会影响关节的形态、功能并导致干骺过早愈合。

（四）骨龄预测身高

用骨龄预测身高是目前国内外公认最准确的方法；此外还有一些根据形态指标，如足长、父母身高等进行预测的方法，准确性均较低。我国目前没有进行系统的骨发育纵向追踪的研究，因而尚无骨龄预测身高的具体标准。在运动员选材中，人们习惯使用"B－P法"创造的骨龄对应完成成人身高的百分比（%）来预测身高，并认为有相当的准确性。

骨龄预测身高的具体方法是：

（1）判定骨龄，确定发育类型（早熟型、正常型、晚熟型）。

（2）测量受试者拍片时身高。

（3）查找所对应的完成未来身高的百分比（见表2－21~表2－26）。

（4）预测身高。

骨龄预测公式：未来身高＝拍片时身高（cm）/骨龄对应成人身高百分比

需要注意的是，我国人群使用美国"B－P法"标准进行身高预测有一定的误差，应进行经验性修正。

表2－21　骨龄与生活年龄相差一岁内的儿童的成年身高百分比（男）

骨龄	成年身高%	骨龄	成年身高%
7－0	69.5	9－9	77.7
7－3	70.2	10－0	78.4
7－6	70.9	10－3	79.1
7－9	71.9	10－6	79.5
8－0	72.3	10－9	80.0
8－3	73.1	11－0	80.4
8－6	73.9	11－3	81.2
8－9	74.6	11－6	81.8
9－0	75.2	11－9	82.6
9－3	76.1	12－0	83.4
9－6	76.9	12－3	84.3

骨龄	成年身高%	骨龄	成年身高%
12－6	85.3	15－9	98.0
12－9	86.3	16－0	98.2
13－0	87.6	16－3	98.5
13－3	89.0	16－6	98.7
13－6	90.2	16－9	98.9
13－9	91.4	17－0	99.1
14－0	92.7	17－3	99.3
14－3	93.8	17－6	99.4
14－6	94.8	17－9	99.5
14－9	95.8	18－0	99.6
15－0	96.8	18－3	99.8
15－3	97.3	18－6	100
15－6	97.6		

表 2－22　骨龄超过生活年龄一岁或一岁以上儿童的成年身高百分比（男）

骨龄	成年身高%	骨龄	成年身高%
7－0	67.0	10－9	76.3
7－3	67.6	11－0	76.7
7－6	68.3	11－3	77.6
7－9	68.9	11－6	78.6
8－0	69.6	11－9	80.0
8－3	70.3	12－0	80.9
8－6	70.9	12－3	81.8
8－9	71.5	12－6	82.8
9－0	72.0	12－9	83.9
9－3	72.8	13－0	85.0
9－6	73.4	13－3	86.3
9－9	74.1	13－6	87.5
10－0	74.7	13－9	89.0
10－3	75.3	14－0	90.5
10－6	75.8	14－3	91.8

续表

骨龄	成年身高%	骨龄	成年身高%
14 – 6	93.0	16 – 0	98.0
14 – 9	94.3	16 – 3	98.3
15 – 0	95.8	16 – 6	98.5
15 – 3	96.7	16 – 9	98.8
15 – 6	97.1	17 – 0	99.0
15 – 9	97.6		

表 2 – 23　骨龄低于生活年龄一岁或一岁以上儿童的成年身高百分比（男）

骨龄	成年身高%	骨龄	成年身高%
6 – 0	68.0	9 – 9	80.7
6 – 3	69.0	10 – 0	81.2
6 – 6	70.0	10 – 3	81.6
6 – 9	70.9	10 – 6	81.9
7 – 0	71.8	10 – 9	82.1
7 – 3	72.8	11 – 0	82.3
7 – 6	73.8	11 – 3	82.7
7 – 9	74.7	11 – 6	83.2
8 – 0	75.6	11 – 9	83.9
8 – 3	76.5	12 – 0	84.5
8 – 6	77.3	12 – 3	85.2
8 – 9	77.9	12 – 6	86.0
9 – 0	78.6	12 – 9	86.9
9 – 3	79.4	13 – 0	88.0
9 – 6	80.0		

表 2 – 24　骨龄与生活年龄相差在一岁内的儿童的成年身高百分比（女）

骨龄	成年身高%	骨龄	成年身高%
6 – 0	72.0	7 – 0	75.7
6 – 3	72.9	7 – 3	76.5
6 – 6	73.8	7 – 6	77.2
6 – 10	75.1	7 – 10	78.2

骨龄	成年身高%	骨龄	成年身高%
8 – 0	79.0	13 – 0	95.8
8 – 3	80.1	13 – 3	96.7
8 – 6	81.0	13 – 6	97.4
8 – 10	82.1	13 – 9	97.8
9 – 0	82.7	14 – 0	98.0
9 – 3	83.6	14 – 3	98.3
9 – 6	84.4	14 – 6	98.6
9 – 9	85.3	14 – 9	98.8
10 – 0	86.2	15 – 0	99.0
10 – 3	87.4	15 – 3	99.1
10 – 6	88.4	15 – 6	99.3
10 – 9	89.6	15 – 9	99.4
11 – 0	90.6	16 – 0	99.6
11 – 3	91.0	16 – 3	99.6
11 – 6	91.4	16 – 6	99.7
11 – 9	91.8	16 – 9	99.8
12 – 0	92.2	17 – 0	99.9
12 – 3	93.2	17 – 6	99.95
12 – 6	94.1	18 – 0	100
12 – 9	95.0		

表 2 – 25　骨龄超过生活年龄一岁或一岁以上儿童的成年身高百分比（女）

骨龄	成年身高%	骨龄	成年身高%
7 – 0	71.2	9 – 0	79.0
7 – 3	72.2	9 – 3	80.0
7 – 6	73.2	9 – 6	80.9
7 – 10	74.2	9 – 9	81.9
8 – 0	75.0	10 – 0	82.8
8 – 3	76.0	10 – 3	84.1
8 – 6	77.1	10 – 6	85.6
8 – 10	78.4	10 – 9	87.0

续表

骨龄	成年身高%	骨龄	成年身高%
11 - 0	88.3	14 - 3	97.7
11 - 3	88.7	14 - 6	98.0
11 - 6	89.1	14 - 9	98.3
11 - 9	89.7	15 - 0	98.6
12 - 0	90.1	15 - 3	98.8
12 - 3	91.3	15 - 6	99.0
12 - 6	92.4	15 - 9	99.2
12 - 9	93.5	16 - 0	99.3
13 - 0	94.5	16 - 3	99.4
13 - 3	95.5	16 - 6	99.5
13 - 6	96.3	16 - 9	99.6
13 - 9	96.8	17 - 0	99.8
14 - 0	97.2	17 - 6	99.95

表 2 - 26　骨龄低于生活年龄一岁或一岁以上儿童的成年身高百分比（女）

骨龄	成年身高%	骨龄	成年身高%
6 - 0	73.3	9 - 9	86.6
6 - 3	74.2	10 - 0	87.4
6 - 6	75.1	10 - 3	88.4
6 - 10	76.3	10 - 6	89.6
7 - 0	77.0	10 - 9	90.7
7 - 3	77.9	11 - 0	91.8
7 - 6	78.8	11 - 3	92.2
7 - 9	79.7	11 - 6	92.6
8 - 0	79.7	11 - 9	92.9
8 - 3	80.4	12 - 0	93.2
8 - 6	82.3	12 - 3	94.2
8 - 10	83.6	12 - 6	94.6
9 - 0	84.1	12 - 9	95.7
9 - 3	85.1	13 - 0	96.4
9 - 6	85.8	13 - 3	97.1

骨龄	成年身高%	骨龄	成年身高%
13 – 6	97. 7	15 – 6	99. 6
13 – 9	98. 1	15 – 9	99. 7
14 – 0	98. 3	16 – 0	99. 8
14 – 3	98. 6	16 – 3	99. 9
14 – 6	98. 9	16 – 6	99. 9
14 – 9	99. 2	16 – 9	99. 95
15 – 0	99. 4	17 – 0	100
15 – 3	99. 5		

资料来源：张绍岩. 中国人骨成熟度评价标准和应用：CHN 计分法和骨龄标准图谱［M］. 北京：人民体育出版社，1995.

二、骨密度测量与评价

骨密度测量常用的主要有两种测试方法，双能量 X 光吸收法（DEXA）和超声波测定法。

（一）骨密度测量

1. 双能量 X 光吸收法（DEXA）

该方法可测量全身多种部位的骨量，精确度高，对人体危害较小。但由于测定费用昂贵，在应用上有一定的局限。DEXA 法的测量原理是通过 X 射线管球经过一定的装置所获得的两种能量，即低能和高能光子峰，此种光子峰穿透身体后，扫描系统将所接受的信号送至计算机进行数据处理，得出骨矿物质含量，测量仪器为数字化双能 X 线骨密度仪。测试方法及测量注意事项同双能量 X 光吸收法测量身体成分（见第二章第三节）。

2. 超声波测试法

超声波测量骨密度方法的原理是利用声波传导速度和振幅衰减反映骨矿含量多少，在准确度方面不及 DEXA 法，但资料表明，二者间具有较好的相关性。再有，超声波骨密度测量仪的体积较小，携带方便，而且操作简便、安全无害，价格便宜，因此更有利于普通大众的体质健康检测。

（1）测量仪器和方法

测量仪器：超声骨密度仪、耦合剂等。

测试方法：测试开始前，测试人员需要提前打开仪器，使用测试模块进行日常校准。校准结束后，测试人员将受试者的姓名、性别、身高、体重等信息输入计算机，进入测试界面。测试前，受试者的足部要使用酒精进行清洗，并在足跟两侧涂抹耦合剂，然后将左脚或右脚放入测试仪，第二脚趾与第三脚趾中间的缝隙与脚垫的中心线对齐。受试者保持上身正直，将身体中线和第二、第三脚趾中间部位处于同一直线上（见图2－41），双手重叠放在测试脚的膝盖上，上身前倾，保持身体姿势不变至测试结束。

（2）注意事项

1）测量时保持仪器与地面平衡，避免受到冲击和振动。

2）禁止在产生强磁场的仪器附近使用该仪器。

3）受试者在测试的过程中下肢不能移动，避免损坏气囊影响测试准确性。

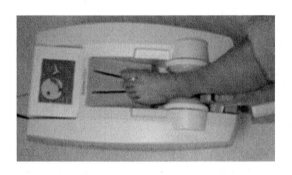

图2－41　超声骨密度仪测量骨密度图示

（二）骨密度评价方法

世界卫生组织（WHO）推荐的评价标准是将骨密度T值划分为三个区间，各自代表不同的意义。T值是一个相对的数值，临床上通常用T值来判断人体的骨密度是否正常，其将检测者检测所得到骨密度与30～35岁健康年轻人的骨密度做比较，以得出高出（＋）或低于（－）年轻人的标准差数（见表2－27、图2－42）。

表2－27　成人骨密度分级参考标准

分级	T 值
正常	＞ －1
骨量减少	－1 ～ －2.5
骨质疏松症	＜ －2.5
严重骨质疏松症	＜ －2.5，同时伴有一个以上部位的骨折

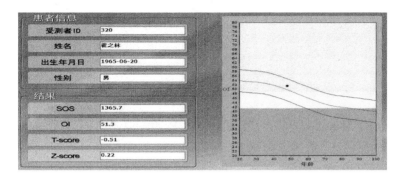

图 2 - 42　超声波测定骨密度结果

第三章　身体机能测量与评价

本章简介：本章主要介绍心血管机能、心肺功能、代谢机能、心理状态测量的方法以及在体质评价中的应用。

关键词：心血管机能、脉搏、血压、心肺功能、心功指数、心理测量

身体机能与身体活动能力、体力活动水平以及运动能力关系密切，通常参加体育锻炼是以促进健康和提高体质为目的；由于锻炼者身体机能存在个体差异，掌握好适合个体的运动负荷非常必要。身体机能的测量与评价是通过运用人体科学理论、实验技术和相应的医学检查方法评定人的身体机能基础水平，对参加运动者承受运动负荷的能力进行诊断，保证锻炼的安全性和有效性。

第一节　心血管机能测评

一、心血管机能概述

心脏和血管系统构成了人体的循环系统。心血管系统的机能与人的有氧代谢能力关系密切。人们依靠心脏完成射血供能，并推动血液在循环系统中按一定方向周而复始地流动，完成体内物质运输，使机体的新陈代谢不断进行。循环系统内足够的血液充盈和心脏射血是形成动脉血压的两个基本因素，而形成动脉血压的另一个因素是外周阻力。运动对心血管系统会产生巨大影响，适度的体育锻炼可以提高心血管系统的机能；过度劳累和过度训练以及不良生活方式会造成心血管系统机能减退或发生病理性改变，如出现心脏悸动、心律失常、血压异常以及冠状动脉粥样硬化等。

在体育运动中，使用心率控制运动强度最为普遍，适当的有氧运动可增加体能并在心血管疾病的防治上具有重要意义。研究表明，运动可以预防和治疗高血压病，可以延缓动脉粥样斑块的进展，增加冠状动脉的贮备，在冠心病的康复中有重要作用。运动对心血管疾病防治作用的机制可归纳为三方面，即中心效应、周围效应及其他效应。心血管机能是体质与健康评价的重要方面。

二、心血管机能测评方法

（一）脉搏

心脏搏动所引起的压力变化使主动脉管壁发生振动，沿着动脉管壁向外周传递，即为动脉脉搏。在正常情况下，脉搏的频率和心率是一致的。因而测量脉搏不仅是诊断疾病的常用手段，同时能够反映运动者心脏血管本身的功能水平及运动负荷的大小及对运动负荷的适应情况等。

1. 测试方法

（1）指触法

检测者用食指、中指、无名指轻按受试者一侧手腕部桡动脉或颈动脉处测量脉率，使用秒表记数。

测量安静时脉搏，受试者至少应静坐休息 30 分钟以上，计数时间应在 30 秒以上，以减少误差。

测量运动后即刻和恢复期脉搏主要用于观察身体锻炼强度的大小和机体对运动负荷的适应程度，计数时间应为 10 秒或 15 秒，然后换算成 1 分钟脉搏用于评价。有资料证明：运动后即刻第一个 10 秒的脉搏相当于即刻脉率的 99.3%，误差最小。

（2）遥测心率

遥测心率测查可以使用 Polar 表等心率遥测仪。测试时按照说明书调好各功能键；先将发射电极、传送带与松紧带连接，用导电膏或清水涂抹在发射电极处，按受试者体形将松紧带调整到紧密而舒适，注意不要太紧以免阻碍呼吸；将带有发射电极的传送带穿戴在胸前，紧贴胸骨柄。以遥测表的屏幕显示出稳定的心跳为穿戴合格。

2. 评价和应用

（1）晨脉

晨脉测查要求在清晨起床前的卧位进行。应测定三天的晨脉，差异在

1 次/分之内就可以保存，作为个人对照基准值。

正常情况下晨脉相对稳定，当运动负荷过高，或由于身体疲劳，机能水平下降，晨脉会有加快；若比基准值上升 12 次/分以上说明对运动负荷不适应，恢复欠佳，当这种现象持续 2 日以上应注意调整运动量。

晨脉突然加快或减慢常常提示早期过度疲劳或疾病的存在，应特别注意查找原因。

（2）运动后即刻脉搏

运动后即刻脉搏提示负荷强度的大小，可以比较不同时期同等负荷下即刻脉搏数，如果呈现下降，表明运动者机能水平提高。

（3）恢复期脉搏

恢复期脉搏是了解运动者身体机能特别是心血管系统对负荷强度的适应程度，可在运动后 1 分钟、3 分钟、5 分钟、10 分钟、30 分钟时分别进行。相同负荷的体育锻炼后，若运动者恢复期脉搏前后对比有所下降，说明机能水平提高。反之则提示机能水平下降，恢复情况不好。

（二）血压

血压是大动脉管中的血液对管壁产生的侧压力。在一个心动周期中，动脉血压随着心室的收缩和舒张而发生规律性变化。心室收缩时动脉血压升高，所达到的最高值称为收缩压。心室舒张时动脉血压下降，舒张末期所达到的最低值称为收缩压。收缩压与舒张压之差为脉压。血压形成的前提条件是心血管系统内有血液充盈，因此，一定高度的动脉血压是推动血液循环和保持各器官组织足够血流量的必要条件之一。收缩压主要反映每搏输出量的多少。舒张压的高低主要反映外周阻力的大小。

1. 测试方法

受试者取坐位，裸露出右上臂，肘部置于与心脏同一水平。

（1）使用大小合适的袖带，袖带内气囊至少应包裹 80% 上臂，将袖带紧贴缚在受试者上臂，袖带下缘应位于肘弯上 2.5cm 处。将听诊器的探头置于肘窝肱动脉处。

（2）测量人员把气球的气门旋紧，快速挤压气囊充气，气囊内压力应达到桡动脉搏动消失并再升高 30mmHg（4.0kPa），然后旋开气门徐徐放气。获取到舒张压读数后快速放气至零。

（3）在放气时注意听有节奏的"咚咚"声，第一声出现时，水银面所指示的压力即为最高血压（收缩压）。继续放气，随压力逐渐下降，听到突然变音（或声音消失）时，水银面所指示的压力即为最低血压（舒张压）。

血压单位为毫米汞柱（mmHg）。毫米汞柱与千帕斯卡（kPa）的换算关系为：1mmHg＝0.133kPa。

2. 评价和应用

通过测量血压可以了解心血管机能，因而血压成为评价心血管生理功能的重要指标。安静时动脉血压的正常值为：收缩压为13.3～16.0kPa（100～120mmHg），舒张压为8.0～10.6kPa（60～80mmHg），脉压为4.0～5.3kPa（30～40mmHg）。舒张压持续超过12.6kPa（95mmHg），即可认为是高血压。如舒张压低于6.7kPa（50mmHg），收缩压低于12.0kPa（90mmHg），则认为是低血压。

正常人的血压随性别、年龄及其他生理情况而变化。男性一般比女性略高。年龄增高，动脉血压也逐渐升高，但收缩压的升高比舒张压的升高更加显著。中国人动脉血压的平均值见表3-1。

表3-1 中国人动脉血压平均值   单位：mmHg

年龄（岁）	男性		女性	
	收缩压	舒张压	收缩压	舒张压
11～15	114	72	109	70
16～20	115	73	110	70
21～25	115	73	111	71
26～30	115	75	112	73
31～35	117	76	114	74
36～40	120	80	116	77
41～45	124	81	122	78
46～50	128	82	128	79
51～55	134	84	134	80
56～60	137	84	139	82
61～65	148	86	145	83

资料来源：王瑞元，孙学川，熊开宇. 运动生理学 [M]. 北京：人民体育出版社，2002.

（三）心功指数

心血管功能是影响健康的重要因素。心率或血压可以简单地反映心血管机能，但通常在安静状态下，人体内脏器官系统的活动不强烈，不容易发现机能的潜在水平，在给定负荷的运动后，机能活动将明显加强。当受试者完成同样负荷后，心率恢复的速度不同，可以间接表明心脏功能对负荷的适应程度，所以心功指数测定还可以采集定量负荷后心率的恢复情况，通过一定的公式计算得出，目前被认为是评价心功能的简易方法。心功指数测量的常用方法有：布兰奇心功指数、30 秒 30 次蹲起、改良台阶试验等。

1. 布兰奇心功指数

这一方法的优点是评定时不仅考虑受试者的心率，同时考虑了血压因素，因而能较全面地反映心脏和血管的功能。

测量仪器：秒表、血压计、听诊器。

测量方法：受试者取坐位，测量安静时 1 分钟心搏次数及血压。

$$布兰奇心功指数 = \frac{心率（次/分）\times \left[收缩压（mmHg）+舒张压（mmHg）\right]}{100}$$

评定方法：布兰奇心功指数在 110～160 范围内为心血管功能正常，如果大于 200 或小于 100，应进一步做心血管功能检查。

2. 30 秒 30 次蹲起计算心功指数

测试仪器：秒表、节拍器。

测量方法：

（1）受试者静坐 5 分钟后，测量安静脉搏。标为 P1。

（2）将节拍器调至 60 次/分，令受试者随节拍器做全蹲起，同时打开秒表，当秒表行到 30 秒时令受试者停止，并立即测量 15 秒脉搏，换算成 1 分钟脉搏，标为 P2。

（3）测量恢复期 1 分钟后 15 秒脉搏，换算成 1 分钟脉搏，标为 P3。

（4）依下列公式计算心功指数：

$$心功指数 = （P1 + P2 + P3 - 200）/10$$

评价方法：

心功指数越小表示心血管功能越强。健康青年参考值为：<5 为优，6～10 为良，11～16 为中，17～20 为较差，21 以上为差。

注意事项：

（1）测试时受试者必须跟上节拍器节奏。

（2）受试者下蹲时要保持身体正直，起立后要保证站直后再开始下一次下蹲。

3. 哈佛台阶测试（Harvard Step Test）

哈佛台阶测试是由 Brouha 等人在第二次世界大战期间于哈佛疲劳实验室所研发的，后经多次验证和修订。1943 年发表的测试方法如下：

测试仪器：50.8cm（20 英寸）高台阶（女性可使用 40cm 高台阶），秒表，节拍器。

测量方法：

（1）受试者以 30 次/分的频率上下台阶 5 分钟或直到力竭，受试者不能跟上节奏达 15 秒即为力竭。

（2）完成运动后受试者立即坐下，测量其运动后 1 分钟至 1 分钟 30 秒、2 分钟至 2 分钟 30 秒及 3 分钟至 3 分钟 30 秒的心率。

评价方法：用下列公式计算台阶试验指数。

（100 × 以秒计量的测试时间）/（2 × 3 次心率计数之和）

所得结果使用表 3 - 2 进行评价。

表 3 - 2 哈佛台阶测试评价标准

评价	体适能指数
优秀	> 96
良好	83 ~ 96
一般	68 ~ 82
较差	54 ~ 67
差	< 54

资料来源：Brouha L, Health C W, Graybiel A. Step test simple method of measuring physical fitness for hard muscular work in adult men ［J］. Rev Canadian Biol, 1943（2）：86.

4. 台阶试验测定心功指数

我国研究者在经典的哈佛台阶试验的基础上，借鉴国外研究者的成果，根据中国人体质状况修改成"改良台阶试验"，其测评方法如下。

测试仪器：台阶，高度为男 30cm、女 25cm；节拍器、秒表。

测量方法：

（1）受试者进行适度的准备活动后，以 120 次/分的节拍上下台阶 30 次，持续 3 分钟。

（2）测量运动后 1 分钟至 1 分钟 30 秒、2 分钟至 2 分钟 30 秒、3 分钟至 3 分钟 30 秒 3 个恢复期的心率。

评定公式:

台阶指数 = 登台阶运动持续时间 (秒) / (恢复期 3 次心率之和) ×

2 × 100

评价标准如表 3 - 3、表 3 - 4 所示。

注意事项:

(1) 测试时受试者必须跟上节拍器节奏。

(2) 测试时要求左右腿轮换上下台阶, 每次上下台阶后上体和双腿必须伸直, 不能弯腰和屈膝。

表 3 - 3　成年男性台阶指数评价标准

年龄 (岁)	等级				
	差	下	中	良	优
20 ~ 24	42.1 ~ 46.1	46.2 ~ 52.0	52.1 ~ 58.0	58.1 ~ 67.6	>67.6
25 ~ 29	42.1 ~ 46.1	46.2 ~ 51.9	52.0 ~ 58.3	58.4 ~ 68.1	>68.1
30 ~ 34	41.4 ~ 46.1	46.2 ~ 52.2	52.3 ~ 58.3	58.4 ~ 68.1	>68.1
35 ~ 39	41.3 ~ 46.1	46.2 ~ 52.2	52.3 ~ 58.7	58.8 ~ 68.1	>68.1
40 ~ 44	37.8 ~ 46.5	46.6 ~ 53.5	53.6 ~ 59.9	60.0 ~ 70.2	>70.2
45 ~ 49	35.5 ~ 46.3	46.4 ~ 53.5	53.6 ~ 60.3	60.4 ~ 70.2	>70.2
50 ~ 54	31.5 ~ 45.8	45.9 ~ 53.5	53.6 ~ 59.9	60.0 ~ 69.7	>69.7
55 ~ 59	29.9 ~ 44.7	44.8 ~ 53.2	53.3 ~ 59.9	60.0 ~ 69.7	>69.7

资料来源: 国家体育总局. 国民体质测定标准手册 [M]. 北京: 人民体育出版社, 2003.

表 3 - 4　成年女性台阶指数评价标准

年龄 (岁)	等级				
	差	下	中	良	优
20 ~ 24	40.9 ~ 46.1	46.2 ~ 52.2	52.3 ~ 58.0	58.1 ~ 67.1	>67.1
25 ~ 29	40.7 ~ 46.8	46.9 ~ 53.2	53.3 ~ 59.1	59.2 ~ 68.6	>68.6
30 ~ 34	39.5 ~ 47.0	47.1 ~ 53.7	53.8 ~ 59.9	60.0 ~ 69.1	>69.1
35 ~ 39	37.0 ~ 46.8	46.9 ~ 53.8	53.9 ~ 60.3	60.4 ~ 69.7	>69.7
40 ~ 44	31.5 ~ 46.8	46.9 ~ 54.8	54.9 ~ 61.5	61.6 ~ 71.3	>71.3
45 ~ 49	30.0 ~ 45.6	45.7 ~ 54.4	54.5 ~ 61.5	61.6 ~ 71.3	>71.3
50 ~ 54	27.9 ~ 43.8	43.9 ~ 54.1	54.2 ~ 61.5	61.6 ~ 71.3	>71.3
55 ~ 59	27.3 ~ 39.8	39.9 ~ 52.8	52.9 ~ 60.3	60.4 ~ 70.2	>70.2

资料来源: 国家体育总局. 国民体质测定标准手册 [M]. 北京: 人民体育出版社, 2003.

5. YMCA 3 – minute 台阶试验

该测试使用固定的台阶高度及步频，测试方法比较简单。

测试仪器：30cm（12 英寸）高的台阶、秒表、节拍器、听诊器。

测试方法：

（1）测试前向受试者示范踏步节奏：以 96 声/分的节奏上一只脚（第一声），再上另一只脚（第二声）；下一只脚（第三声），再下另一只脚（第四声）。每分钟完成 24 次上下台阶。

（2）受试者按照节拍上下 3 分钟后即刻停止运动并静坐，测试人员在 5 秒钟内开始计数其完整 1 分钟的心率（建议用听诊器）。

评分方法及标准：运动后 1 分钟的心率即为受试者的测试得分，评价标准见表 3 – 5 及表 3 – 6。

表 3 – 5　YMCA 3 – minute 台阶试验评价标准（男）　　　单位：次/分

评价	年龄					
	18～25 岁	26～35 岁	36～45 岁	46～55 岁	56～65 岁	65 岁 +
优秀	<79	<81	<83	<87	<86	<88
良好	79～89	81～89	83～96	87～97	86～97	88～96
较好	90～99	90～99	97～103	98～105	98～103	97～103
一般	100～105	100～107	104～112	106～116	104～112	104～113
较差	106～116	108～117	113～119	117～122	113～120	114～120
差	117～128	118～128	120～130	123～132	121～129	121～130
很差	>128	>128	>130	>132	>129	>130

资料来源：YMCA Fitness Testing and Assessment Manual ［M］. 4th ed. Human Kinetics, 2000.

表 3 – 6　YMCA 3 – minute 台阶试验评价标准（女）　　　单位：次/分

评价	年龄					
	18～25 岁	26～35 岁	36～45 岁	46～55 岁	56～65 岁	65 岁 +
优秀	<85	<88	<90	<94	<95	<90
良好	85～98	88～99	90～102	94～104	95～104	90～102
较好	99～108	100～111	103～110	105～115	105～112	103～115
一般	109～117	112～119	111～118	116～120	113～118	116～122
较差	118～126	120～126	119～128	121～129	119～128	123～128
差	127～140	127～138	129～140	130～135	129～139	129～134
很差	>140	>138	>140	>135	>139	>134

资料来源：YMCA Fitness Testing and Assessment Manual ［M］. 4th ed. Human Kinetics, 2000.

第二节　心肺功能测评

一、心肺功能概述

（一）心肺功能的概念和内涵

通常心肺适能与有氧工作能力是同义词，主要反映心脏、血管和肺脏等器官向运动的肌肉组织提供氧的能力。

心肺功能（Cardiorespiratory Function）是指人体心脏泵血及肺部吸入氧气的能力，通过心脏的泵血功能和血液循环把由肺吸入的氧气带到全身各处，燃烧体内的能源物质，为机体提供能量，维持生命活动。因此，心肺功能能力（Cardiorespiratory Function Ability）指的是人体摄取氧气并转化成为能量的能力，在整个过程，牵涉心脏功能、肺功能、血管功能以及肌肉利用氧气的能力，通常包括次最大强度的运动能力、最大有氧工作能力、心脏功能、肺脏功能、血管功能等。

心肺功能更确切的表达也许是心肺耐力，它与大肌肉群参与的、动力性中等到较大强度的长时间运动能力相关；心肺功能对运动的适应性主要通过测定心肺耐力（Cardiorespiratory Fitness，CRF）进行评定，也可以称为心肺适能或人体有氧能力，是指个体的呼吸系统和循环系统相互协同配合，从空气中摄取氧气，并将氧气输送到组织细胞内参与一系列生理生化反应的能力。

心肺耐力反映了呼吸系统及循环系统相互配合将氧气从大气输送到细胞内线粒体进行工作的综合能力。因此，它量化了系统中的功能容量以及一系列相互联系的过程，包括肺通气和扩散、左右心室功能（收缩期和舒张期）、心室－动脉耦合、血管系统容纳和有效运输血液以精确匹配氧气需求的能力，以及肌肉细胞接收和利用血液提供的氧气和营养物质的能力，并将这些代谢需求传达给心血管控制中心。显然，心肺耐力与许多系统的综合功能直接相关，因此它被认为是对全身健康状况的反映。

（二）心肺功能测评意义

心肺功能对运动的适应能力是健康的重要标志，心肺功能的下降和衰老在很大程度上影响人的活动能力，进而影响人的生存质量。

　　自 20 世纪 50 年代末以来，许多学者研究并报告了心肺耐力、体力活动和全因死亡率之间的独立关系。特别是在过去 20 年中，评估 CRF、死亡率和其他健康结果之间关系的研究呈指数级增长。著名的美国 Cooper 研究所从 20 世纪 70 年代开始了对心肺耐力的追踪性研究，得出结论：心肺耐力作为人群体力活动水平的一个客观生理指标，与各人群全因死亡率及心血管疾病死亡率高度相关，甚至比传统的危险因素（如高血压、吸烟、肥胖、高脂血症、高血糖等）更能预测死亡风险。Gulati 等人的研究证实，心肺耐力每增加 1 – MET，其风险就降低 17%。同样，Nes 等人通过 24 年的研究得出结论，普通健康的心肺耐力每增加 1 – MET，他们的死亡风险降低 21%。

　　心肺耐力水平低下与心血管疾病的发生有关，甚至可以认为具有较高的死亡风险；抑制与衰老相关的心肺功能下降以及导致的运动系统的功能减退是提高人类健康水平的重要环节。在 2013 年，美国心脏病学会发布指南，确定心肺耐力高低是心血管健康的一个重要标志，并在 2016 年发布科学声明，将心肺耐力作为比呼吸、体温、脉搏和血压四大临床生命体征更能预测人类健康和寿命的第五大临床生命体征。目前德国、加拿大、日本等国的普通人群体质监测中，都纳入了心肺耐力的指标，其测试方法均是采取间接推算最大摄氧量方法。我国在第五次国民体质监测中也加入了间接推算最大摄氧量评价心肺耐力这一重要指标。

　　心肺功能对运动的适应能力是健康的重要标志，因此是体质评价中最重要的指标之一。心肺功能的下降和衰老在很大程度上影响人的活动能力，进而影响人的生存质量。运动健身可以有效地提高和改善人的心肺功能水平，其中坚持不懈的有氧运动可以阻止心肺功能的下降。

二、心肺功能测评方法

（一）测评方法概述

　　心肺功能的评价指标主要有：最大摄氧量、无氧阈、运动经济性（Exercise Economy）等，其中普遍认可最大摄氧量是心肺功能评价的"金标准"。2016 年，美国心脏协会发表了一份官方声明，主张心肺耐力应被归类为临床体征，作为临床检查的一部分，应予以定期评估。而评价心肺耐力的最重要指标就是最大摄氧量。

最大摄氧量（Maximal Oxygen Uptake，VO_2max）是指人体在进行有大量肌肉群参加的长时间剧烈运动中，当心肺功能和肌肉利用氧的能力达到本人极限水平时，单位时间内（通常以每分钟为计算单位）所能摄取的氧量称为最大摄氧量。VO_2max 反映心肺的综合功能以及肌肉利用氧的能力，是评定人体心肺功能和有氧工作能力的重要指标之一。最大摄氧量的绝对值（L/min）、相对值（mL/kg/min）是标准的呼吸、循环能力的国际测试项目。

最大摄氧量的测定有直接测定法和间接测定法。直接测定法通常在实验室条件下，让受试者在一定的运动器械上进行逐级递增负荷运动试验来测定其摄氧量，数据可靠，重复性好，能准确客观地评定人的心肺功能。但由于需要使用昂贵的仪器以及测试风险性较高导致难以在大众中推广，因而间接法推算 VO_2max 成为国内外大众体质评价中使用较为普遍的方法。常用的推算最大摄氧量的方法有：12 分钟跑、20 米往返跑、台阶试验、PWC170 推算法等。

（二）最大摄氧量直接测定

最大摄氧量的直接测定要在专用的实验室进行，让受试者在专用的运动器械上进行逐级递增负荷运动试验至力竭，测定其最大的摄氧量。它可以反映个体真实的心肺耐力。对于健康人来说，在最后两级测试中我们可观察到摄氧量的平台期，但这一平台期在心血管疾病和肺部疾病患者中很少能观察到，因此我们用峰值摄氧量来描述慢性疾病和有健康问题人群的心肺耐力。

直接法测试最大摄氧量时应根据个体的年龄、性别以及体力特征选择和制订运动测试方案（递增负荷方案、跑台或功率车），这在很大程度上会影响测试的准确性，并且做好保护措施，如备好急救箱等。

1. 使用仪器

心肺功能测试仪、自行车功率计或活动跑台（见图 3 - 1）；心电电极片、酒精、脱脂棉。

2. 具体方法

（1）在测试最大摄氧量之前，受试者换好运动服、运动鞋。做 5 分钟的准备活动，心率达到 140 次/分以上，身体发热，关节肌肉放松。

（2）连接心电图 CM5 导联。用酒精棉球清理胸骨柄、左、右两侧腋前线第五肋间三点处的皮肤，粘贴心电电极，连接心电图导线。

（3）带好呼吸面罩，以面罩周围不漏气为准。接通气体流量和采样管，使呼出和吸入气均经过气体流量计。气体分析仪将根据设定的采样频率定时采

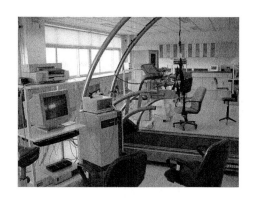

图 3 - 1　心肺功能测试仪

集气体进行分析并记录，在计算机上显示。

（4）加负荷方式：应采用渐增负荷的方式。受试者开始运动后，随时间的持续，负荷强度逐渐增加直至达到最大摄氧量。

（5）测试结束后，受试者在小负荷运动状态下做放松运动，直至心率降到 140 次/分以下。

3. 增加负荷的推荐方案

国内一些科研院所经过多年研究，总结推荐以下加负荷的方法：

（1）自行车功率计加负荷方式：受试者以 50rpm 或 60rpm 的速度蹬车（根据年龄或性别选择），每分钟增加 25W 或 30W（150kg·m/min 或 180kg·m/min）。

（2）活动跑台加负荷方式：受试者以 9～10km/h 的速度开始运动，根据性别或年龄选择每分钟增加 0.8～1km/h 速度或 1% 坡度。

在测试时，也可以根据受试者的体质状况，选择经过验证推荐的经典负荷方案，常用的有"Bruce""改良 Bruce""Naughton""Balke"等方案（见表 3 - 7、表 3 - 8、表 3 - 9）。

表 3 - 7　跑台最大摄氧量测试 Bruce 增加负荷方案

阶段	速度（km/h）	坡度（%）	持续时间（min）
1	2.7	10	3
2	4	12	3
3	5.5	14	3
4	6.8	16	3
5	8	18	3

阶段	速度（km/h）	坡度（%）	持续时间（min）
6	8.9	20	3
7	9.7	22	3
8	2.7	0	3

表3-8　跑台最大摄氧量测试改良 Bruce 增加负荷方案

阶段	速度（km/h）	坡度（%）	持续时间（min）
1	2.7	0	3
2	2.7	5	3
3	2.7	10	3
4	4	12	3
5	5.5	14	3
6	6.8	16	3
7	8	18	3
8	8.9	20	3
9	9.7	22	3
10	2.7	0	3

表3-9　跑台最大摄氧量测试 Naughton 增加负荷方案

阶段	速度（km/h）	坡度（%）	持续时间（min）
1	1.6	0	3
2	0	0	3
3	2.4	0	3
4	0	0	3
5	3.2	0	3
6	0	0	3
7	3.2	4	3
8	0	0	3
9	3.2	7	3
10	0	0	3
11	4.8	5	3
12	0	0	1

4. 判定受试者已达到本人的 VO_2max 方法

在直接测定 VO_2max 时，通常采用以下标准来判断受试者已达到本人的 VO_2max 方法：

（1）心率达 180 次/分（儿童达 200 次/分）。

（2）呼吸商（RQ）达到或接近 1.15。

（3）摄氧量随运动强度增加而出现平台（继续运动时，相邻两次负荷摄氧量的差别在 150 mL/min 以下或 2mL/kg/min 以下）或下降。

（4）受试者已发挥最大力量并无力保持规定的负荷，即达精疲力竭。

一般情况下，符合以上四项标准中的三项即可判定达到 VO_2max。

（三）最大摄氧量间接测定

在所有项目进行测试之前，都应有规范的准备工作，其中测试人员的准备包括：①测量仪器的校对工作；②与受试者的沟通，其中包括了解受试者的基本情况、向他们讲述测试目的、方法和要求，解答问题，最后取得受试者自愿参加测试的签字协议；③进行必要的示范演示及让他们熟悉测试的动作。

受试者的准备：①测试前 2 小时内无大运动量的活动；②测试前 2 小时内无大量进食；③测试前 24 小时内没有接受刺激性物品；④穿着适合运动的服装、鞋袜；⑤按照测试人员要求做好准备活动。

1. 12 分钟跑

在场地上通过一定距离或时间的走跑推算最大摄氧量是一个简便而又易于接受的方法，12 分钟跑是美国运动生理学家库珀（Kenneth H. Cooper）提出的。他的研究表明，在单位时间内跑一定距离的能力与人的有氧能力密切相关，用 12 分钟跑可以测出耐力性活动的能力，因而库珀把单位时间确定为 12 分钟，并经过大量实验证实 12 分钟跑与最大摄氧量呈高度相关（r = 0.87）。但在实践操作中会因为一些因素影响测试的准确性，比如，没有运动经历的人往往对自己的体力不能正确估价，不会合理地分配体力，而使测试不能很好地完成。因此在测试之前，应带领受试者用足够的时间参加先走步、后跑步的准备性练习，才能进行测验。

12 分钟跑的测试程序如下：

测试仪器：秒表、标准的 200m 或 400m 操场跑道、记录图纸、笔。

测试方法：

（1）将标准的 200m 或 400m 跑道以起跑线为起点，每 50m 为一个单位，划分成 4 个或 8 个区域, 并标明区域 (见图 3 - 2)。

（2）受试者穿好运动服和运动鞋, 做好充分的准备活动。

（3）受试者站在跑道的起点, 听到测试人员"开始"的口令后, 以较稳定的速度尽力跑完 12 分钟, 听到测试人员到达时间的鸣笛提示后, 立即停止并在原地放松活动。记录员在记录图上记录下受试者跑的圈数及区域。

（4）将 12 分钟跑成绩 (完成距离) 代入公式:

$$最大摄氧量（mL/kg/min）＝0.02×距离（m）－3.47$$

例: 已知该受试者在 400m 跑道上 12 分钟跑完 6 圈, 停止在 7 区; 则:

12 分钟跑成绩 = 400 × 6 (圈数) + 50 × 7 (区域) = 2750m

最大摄氧量 = 0.02 × 2750 - 3.47 = 51.53 (mL/kg/min)

该受试者最大摄氧量是 51.53 mL/kg/min。

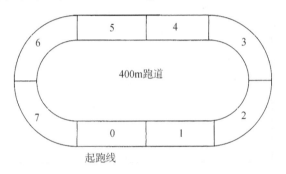

图 3 - 2   12 分钟跑场地设计图示

也可用 12 分钟跑成绩查"12 分钟跑推算最大摄氧量表", 得出最大摄氧量（见表 3 - 10）。

（5）对于没有运动经历的人, 在测试之前, 应让受试者有足够的时间进行先走步、后跑步的准备性练习, 才能进行 12 分钟跑测验。准备性练习可以这样安排: ①完成 12 分钟快走, 两周; ②完成 12 分钟走、跑交替, 两周; ③完成 12 分钟慢跑, 两周; ④正式测验。

表 3 - 10   12 分钟跑推算最大摄氧量

12 分钟跑成绩（m）	最大摄氧量（mL/kg/min）	12 分钟跑成绩（m）	最大摄氧量（mL/kg/min）	12 分钟跑成绩（m）	最大摄氧量（mL/kg/min）
1000	14.0	2000	35.3	3000	56.5
1100	16.1	2100	37.4	3100	58.6

12 分钟跑成绩（m）	最大摄氧量（mL/kg/min）	12 分钟跑成绩（m）	最大摄氧量（mL/kg/min）	12 分钟跑成绩（m）	最大摄氧量（mL/kg/min）
1200	18.3	2200	39.5	3200	60.8
1300	20.4	2300	41.6	3300	62.9
1400	22.5	2400	43.8	3400	65.0
1500	24.6	2500	45.9	3500	67.1
1600	26.8	2600	48.0	3600	69.3
1700	28.9	2700	50.1	3700	71.4
1800	31.0	2800	52.3	3800	73.5
1900	33.1	2900	54.4	3900	75.6

资料来源：刘纪清，李国兰. 实用运动处方 [M]. 哈尔滨：黑龙江科学技术出版社，1993.

2. 20 米往返跑（20 - MST）

20 米往返跑是 Leger 和 Lambertmin 创立的，目前被认为是一种简易而可靠的推测最大摄氧量的方法。它采用逐级递增速度的跑步方式，又称 PACER（Progressive Aerobic Cardiovascular Endurance Run test）。

（1）测试仪器

美国库珀有氧研究所 Fitnessgram 测试组提供的 20 米节奏往返跑原始录音带、皮卷尺、标志物。

（2）测试方法

受试者完成准备活动后进入 20 - MST 测试。受试者在相隔 20 米的两条线之间进行由慢到快的往返跑，跑步节奏完全由音乐节拍器控制。初始跑速为 8.5km/h，每过 1 分钟节奏加快一级，速度增加 0.5km/h，其中第 1、第 2、第 3、第 4、第 5……各级对应的跑距分别是 7×20 米、8×20 米、8×20 米、8×20 米、9×20 米……

①受试者在听到 CD 音乐带中"嘀"样哨声指令后，开始向对面跑，到达后停止，等待下一声"嘀"样哨声，再开始跑向对面；如此反复，受试者跑步频率会不断加快，当经反复鼓励，受试者连续 3 次不能在规定时间内按要求踏上或踏过端线，或感到确实无法坚持运动时停止测试。

②以跑单程 20 米一次记录为 1 次，跑 20 米往返一次记录为 2 次，以此类推记录累计次数为最终成绩，并根据次数找出运动最高级别（见表 3 - 11）。

表 3 - 11   20 米往返跑等级换算

级别	单级往返次数	累计次数	累计运动距离（米）	累计运动时间（分：秒）
1	7	7	140	1：03
2	8	15	300	2：07
3	8	23	460	3：08
4	9	32	640	4：12
5	9	41	820	5：14
6	10	51	1020	6：20
7	10	61	1220	7：22
8	11	72	1440	8：28
9	11	83	1660	9：31
10	11	94	1880	10：32
11	12	106	2120	11：36
12	12	118	2360	12：38
13	13	131	2620	13：43
14	13	144	2880	14：45
15	13	157	3140	15：46
16	14	171	3420	16：49
17	14	185	3700	17：50
18	15	200	4000	18：54
19	15	215	4300	19：56
20	16	231	4620	21：00
21	16	247	4940	22：03

资料来源：EGER L A，LAMBERT J. A maximal multistage 20 - m shuttle run test to predict VO_2 max [J]. Eur J Appl Physiol Occup Physiol, 1982, 49 (1)：1 - 12.

（3）20 米往返跑推算最大摄氧量公式

$$VO_2 max = 31.025 + 3.238 Vmax - 3.248A + 0.1536 \cdot A \cdot Vmax$$

其中：A 为年龄（岁）；VO_2 max 为最大摄氧量（m/kg/min）；Vmax 为最大跑速（km/h）＝ 8 + 0.5 × 最高级别。

（4）注意事项

①受试者测试全程中要按照节奏跑，直线跑向目标线，接近终点时不要减速。在终点处要安排人员对受试者进行安全保护。

②测试时应穿运动鞋，不得穿皮鞋、凉鞋。

3. 台阶试验（单级负荷）

台阶试验是美国运动生理学家库珀提出的，他是根据亚极量负荷作功量和测得的心率、体重与摄氧量的相关关系推测 VO_2max。

（1）测试仪器

男40cm、女33cm 高的台阶，节拍器，秒表，体重秤，记录图纸，笔。

（2）测试方法

①按照性别选择适合受试者高度的台阶，将节拍器调成90 次/分（每分钟上下台阶22.5 次）；受试者自然站立于台阶前方，做好准备。测试人员确认心率表带信号接收良好。

②受试者称体重后进行准备活动。

③受试者按节拍器频率上下台阶5 分钟（见图3－3）。

④记录运动后即刻10 秒脉搏（也可使用遥测心率表直接记录运动后即刻心率）。

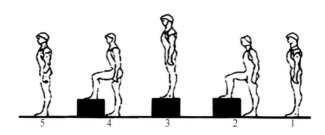

图3－3 台阶试验推算最大摄氧量图示

（3）最大摄氧量推算

①将受试者运动后即刻10 秒心率换算成1 分钟心率。

②用受试者体重（kg）和运动后心率（每分钟）在 Astrand－Ryhmin 列线图相应轴线位置标出心率值、体重值两点（见图3－4）。

③两点间连线通过 VO_2max 轴所在点的数值，即为受试者 VO_2max 估计值。

④根据年龄修正系数（表3－12）对推测的最大摄氧量进行修正。

⑤将修正后的最大摄氧量除以体重（kg），计算出最大摄氧量相对值（mL/kg/min），然后进行评价。

如图3－4，一名体重61kg 的女性台阶试验后的即刻心率为156 次/分，心率值与体重值两点连 VO₂max 轴相交点的数值为 2.4 升/分，即为该女子 VO₂max估计值。

假若她的年龄为 50 岁，查表其最大摄氧量测定值为：2.4 × 0.75 = 1.8 升/分，换算成相对值为：29.5 mL/kg/min。

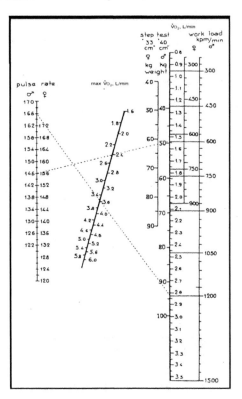

图 3 – 4　Astrand – Ryhmin 列线

（4）注意事项

①受试者在测试前不得从事任何剧烈活动。

②受试者在每次登上台阶时，腿必须伸直，膝关节不得弯曲。

③受试者必须严格按照节拍器提示音的节奏完成上下台阶运动。

④测试过程中，测试人员需时刻关注心率接收器的心率变化，当出现持续心率异常（心率不变、变小等）时，须及时叫停试验，根据受试者恢复情况决定是否重新进行试验。

表 3 – 12　**Astrand 列线图年龄修正系数**

年龄（岁）	修正系数	年龄（岁）	修正系数
15	1.10	50	0.75
25	1.00	55	0.71
35	0.87	60	0.68
40	0.83	65	0.65
45	0.78		

资料来源：A nomogram for calculation of aerobic capacity［physical fitness］from pulse rate during sub-maximal work［J］. J Appl Physiol, 1954（7）：218 – 21.

4. 二级台阶试验

（1）测试仪器

台阶若干（台阶高度可准备 15cm、20cm、25cm、30cm），心率表，节拍器，秒表（备用）。

（2）测试方法

①选择适合受试者高度的 2 个台阶，将节拍器调成 120 次/分；受试者自然站立于台阶前方，做好准备。测试人员确认心率表带信号接收良好。

②受试者称体重后进行准备活动。

③受试者按节拍器频率上下第一级台阶 3 分钟后，接着在第二级台阶上运动 3 分钟（中间无时间间隔），测试总时间 6 分钟，记录第一级、第二级台阶运动末 10 秒的平均心率。期间受试者如感到无法继续时可自动停止，记录上下台阶总时间。

（3）最大摄氧量推算

①将测得的体重、心率、台阶高度、上下台阶次数及总时间代入公式。

最大摄氧量推算公式：

功率计算：$N = w \times h \times n/t \times (1 + 1/3)$

最大摄氧量（mL/min）$= 1.7\ PWC170 + 1240$

$PWC170 = N1 + (N2 - N1)\ [\ (170 - f1)\ /\ (f2 - f1)\ ]$

其中：N 为功率（千克·米/分）；w 为体重（千克）；h 为台阶高度（米）。n 为上下台阶次数（次）；t 为上下台阶总时间（分钟）；f 为心率（次/分）。

②根据年龄修正系数（见表3－12）对推测的最大摄氧量进行修正。

③将修正后的最大摄氧量除以体重（千克）计算出最大摄氧量相对值（毫升/千克/分），并比对性别年龄进行等级评定。

（4）注意事项

①受试者在测试前不得从事任何剧烈活动。

②受试者在每次登上台阶时，腿必须伸直，膝关节不得弯曲。

③受试者必须严格按照节拍器提示音的节奏完成上下台阶运动。

④测试过程中，测试人员需时刻关注心率接收器的心率变化，当出现持续心率异常（心率不变、变小等）时，须及时叫停试验，根据受试者恢复情况决定是否重新进行试验。

5. Queens College 台阶试验

Queens College 台阶试验用以测试有氧体适能，与哈佛台阶测试相比，该测试的台阶较低、步频较慢、测试时间较短且分析简便，测试风险相对较小。

（1）测试仪器

41.3cm（16.25 英寸）高台阶，秒表，节拍器或节奏音频带，心率监测仪。

（2）测试方法

①受试者以 22 次/分（女性）或 24 次/分（男性）的频率上下台阶；以四步节奏（上－上－下－下）持续运动 3 分钟。

②测量运动后第 5 秒至第 20 秒（共计 15 秒钟）的心跳次数，乘以 4 得出每分钟心率。

（3）以下列公式推算 VO_2max，并依据推算的 VO_2max 评估有氧适能水平。

男性：VO_2max（mL/kg/min）＝111.33 －（0.42×每分钟心率）

女性：VO_2max（mL/kg/min）＝65.81 －（0.1847×每分钟心率）

6.6 分钟持续蹬车试验

（1）测试仪器

MONARK 功率自行车（见图3－5），遥测心率表。

（2）测试方法

①确定工作负荷，一般男性受试者的负荷可选择 900rpm，女性的负荷为脚蹬频率 50rpm 或 60rpm。

②受试者做好准备活动。

③连接心电图 CM5 导联。用酒精棉球清理胸骨柄，左、右两侧腋前线第

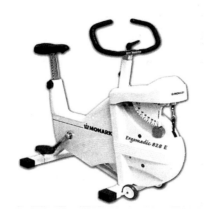

图 3-5 功率自行车

五肋间三点处的皮肤，粘贴心电电极，连接导线。

④调整自行车功率计座高，以脚踏到底腿微弯曲为适度。

⑤选择合适的工作负荷后，进行 6 分钟持续蹬车试验。

⑥测量每 1 分钟的最后 15 秒心率；记录第 5 分钟和第 6 分钟时的心率平均值作为完成该负荷的工作心率。

（3）实验控制

本实验达到 130～140 次/分的心率负荷已经足够，如果负荷适宜，心率应大于 120 次/分，在 4～5 分钟之后，心率通常会达到稳态，第 5 分钟和第 6 分钟时的心率相差小于 5 次，则实验成功。

如果负荷过大，在运动的前 5 分钟呼吸和血液循环未达到稳定状态，第 5 分钟和第 6 分钟时的心率差别大于 5 次/分则需延长工作时间，直到持续运动的后 2 分钟心率之差在 5 次/分之内，此时的平均心率作为完成该负荷的工作心率。

（4）最大摄氧量推算

①记录后两分钟心率，用工作心率对照表（见表 3-13、表 3-14）推测最大摄氧量。

②根据年龄修正系数（见表 3-12）对推测的最大摄氧量进行修正。

③将修正后的最大摄氧量除以体重（kg）计算出最大摄氧量相对值（mL/kg/min）进行评价。

表 3 – 13 男子最大摄氧量推算

心率	最大摄氧量（L/min）					心率	最大摄氧量（L/min）				
	300 (kpm/min)	600 (kpm/min)	900 (kpm/min)	1200 (kpm/min)	1500 (kpm/min)		300 (kpm/min)	600 (kpm/min)	900 (kpm/min)	1200 (kpm/min)	1500 (kpm/min)
120	2.2	3.5	4.8			148		2.4	3.2	4.3	5.4
121	2.2	3.4	4.7			149		2.3	3.2	4.3	5.4
122	2.2	3.4	4.6			150		2.3	3.2	4.2	5.3
123	2.1	3.4	4.6			151		2.3	3.1	4.2	5.2
124	2.1	3.3	4.5	6.0		152		2.3	3.1	4.1	5.2
125	2.0	3.2	4.4	5.9		153		2.2	3.0	4.1	5.1
126	2.0	3.2	4.4	5.8		154		2.2	3.0	4.0	5.1
127	2.0	3.1	4.3	5.7		155		2.2	3.0	4.0	5.0
128	2.0	3.1	4.2	5.6		156		2.2	2.9	4.0	5.0
129	1.9	3.0	4.2	5.6		157		2.1	2.9	3.9	4.9
130	1.9	3.0	4.1	5.5		158		2.1	2.9	3.9	4.9
131	1.9	2.9	4.0	5.4		159		2.1	2.8	3.8	4.8
132	1.8	2.9	4.0	5.3		160		2.1	2.8	3.8	4.8
133	1.8	2.8	3.9	5.3		161		2.0	2.8	3.7	4.7
134	1.8	2.8	3.9	5.2		162		2.0	2.8	3.7	4.6
135	1.7	2.8	3.8	5.1		163		2.0	2.8	3.7	4.6
136	1.7	2.7	3.8	5.0		164		2.0	2.7	3.6	4.5
137	1.7	2.7	3.7	5.0		165		2.0	2.7	3.6	4.5
138	1.6	2.7	3.7	4.9		166		1.9	2.7	3.6	4.5
139	1.6	2.6	3.6	4.8		167		1.9	2.6	3.5	4.4
140	1.6	2.6	3.6	4.8	6.0	168		1.9	2.6	3.5	4.4
141		2.6	3.5	4.7	5.9	169		1.9	2.6	3.5	4.3
142		2.5	3.5	4.6	5.8	170		1.8	2.6	3.4	4.3
143		2.5	3.4	4.6	5.7						
144		2.5	3.4	4.5	5.7						
145		2.4	3.4	4.5	5.6						
146		2.4	3.3	4.4	5.6						
147		2.4	3.3	404	5.5						

资料来源：Astrand P O, Ryhming I. A nomogram for calculation of aerobic capacity（physical fitness）from pulse rate during sub – maximal work［J］. J Appl Physiol, 1954, 7（2）：218 – 219.

表3-14　女子最大摄氧量推算

心率	最大摄氧量（L/min）					心率	最大摄氧量（L/min）				
	300 (kpm/min)	600 (kpm/min)	900 (kpm/min)	1200 (kpm/min)	1500 (kpm/min)		300 (kpm/min)	600 (kpm/min)	900 (kpm/min)	1200 (kpm/min)	1500 (kpm/min)
120	2.6	3.4	4.1	4.8		148	1.6	2.1	2.6	3.1	3.6
121	2.5	3.3	4.0	4.8		149		2.1	2.6	3.0	3.5
122	2.5	3.2	3.9	4.7		150		2.0	2.5	3.0	3.5
123	2.4	3.1	3.9	4.6		151		2.0	2.5	3.0	3.4
124	2.4	3.1	3.8	4.5		152		2.0	2.5	2.9	3.4
125	2.3	3.0	3.7	4.4		153		2.0	2.4	2.9	3.3
126	2.3	3.0	3.6	4.3		154		2.0	2.4	2.8	3.3
127	2.2	2.9	3.5	4.2		155		1.9	2.4	2.8	3.2
128	2.2	2.8	3.5	4.2	4.8	156		1.9	2.3	2.8	3.2
129	2.2	2.8	3.4	4.1	4.8	157		1.9	2.3	2.7	3.2
130	2.1	2.7	3.4	4.0	4.7	158		1.8	2.3	2.7	3.1
131	2.1	2.7	3.4	4.0	4.6	159		1.8	2.2	2.7	3.1
132	2.0	2.7	3.3	3.9	4.5	160		1.8	2.2	2.6	3.0
133	2.0	2.6	3.2	3.8	4.4	161		1.8	2.2	2.6	3.0
134	2.0	2.6	3.2	3.8	4.4	162		1.8	2.2	2.6	3.0
135	2.0	2.6	3.1	3.7	4.3	163		1.7	2.2	2.6	2.9
136	1.9	2.5	3.1	3.6	4.2	164		1.7	2.1	2.5	2.9
137	1.9	2.5	3.0	3.6	4.2	165		1.7	2.1	2.5	2.9
138	1.8	2.4	3.0	3.5	4.1	166		1.7	2.1	2.5	2.8
139	1.8	2.4	2.9	3.5	4.0	167		1.6	2.1	2.4	2.8
140	1.8	2.4	2.8	3.4	4.0	168		1.6	2.0	2.4	2.8
141	1.8	2.3	2.8	3.4	3.9	169		1.6	2.0	2.4	2.8
142	1.7	2.3	2.8	3.3	3.9	170		1.6	2.0	2.4	2.7
143	1.7	2.2	2.7	3.3	3.8						
144	1.7	2.2	2.7	3.2	3.8						
145	1.6	2.2	2.7	3.2	3.7						
146	1.6	2.2	2.6	3.2	3.7						
147	1.6	2.1	2.6	3.1	3.6						

资料来源：Astrand P O, Ryhming I. A nomogram for calculation of aerobic capacity (physical fitness) from pulse rate during sub-maximal work [J]. J Appl Physiol, 1954, 7 (2)：218-219.

7. 有氧能力功率车试验

（1）测试仪器

Ergoselect200 有氧功率车、心率测量装置。

（2）测试方法

①根据受试者情况确定两级运动负荷（一般无训练者一级负荷 25～100W、二级负荷 75～175W，有训练者一级负荷 100～175W、二级负荷 175～250W）。

②调整车座高度到测试对象放松落坐、下肢充分伸展时膝关节屈曲 15°。

③受试者做好准备活动后佩戴心率测量装置。

④受试者在自行车功率计上进行两次不超过 6 分钟的运动负荷，蹬踏频率为 50 周／分。

⑤测量运动中遥测记录每次负荷之末最后 1 分钟的稳定心率。

⑥测试完成后仪器自动推算出最大摄氧量数值（mL／min）。

⑦计算出最大摄氧量相对值（mL／kg／min）进行评价。

（3）注意事项

本实验的两个设定负荷的功率差别应不小于 50W，且受试者以这两个不同的功率运动时得出的心率差别应不小于 20 次／分。

三、心肺功能的评价

在体质测评中，人们常用最大摄氧量水平评价心肺功能或有氧工作能力。有专家认为，普通人维持独立生活能力最大摄氧量的最低水准是 12mL／kg／min；若达到较好的生活质量则应达到 25mL／kg／min 以上。最大摄氧量依年龄、性别和训练等因素的不同而有所差异，不同年龄、不同性别受试者 VO_2max 评价参考值见表 3 - 15。

表 3 - 15　最大摄氧量等级　　　　　单位：mL／kg／min

性别	年龄（岁）	差	较差	一般	好	优秀
女性	20～29	≤28	29～34	35～43	44～48	≥49
	30～39	≤27	28～33	34～41	42～47	≥48
	40～49	≤25	26～31	32～40	41～45	≥46
	50～59	≤21	22～28	29～36	37～41	≥42

性别	年龄（岁）	差	较差	一般	好	优秀
男性	20～29	≤38	39～43	44～51	52～56	≥57
	30～39	≤34	35～39	40～47	48～51	≥52
	40～49	≤30	31～35	36～43	44～47	≥48
	50～59	≤25	26～31	32～39	40～43	≥44
	60～69	≤21	22～26	27～35	36～39	≥40

资料来源：Astrand I. Aerobic work capacity in men and women with special reference to age［J］. Acta Physiologica Scandinavica Supplementum, 1960, 49（169）：1.

McArdle WD 等人推荐的最大摄氧量评价标准见表 3 - 16、表 3 - 17。

表 3 - 16　男性最大摄氧量评价标准　　单位：mL/kg/min

评价	年龄（岁）					
	18～25	26～35	36～45	46～55	56～65	65 +
优秀	＞60	＞56	＞51	＞45	＞41	＞37
良好	52～60	49～56	43～51	39～45	36～41	33～37
较好	47～51	43～48	39～42	36～38	32～35	29～32
一般	42～46	40～42	35～38	32～35	30～31	26～28
较差	37～41	35～39	31～34	29～31	26～29	22～25
差	30～36	30～34	26～30	25～28	22～25	20～21
很差	＜30	＜30	＜26	＜25	＜22	＜20

资料来源：Mcardle W D et al. Reliability and interrelationships between maximal oxygen intake, physical work capacity and step - test scores in college women［J］. Med Sci Sports, 1972, 4（4）：182 - 186.

表 3 - 17　女性最大摄氧量评价标准　　单位：mL/kg/min

评价	年龄（岁）					
	18～25	26～35	36～45	46～55	56～65	65 +
优秀	＞56	＞52	＞45	＞40	＞37	＞32
良好	47～56	45～52	38～45	34～40	32～37	28～32
较好	42～46	39～44	34～37	31～33	28～31	25～27
一般	38～41	35～38	31～33	28～30	25～27	22～24
较差	33～37	31～34	27～30	25～27	22～24	19～21
差	28～32	26～30	22～26	20～24	18～21	17～18
很差	＜28	＜26	＜22	＜20	＜18	＜17

资料来源：Mcardle W D et al. Reliability and interrelationships between maximal oxygen intake, physical work capacity and step - test scores in college women［J］. Med Sci Sports, 1972, 4（4）：182 - 186.

此外，呼吸系统机能是影响心肺功能的重要因素，而肺活量可以测查最大深吸气后，再作最大呼气时所呼出的气量；肺活量的大小与性别、年龄、体表面积、胸廓大小、呼吸肌发达程度以及肺和胸壁的弹性等因素有关，可以利用肺活量评价人的呼吸系统机能，具体参考值见表 3-18、表 3-19。

肺活量测试简单方便，在我国国民体质监测和学生体质监测中应用较多，但国际研究多选择进行更为全面的肺功能测试，测试指标丰富，对呼吸机能的评定更为科学全面。由于肺活量与体重密切相关，用单位体重的肺活量更能反映出肺活量的大小，在肺活量评定时可以考虑选用肺活量体重指数，即肺活量与自身体重的比值，数值越大，说明肺活量相对较大，呼吸系统机能越好。

表 3-18　男子 20~69 岁肺活量评价标准　　　　　单位：mL

年龄（岁）	等级				
	差	下	中	良	优
20~24	2369~2847	2848~3464	3465~3984	3985~4634	>4634
25~29	2326~2849	2850~3459	3460~3969	3970~4624	>4624
30~34	2240~2749	2750~3344	3345~3874	3875~4544	>4544
35~39	2135~2619	2620~3209	3210~3739	3740~4349	>4349
40~44	2007~2449	2450~3084	3085~3599	3600~4223	>4223
45~49	1900~2307	2308~2964	2965~3464	3465~4099	>4099
50~54	1770~2164	2165~2779	2780~3254	3255~3914	>3914
55~59	1669~2059	2060~2644	2645~3124	3125~3769	>3769
60~69	1255~1660	1661~2229	2230~2749	2750~3334	>3334

资料来源：国家体育总局．国民体质测定标准手册［M］．北京：人民体育出版社，2003．

表 3-19　女子 20~69 岁肺活量评价标准　　　　　单位：mL

年龄（岁）	等级				
	差	下	中	良	优
20~24	1423~1873	1874~2354	2355~2779	2780~3259	>3259
25~29	1396~1834	1835~2364	2365~2769	2770~3244	>3244
30~34	1320~1781	1782~2339	2340~2759	2760~3242	>3242
35~39	1295~1734	1735~2249	22501~2674	2675~3159	>3159
40~44	1228~1629	1630~2149	2150~2573	2574~3074	>3074
45~49	1160~1519	1520~2049	2050~2459	2460~2979	>2979

年龄（岁）	等级				
	差	下	中	良	优
50～54	1115～1469	1470～1977	1978～2374	2375～2899	>2899
55～59	1095～1374	1375～1854	1855～2249	2250～2769	>2769
60～69	895～1104	1105～1559	1560～1964	1965～2454	>2454

资料来源：国家体育总局. 国民体质测定标准手册［M］. 北京：人民体育出版社，2003.

第三节　代谢性指标测评

一、代谢性指标概述

代谢综合征在1988年首次被提及，2005年国际糖尿病联盟颁布代谢综合征的定义和评价标准，其中主要包括血脂、血糖、胰岛素抵抗、腰围等与代谢有关的指标。这些指标的参数同许多慢性疾病的发生或发展直接相关，而且与运动锻炼的效果直接相关，影响机体整体体质水平。2007年，国际糖尿病联盟还提出了针对儿童和青少年代谢综合征的诊断标准。

二、代谢性指标及评价方法

（一）血糖

血糖测定是糖尿病诊断的重要依据。目前在未确诊的糖尿病人群中以高血糖倾向为主要特征的糖代谢紊乱或胰岛素抵抗异常的现象同样应该引起高度的重视。饮食所导致的肥胖以及各种应激反应都可以引发糖代谢紊乱的发生，运动健身对胰岛素抵抗具有显著的改善作用，可降低血糖浓度，提高胰岛素的敏感性。

血糖正常参考值为：成年人空腹3.9～6.1mmol/L（70～110mg/dL），餐后<7.7mmol/L（140mg/dL）。

（二）血脂参数

血脂异常被认为是冠状动脉疾病、脑中风和外周血管疾病的危险因子之一。血脂异常可导致冠状动脉粥样硬化的发生。在体质研究的代谢性指标中，主要是测定总胆固醇、高密度脂蛋白胆固醇、低密度脂蛋白胆固醇和甘油三酯。血脂参数检查的正常参考值如下：

1. 总胆固醇（TC 或 CHOL）

正常参考值：3.5～5.17mmol/L。

5.17～6.47mmol/L 为动脉硬化危险边缘；6.47～7.76mmol/L 为动脉硬化危险水平；大于7.76mmol/L 为动脉硬化高度危险水平。

2. 高密度脂蛋白胆固醇（HDL－C）

正常参考值：男性大于1.03 mmol/L，女性大于1.16 mmol/L；男性小于0.91 mmol/L，女性小于1.03 mmol/L 为心血管疾病危险水平。

3. 低密度脂蛋白胆固醇（LDL－C）

正常参考值：小于3.36 mmol/L。

3.36～4.14mmol/L 为动脉硬化危险边缘；大于4.14mmol/L 为动脉硬化危险水平。

4. 甘油三酯（TG）

正常参考值：小于1.69mmol/L。

大于2.26mmol/L 为心血管疾病危险边缘；大于5.65mmol/L 为严重高 TG 症、心血管疾病高度危险水平。

许多研究结果显示，一定强度的体力活动可以改善血脂参数，如使血浆中高密度脂蛋白胆固醇水平升高，甘油三酯降低，但需要长期坚持才会产生效果。

三、代谢性综合征

国际糖尿病联盟 2005 年提出了代谢综合征诊断方法：①中心性肥胖；②血压≥130/80mmHg；③高密度脂蛋白（HDL）男性＜0.9mmol/L，女性＜1.0mmol/L；④糖代谢紊乱，空腹血糖≥5.6 mmol/L 者应进行葡萄糖耐量试验（OGTT）。2009 年，国际糖尿病联盟（IDF）、美国心肺研究所（NHLBI）及美国心脏协会（AHA）等 6 家学术组织共同发表了代谢综合征诊断标准（见表3－20）。

表 3 - 20　代谢综合征诊断指标及标准

项目	内容
腰围增加	采用根据族群和国家的特定标准
TG 升高	≥1.5 g/L（1.7mmol/L）
HDL - C 降低	<400 mg/L（1.0mmol/L）（男）和 500mg/L（1.3 mmol/L）（女）
血压升高	收缩压≥130 mmHg 和（或）舒张压≥85mmHg
空腹血糖升高	≥1.0 g/L（5.6mmol/L）

注：1 mmHg = 0.133 kPa。

上述 5 项中 3 项达到标准可以诊断为代谢综合征。建议非欧洲族群采用 IDF 腰围诊断标准（成年男性≥90cm，成年女性≥80cm）；欧洲族群采用 IDF 或 AHA/NHLB I 腰围诊断标准。

中华医学会糖尿病学分会建议的代谢综合征诊断标准是达到以下 4 项中的 3 项以上：①BMI≥25kg/m²；②空腹血糖≥6.1 mmol/L，或餐后 2 小时血糖≥7.8 mmol/L 或已确诊糖尿病者；③血压≥140/90 mmHg 或已确认为高血压者；④TG≥1.7 mmol/L 或 HDL - C 男性<0.9 mmol/L，女性<1.0 mmol/L。

儿童和青少年的代谢综合征诊断标准是 2007 年由 IDF 提出（见表3 -21），指标包括血压、腰围、甘油三酯、高密度脂蛋白、空腹血糖五项。该标准规定，同时检出三项指标异常则被判定为代谢综合征。

表 3 -21　儿童青少年代谢综合征诊断标准

年龄组	腰围（cm）	甘油三酯（mmol/L）	高密度脂蛋白（mmol/L）	血压（mmHg）	空腹血糖（mmol/L）
6~10 岁	≥第 90 百分位数				
10~16 岁	≥第 90 百分位数	≥1.70mmol/L	<1.03mmol/L	SBP≥130mmHg 或者 DBP≥85mmHg	≥5.6mmol/L
≥16 岁	男性 WC≥94cm 女性 WC≥80cm	≥1.70mmol/L	男性<1.03mmol/L 女性<1.29mmol/L	SBP≥130mmHg 或者 DBP≥85mmHg	≥5.6mmol/L

第四节　心理健康测量与评价

一、心理健康评价概述

心理健康是体质健康的重要方面，广义上的心理健康是指一种高效而满意的、持续的心理状态。从狭义上讲，心理健康是指人的基本心理活动的过程内容完整、协调一致，即认识、情感、意志、行为、人格完整和协调，能适应社会，与社会保持同步。心理健康是个体在各种环境中能保持一种良好适应能力和效能的状态。一个人不仅是生物体，更是一个社会成员，健康的心理是一个社会人适应社会的基本条件。人的心理过程包括认知过程，情感、意志过程。心理状态中的情绪因素对生理上的健康起着十分重要的作用，现代心理医学研究表明，一个人心情舒畅、精神愉快，中枢神经系统处于最佳功能状态，那么，他的内分泌活动在中枢神经系统调节下处于平衡状态，会使整个机体协调、充满活力，身体自然也健康。保持良好的心理状态首先应该使自己在道德上、心理上成熟起来，才能在复杂的社会环境和激烈的竞争中保持健康的心理。

认知过程方面，包括人感受的敏锐度，直觉的准确度，表象的完整性和清晰性，反应的选择性、准确性，操作思维的敏捷性、时效性，运动记忆的及时性、准确性等。神经系统调控人体各器官、系统的功能，维持整体机能的协调去适应身体内外环境的变化。

目前在体质与健康评价中，心理健康测评还是比较薄弱的环节，一般选择信效度较高的量表来测评人的心理状态，也常用一些测量仪器测定人的时间知觉、空间知觉、操作思维、平衡感觉，动作反应的速度及准确性等作为评价心理机能的指标。

二、心理机能测量与评价方法

（一）常用心理测量指标

1. 简单反应时

使用仪器：简单反应时测试仪或专用木制人体反应时测试尺（棒）。

测试方法：

（1）视—手简单反应时

受试者呈坐位，用优势手拇指轻按在按键上，注视屏幕上的小灯。当出现亮点后，立刻用手按键，越快越好。共测 5 次，去掉最大值和最小值，剩下的 3 次取平均值，以毫秒为单位。

（2）听—手简单反应时

受试者呈坐位，用优势手拇指轻按在按键上，集中精力听耳机中的声音，当听到"嘟……"声时，立刻按键（见图 3-6），越快越好，但不要抢先。共测 5 次，去掉最大值和最小值，剩下的 3 次取平均值，以毫秒为单位。

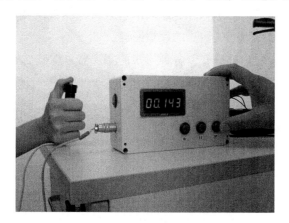

图 3-6　听—手简单反应时测试图示

2. 选择反应时

使用仪器：选择反应时测试仪。

测试方法：受试者面对仪器站立（距离约 30cm），用优势手拇指轻触"准备"键钮，眼睛注视信号灯。当看到信号灯亮时，立即以最快速度反应按压键钮，之后恢复准备状态，待另一信号灯亮起后继续快速按压键钮，如此至测试结束（见图 3-7）。测试人员记录测试结果，清屏，准备下一次测试。

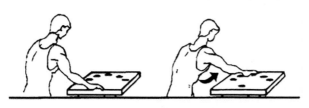

图 3-7　选择反应时测试图示

3. 手动稳定性

使用仪器：九孔仪，桌子 1 张。

测试方法：测试时，先打开电源开关。让受试者用优势手握住探针胶棒，悬肘将探针插入最大的洞（棒与洞面要垂直），指示灯一亮即抽出。如果棒针碰了洞壁就会发出音信号，算失败一次。每洞有 3 次机会。按从小洞到大洞的顺序，记录通过洞的数量。

4. 两点辨别阈

使用仪器：两点阈测定仪。

测试方法：测定部位包括手指指腹、脚趾趾腹、掌心部、脚前掌和手腕等处。将两脚规的两角同时接触皮肤；测试人员逐次移动脚规两角，并逐次询问被试者，直至测出可辨别的两点的最短距离。

由于在皮肤表层广泛分布着各种形式的感受器，皮肤受到刺激会产生多种感觉，这些皮肤感觉同视觉、本体感觉相结合，对身体活动起着重要的作用。当身心处于疲劳状态时，神经系统机能状态会发生紊乱，导致人体感觉机能失调，皮肤感觉敏感性下降。其参考评价标准为：小于 1.5cm 为无疲劳出现；大于 1.5cm 小于 2.0cm 为轻度疲劳；大于 2.0cm 为重度疲劳。

5. 闪光融合频率（Flicker Fusion Frequency，FFF）

闪光融合值反映神经系统的兴奋性。每个人都有自己的闪光融合的临界频率。用闪光刺激人眼时，若刺激频率较低，则产生一闪一闪的光感。当光的闪烁频率逐渐增加到一定程度时，人眼便会感觉为融合光。从闪光感觉到融光感觉（或反之从融光感觉到闪光感觉）变化瞬间的闪烁频率为闪烁光融合临界频率，简称闪烁融合频率。FFF 可以表示从视网膜经过视神经以至视觉中枢的整个视觉系统的兴奋程度，可作为判断大脑功能水平的指标。

使用仪器：闪烁频率测定仪。它是由窥视器和频率指示器两部分组成。窥视器为内壁涂黑的金属筒，筒的一端为闪烁发生器，由微电机带动的扇形齿轮和光源组成，另一端为与眼眶形状相吻合的黑色接目镜。

测试方法：受试者坐位，双眼通过接目镜向另一端看，开启闪烁光。测试人员逐渐加大转动频率（或频率由大变小），直到受试者看到闪烁光变为融合光的瞬间，此时频率指示器上的显示值就是闪烁光融合临界频率值。

闪烁光融合临界频率值在人体较大强度工作后减小，表明脑力工作能力下降，提示视分析器区域神经过程的灵敏性降低。

（二）常用心理健康测量量表

1. 身心症状自评量表（SCL90）

SCL90 最原始的版本是由 Derogaitis L. R. 于 1975 年编制而成的。曾有 58 项题目的版本和 35 项题目的简本，现在普遍得到应用的是由 90 个自我评定项目组成的版本，所以也将此测验简称 SCL90，其测验适用对象为 16 岁以上的人群。有人认为，《身心症状自评量表－SCL90》目前仍是世界上最具权威的心理健康测试量表之一。我国心理学工作者将《身心症状自评量表－SCL90》原始版本修改成符合中国人语言习惯的版本，并分别制定了不同年龄群的常模（见表 3 – 22）。

SCL90 测验共 90 个自我评定项目。测验的九个因子分别为：躯体化、强迫症状、人际关系敏感、抑郁、焦虑、敌对、恐怖、偏执及精神病性。测验的目的是从感觉、情感、思维、意识、行为、生活习惯、人际关系、饮食睡眠等多种角度，评定一个人是否有某种心理症状及其严重程度等级。

表 3 – 22　SCL90 自评量表

姓名：　　　性别：　　　年龄：　　　研究编号：　　　评定日期：

注意：以下表格中列出了有些人可能会有的问题，请仔细阅读每一条，然后根据最近一星期内下述情况影响您的实际感觉，在 5 个方格选择一个，画一个（√）

症状	没有	很轻	中等	偏重	严重	评定
1. 头痛	□	□	□	□	□	□
2. 神经过敏，心中不踏实	□	□	□	□	□	□
3. 头脑中有不必要的想法或字句盘旋	□	□	□	□	□	□
4. 头晕或晕倒	□	□	□	□	□	□
5. 对异性的兴趣减退	□	□	□	□	□	□
6. 对旁人责备求全	□	□	□	□	□	□
7. 感到别人能控制您的思想	□	□	□	□	□	□
8. 责怪别人制造麻烦	□	□	□	□	□	□
9. 忘性大	□	□	□	□	□	□
10. 担心自己的衣饰整齐及仪态的端正	□	□	□	□	□	□
11. 容易烦恼和激动	□	□	□	□	□	□
12. 胸痛	□	□	□	□	□	□
13. 害怕空旷的场所或街道	□	□	□	□	□	□
14. 感到自己的精力下降，活动减慢	□	□	□	□	□	□

姓名：　　　　性别：　　　　年龄：　　　　研究编号：　　　　评定日期：

注意：以下表格中列出了有些人可能会有的问题，请仔细阅读每一条，然后根据最近一星期内下述情况影响您的实际感觉，在 5 个方格选择一个，画一个（√）

症状	没有	很轻	中等	偏重	严重	评定
15. 想结束自己的生命	□	□	□	□	□	□
16. 听到旁人听不到的声音	□	□	□	□	□	□
17. 发抖	□	□	□	□	□	□
18. 感到大多数人都不可信任	□	□	□	□	□	□
19. 胃口不好	□	□	□	□	□	□
20. 容易哭泣	□	□	□	□	□	□
21. 同异性相处时感到害羞不自在	□	□	□	□	□	□
22. 感到受骗，中了圈套或有人想抓您	□	□	□	□	□	□
23. 无缘无故地突然感到害怕	□	□	□	□	□	□
24. 自己不能控制地大发脾气	□	□	□	□	□	□
25. 怕单独出门	□	□	□	□	□	□
26. 经常责怪自己	□	□	□	□	□	□
27. 腰痛	□	□	□	□	□	□
28. 感到难以完成任务	□	□	□	□	□	□
29. 感到孤独	□	□	□	□	□	□
30. 感到苦闷	□	□	□	□	□	□
31. 过分担忧	□	□	□	□	□	□
32. 对事物不感兴趣	□	□	□	□	□	□
33. 感到害怕	□	□	□	□	□	□
34. 感情容易受到伤害	□	□	□	□	□	□
35. 旁人能知道您的私下想法	□	□	□	□	□	□
36. 感到别人不理解您、不同情您	□	□	□	□	□	□
37. 感到人们对您不友好，不喜欢您	□	□	□	□	□	□
38. 做事必须做得很慢以保证做得正确	□	□	□	□	□	□
39. 心跳得很厉害	□	□	□	□	□	□
40. 恶心或胃部不舒服	□	□	□	□	□	□
41. 感到比不上他人	□	□	□	□	□	□
42. 肌肉酸痛	□	□	□	□	□	□

姓名：　　　性别：　　　年龄：　　　研究编号：　　　评定日期：

注意：以下表格中列出了有些人可能会有的问题，请仔细阅读每一条，然后根据最近一星期内下述情况影响您的实际感觉，在 5 个方格选择一个，画一个（√）

症状	没有	很轻	中等	偏重	严重	评定
43. 感到有人在监视您、谈论您	☐	☐	☐	☐	☐	☐
44. 难以入睡	☐	☐	☐	☐	☐	☐
45. 做事必须反复检查	☐	☐	☐	☐	☐	☐
46. 难以作出决定	☐	☐	☐	☐	☐	☐
47. 怕乘电车、公共汽车、地铁或火车	☐	☐	☐	☐	☐	☐
48. 呼吸有困难	☐	☐	☐	☐	☐	☐
49. 一阵阵发冷或发热	☐	☐	☐	☐	☐	☐
50. 因为感到害怕而避开某些东西、场合或活动	☐	☐	☐	☐	☐	☐
51. 脑子变空了	☐	☐	☐	☐	☐	☐
52. 身体发麻或刺痛	☐	☐	☐	☐	☐	☐
53. 喉咙有梗塞感	☐	☐	☐	☐	☐	☐
54. 感到前途没有希望	☐	☐	☐	☐	☐	☐
55. 不能集中注意力	☐	☐	☐	☐	☐	☐
56. 感到身体的某一部分软弱无力	☐	☐	☐	☐	☐	☐
57. 感到紧张或容易紧张	☐	☐	☐	☐	☐	☐
58. 感到手或脚发沉	☐	☐	☐	☐	☐	☐
59. 想到有关死亡的事	☐	☐	☐	☐	☐	☐
60. 吃得太多	☐	☐	☐	☐	☐	☐
61. 当别人看着您或谈论您时感到不自在	☐	☐	☐	☐	☐	☐
62. 有一些不属于您自己的想法	☐	☐	☐	☐	☐	☐
63. 有想打人或伤害他人的冲动	☐	☐	☐	☐	☐	☐
64. 醒得太早	☐	☐	☐	☐	☐	☐
65. 必须反复洗手、点数目或触摸某些东西	☐	☐	☐	☐	☐	☐
66. 睡得不稳不深	☐	☐	☐	☐	☐	☐
67. 有想摔坏或破坏东西的冲动	☐	☐	☐	☐	☐	☐
68. 有一些别人没有的想法或念头	☐	☐	☐	☐	☐	☐
69. 感到对别人神经过敏	☐	☐	☐	☐	☐	☐

姓名：　　　　性别：　　　　年龄：　　　　研究编号：　　　　评定日期：

注意：以下表格中列出了有些人可能会有的问题，请仔细阅读每一条，然后根据最近一星期内下述情况影响您的实际感觉，在5个方格选择一个，画一个（√）

症状	没有	很轻	中等	偏重	严重	评定
70. 在商店或电影院等人多的地方感到不自在	□	□	□	□	□	□
71. 感到任何事情都很难做	□	□	□	□	□	□
72. 一阵阵恐惧或惊恐	□	□	□	□	□	□
73. 感到在公共场合吃东西很不舒服	□	□	□	□	□	□
74. 经常与人争论	□	□	□	□	□	□
75. 单独一人时神经很紧张	□	□	□	□	□	□
76. 别人对您的成绩没有作出恰当的评价	□	□	□	□	□	□
77. 即使和别人在一起也感到孤单	□	□	□	□	□	□
78. 感到坐立不安、心神不宁	□	□	□	□	□	□
79. 感到自己没有什么价值	□	□	□	□	□	□
80. 感到熟悉的东西变得陌生或不像是真的	□	□	□	□	□	□
81. 大叫或摔东西	□	□	□	□	□	□
82. 害怕会在公共场合晕倒	□	□	□	□	□	□
83. 感到别人想占您的便宜	□	□	□	□	□	□
84. 为一些有关"性"的想法而很苦恼	□	□	□	□	□	□
85. 认为应该因为自己的过错而受到惩罚	□	□	□	□	□	□
86. 感到要赶快把事情做完	□	□	□	□	□	□
87. 感到自己的身体有严重问题	□	□	□	□	□	□
88. 从未感到和其他人很亲近	□	□	□	□	□	□
89. 感到自己有罪	□	□	□	□	□	□
90. 感到自己的脑子有毛病	□	□	□	□	□	□

资料来源：王征宇. 症状自评量表（SCL90）［J］. 上海精神医学，1984（2）：69-70，93-95.

2. 身心症状自评量表（SCL90）评价方法

评价采用5级评分制：

1分表示没有：自觉并无该项问题（症状）。

2分表示在频度和强度上很轻：自觉有该问题，但发生得并不频繁、严重。

3 分表示中等：自觉有该项症状，其严重程度为轻到中度。

4 分表示偏重：自觉常有该项症状，其程度为中到严重。

5 分表示严重：自觉该症状的频度和强度都十分严重。

表中的"轻、中、重"主要靠受试者自己体会，没有绝对界限。根据受试者选择的情况，将每个隐含因子得分累计相加，得到各个因子的累计得分——S 分数，再将各个因子累计得分除以相应的项目数，即可得到各个因子的因子分数——T 分数。再根据各个因子的因子分数进行评价。若将整个问卷的总项目数减去选"没有"答案的项数，可以得到反映症状广度的阳性项目数。

有关 SCL90 测量评价详细的解释如下：

（1）总分和总症状指数

总分是 90 个项目所得分之和。

总症状指数也称总均分，是将总分除以 90。

总症状指数是指总的来看，被试者的自我症状评价介于"没有"到"严重"的哪一个水平。总症状指数的分数在 0～0.5，表明被试者自我感觉没有量表中所列的症状；在 0.5～1.5，表明被试者感觉有点症状，但发生得并不频繁；在 1.5～2.5，表明被试者感觉有症状，其严重程度为轻到中度；在 2.5～3.5，表明被试者感觉有症状，其程度为中到严重；在 3.5～4，表明被试者感觉有症状，且其频度和强度都十分严重。

（2）阳性项目数、阴性项目数与阳性症状均分

阳性项目数是指评为 1～4 分的项目数，阳性症状痛苦水平是指总分除以阳性项目数。它表示被试者在多少项目中感到"有症状"。阴性项目数是指被评为 0 分的项目数，它表示被试者"无症状"的项目有多少。

阳性症状均分是指总分减去阴性项目（评为 0 的项目）总分，再除以阳性项目数。它表示个体自我感觉不佳的项目的程度究竟处于哪个水平。其意义与总症状指数的相同。

（3）因子分

SCL90 包括 9 个因子，每一个因子反映出病人在某方面症状的痛苦情况，通过因子分可了解症状分布特点。

因子分 = 组成某一因子的各项目总分/组成某一因子的项目数

各因子的因子分的计算方法：各因子所有项目的分数之和除以因子项目

数。例如强迫症状因子各项目的分数之和假设为 30，共有 10 个项目，所以因子分为 3。在 1~5 评分制中，粗略简单的判断方法是看因子分是否超过 3 分，若超过 3 分，即表明该因子的症状已达到中等以上严重程度。当个体在某一因子的得分大于 2 时，即超出正常均分，则个体在该方面就很有可能有心理健康方面的问题。

（4）9 个因子含义及所包含项目

1）躯体化：包括 1、4、12、27、40、42、48、49、52、53、56、58 共 12 项。该因子主要反映身体不适感，包括心血管、胃肠道、呼吸和其他系统的主诉不适和头痛、背痛、肌肉酸痛，以及焦虑的其他躯体表现。

该分量表的得分在 0~48 分。得分在 24 分以上，表明个体在身体上有较明显的不适感，并常伴有头痛、肌肉酸痛等症状。得分在 12 分以下，躯体症状表现不明显。总的来说，得分越高，躯体的不适感越强；得分越低，症状体验越不明显。

2）强迫症状：包括 3、9、10、28、38、45、46、51、55、65 共 10 项。主要指那些明知没有必要，但又无法摆脱的无意义的思想、冲动和行为，还有一些比较一般的认知障碍的行为征象也在这一因子中反映。

该分量表的得分在 0~40 分之间。得分在 20 分以上，强迫症状较明显。得分在 10 分以下，强迫症状不明显。总的来说，得分越高，表明个体越无法摆脱一些无意义的行为、思想和冲动，并可能表现出一些认知障碍的行为征兆。得分越低，表明个体在此种症状上表现越不明显，没有出现强迫行为。

3）人际关系敏感：包括 6、21、34、36、37、41、61、69、73 共 9 项。主要指某些个人不自在与自卑感，特别是与其他人相比较时更加突出。在人际交往中的自卑感，心神不安，明显不自在，以及人际交流中的自我意识，消极的期待亦是这方面症状的典型原因。

该分量表的得分在 0~36 分之间。得分在 18 分以上，表明个体人际关系较为敏感，人际交往中自卑感较强，并伴有行为症状（如坐立不安、退缩等）。得分在 9 分以下，表明个体在人际关系上较为正常。总的来说，得分越高，个体在人际交往中表现的问题就越多，越自卑，自我中心越突出，并且已表现出消极的期待。得分越低，个体在人际关系上越能应付自如，人际交流自信、胸有成竹，并抱有积极的期待。

4）抑郁：包括 5、14、15、20、22、26、29、30、31、32、54、71、79

共 13 项。苦闷的情感与心境为代表性症状，还以生活兴趣的减退、动力缺乏、活力丧失等为特征。还反映失望、悲观以及与抑郁相联系的认知和躯体方面的感受，另外，还包括有关死亡的思想和自杀观念。

该分量表的得分在 0～52 分之间。得分在 26 分以上，表明个体的抑郁程度较强，对生活缺乏足够的兴趣，缺乏运动活力，极端情况下，可能会有想死亡的思想和自杀的观念。得分在 13 分以下，表明个体抑郁程度较弱，生活态度乐观积极，充满活力，心境愉快。总的来说，得分越高，抑郁程度越高，得分越低，抑郁程度越低。

5）焦虑：包括 2、17、23、33、39、57、72、78、80、86 共 10 项。一般指那些烦躁、坐立不安、神经过敏、紧张以及由此产生的躯体征象，如震颤等。测定游离不定的焦虑及惊恐发作是本因子的主要内容，还包括一项解体感受的项目。

6）敌对：包括 11、24、63、67、74、81 共 6 项。主要从三方面来反映敌对的表现：思想、感情及行为。其项目包括厌烦的感觉，摔物，争论直到不可控制的脾气暴发等各方面。

该分量表的得分在 0～24 分之间。得分在 12 分以上，表明个体易表现出敌对的思想、情感和行为。得分在 6 分以下表明个体容易表现出友好的思想、情感和行为。总的来说，得分越高，个体越容易敌对、好争论、脾气难以控制。得分越低，个体的脾气越温和，待人友好，不喜欢争论、无破坏行为。

7）恐怖：包括 13、25、47、50、70、75、82 共 7 项。恐惧的对象包括出门旅行、空旷场地、人群或公共场所和交通工具。此外，还有反映社交恐怖的一些项目。

该分量表的得分在 0～28 分之间。得分在 14 分以上，表明个体恐怖症状较为明显，常表现出社交、广场和人群恐惧，得分在 7 分以下，表明个体的恐怖症状不明显。总的来说，得分越高，个体越容易对一些场所和物体发生恐惧，并伴有明显的躯体症状。得分越低，个体越不易产生恐怖心理，越能正常地交往和活动。

8）偏执：包括 8、18、43、68、76、83 共 6 项。本因子是围绕偏执性思维的基本特征而制定，主要指投射性思维、敌对、猜疑、关系观念、妄想、被动体验和夸大等。

该分量表的得分在 0～24 分之间。得分在 12 分以上，表明个体的偏执症状明显，较易猜疑和敌对；得分在 6 分以下，表明个体的偏执症状不明显。总的来说，得分越高，个体越易偏执，表现出投射性的思维和妄想；得分越低，个体思维越不易走极端。

9）精神病性：包括 7、16、35、62、77、84、85、87、88、90 共 10 项。反映各式各样的急性症状和行为，限定不严的精神病性过程的指征。此外，也可以反映精神病性行为的继发征兆和分裂性生活方式的指征。

该分量表的得分在 0 ~ 40 分之间。得分在 20 分以上，表明个体的精神病性症状较为明显；得分在 10 分以下，表明个体的精神病性症状不明显。总的来说，得分越高，越多地表现出精神病性症状和行为。得分越低，就越少表现出这些症状和行为。

10）其他项目：19、44、59、60、64、66、89 共 7 个项目未归入任何因子，反映睡眠及饮食情况，分析时可将这 7 项作为附加项目或其他，作为第 10 个因子来处理，以便使各因子分之和等于总分。

国内心理学工作者已经建立了 18 – 29 岁 SCL90 的参考常模（见表 3 – 23）。该常模给出了我国人群各种因子的平均数和标准差。如果某因子分数偏离常模团体平均数达到两个标准差（2SD）时，即认为心理异常。

按中国常模结果，如果你的 SCL90 总分超过 160 分，单项均分超过 2 分就应做进一步检查，标准分为大于 200 分说明你有很明显的心理问题，可求助于心理咨询，大于 250 分则比较严重，需要做医学上的详细检查。

表 3 – 23　SCL90 中国人参考常模（18 ~ 29 岁）

项目	X + SD	项目	X + SD
躯体化	1. 34 + 0. 45	敌对	1. 50 + 0. 57
强迫症状	1. 69 + 0. 61	恐怖	1. 33 + 0. 47
人际关系敏感	1. 76 + 0. 69	偏执	1. 52 + 0. 60
抑郁	1. 57 + 0. 61	精神病性	1. 36 + 0. 47
焦虑	1. 42 + 0. 43	阳性项目数	27. 45 + 19. 32

资料来源：王家仲，等. 大学生体质健康理论 ［M］. 北京：北京体育大学出版社，2007：21 –23.

3. 焦虑自评量表

本量表共包括 20 个题目。

指导语：

以下问卷的题目无好坏之分，请根据自己的现实情况和切身体验回答，并请您仔细阅读每道题目，在相应的答案代码上打"√"即可。

测试题目：

（1）我觉得比平常容易紧张或着急。

　　A 没有或很少　　B 有时　　C 大部分时间　　D 绝大部分时间

（2）我无缘无故地感到害怕。

　　A 没有或很少　　B 有时　　C 大部分时间　　D 绝大部分时间

（3）我容易心里烦乱或觉得惊恐。

　　A 没有或很少　　B 有时　　C 大部分时间　　D 绝大部分时间

（4）我觉得我可能将要发疯。

　　A 没有或很少　　B 有时　　C 大部分时间　　D 绝大部分时间

（5）我觉得一切都好，也不会发生什么不幸。

　　A 没有或很少　　B 有时　　C 大部分时间　　D 绝大部分时间

（6）我手脚发抖打颤。

　　A 没有或很少　　B 有时　　C 大部分时间　　D 绝大部分时间

（7）我因为头痛、颈痛和背痛而苦恼。

　　A 没有或很少　　B 有时　　C 大部分时间　　D 绝大部分时间

（8）我感觉容易衰弱和疲乏。

　　A 没有或很少　　B 有时　　C 大部分时间　　D 绝大部分时间

（9）我觉得心平气和，并且容易安静坐着。

　　A 没有或很少　　B 有时　　C 大部分时间　　D 绝大部分时间

（10）我觉得心跳很快。

　　A 没有或很少　　B 有时　　C 大部分时间　　D 绝大部分时间

（11）我因为一阵阵头晕而苦恼。

　　A 没有或很少　　B 有时　　C 大部分时间　　D 绝大部分时间

（12）我有晕倒发作或觉得要晕倒的感觉。

　　A 没有或很少　　B 有时　　C 大部分时间　　D 绝大部分时间

（13）我呼气吸气都感到很容易。

　　A 没有或很少　　B 有时　　C 大部分时间　　D 绝大部分时间

（14）我的手脚麻木和刺痛。

    A 没有或很少　　B 有时　　C 大部分时间　　D 绝大部分时间

（15）我因为胃痛和消化不良而苦恼。

    A 没有或很少　　B 有时　　C 大部分时间　　D 绝大部分时间

（16）我常常要小便。

    A 没有或很少　　B 有时　　C 大部分时间　　D 绝大部分时间

（17）我的手常常是干燥温暖的。

    A 没有或很少　　B 有时　　C 大部分时间　　D 绝大部分时间

（18）我脸红发热。

    A 没有或很少　　B 有时　　C 大部分时间　　D 绝大部分时间

（19）我容易入睡并且一夜睡得很好。

    A 没有或很少　　B 有时　　C 大部分时间　　D 绝大部分时间

（20）我做噩梦。

    A 没有或很少　　B 有时　　C 大部分时间　　D 绝大部分时间

评分方法：

"A" 表示没有或很少时间有（1分）；"B" 表示有时有（2分）；"C" 表示大部分时间有（3分）；"D" 表示绝大部分或全部时间都有（4分）。

将20个项目的各个得分相加的总和乘以系数1.25以后取整数部分，得到标准分。50～59分为轻度焦虑，60～69分为中度焦虑，70分以上为重度焦虑。（按照中国常模SAS标准分的分界值为50分）。

资料来源：汪向东、王希林、马弘. 心理卫生评定量表手册（增订版）[J]. 中国心理卫生杂志社，1999；Samakouri M, Bouhos G, Kadoglou M, et al. Standardization of the Greek version of Zung's Self-rating Anxiety Scale（SAS）[J]. Psychiatrike, 2012, 23（3）：212.

4. 总体幸福感量表（GWB）

本量表共有18项填写内容。

指导语：

以下问卷涉及您近期对生活的感受与看法，无好坏之分，根据自己的现实情况和切身体验回答，并请您仔细阅读每道题目，在相应的答案代码上打"√"即可。

测试题目：

＊（1）你的总体感觉怎样（在过去的一个月里）？

好极了	精神很好	精神不错	精神时好时坏
6	5	4	3

精神不好　精神很不好

　2　　　　　1

（2）你是否为自己的神经质或"神经病"感到烦恼（在过去的一个月
　　里）？

极端烦恼　相当烦恼　有些烦恼　很少烦恼　一点也不烦恼

　1　　　　2　　　　3　　　　4　　　　5

＊（3）你是否一直牢牢地控制着自己的行为、思维、情感或感觉（在过
　　　去的一个月里）？

绝对的　　　大部分是的　　一般来说是的　　控制得不太好

　6　　　　　5　　　　　4　　　　　3

有些混乱　非常混乱

　2　　　　1

（4）你是否由于悲哀、失去信心、失望或有许多麻烦而怀疑还有任何事
　　情值得去做（在过去的一月里）？

极端怀疑　非常怀疑　相当怀疑　有些怀疑　略微怀疑　一点也不怀疑

　1　　　　2　　　　3　　　　4　　　　5　　　　6

（5）你是否正在受到或曾经受到任何约束、刺激或压力（在过去的一个
　　月里）？

相当多　不少　有些　不多　没有

　1　　　2　　　3　　　4　　　5

＊（6）你的生活是否幸福、满足或愉快（在过去的一个月里）？

非常幸福　相当幸福　满足　略有些不满足　非常不满足

　5　　　　　4　　　　3　　　　2　　　　　1

＊（7）你是否有理由怀疑自己曾经失去理智，或对行为、谈话、思维或
　　　记忆失去控制（在过去的一个月里）？

一点也没有　只有一点点　不严重　有些严重　非常严重

　5　　　　　4　　　　3　　　　2　　　　1

(8) 你是否感到焦虑、担心或不安（在过去的一个月里)？

　　极端严重　非常严重　相当严重　有些　很少　无
　　　　1　　　　2　　　　3　　　　4　　　5　　　6

* (9) 你睡醒之后是否感到头脑清晰和精力充沛（在过去的一个月里)？

　　天天如此　几乎天天　相当频繁　不多　很少　无
　　　　6　　　　5　　　　4　　　　3　　　2　　　1

(10) 你是否因为疾病、身体的不适、疼痛或对患病的恐惧而烦恼（在过去一个月里)？

　　所有的时间　大部分时间　很多时间　有时　偶尔　无
　　　　1　　　　　2　　　　　3　　　　4　　　5　　　6

* (11) 你每天的生活中是否充满了让你感兴趣的事情（在过去的一个月里)？

　　所有的时间　大部分时间　很多时间　有时　偶尔　无
　　　　1　　　　　2　　　　　3　　　　4　　　5　　　6

(12) 你是否感到沮丧和忧郁（在过去的一个月里)？

　　所有的时间　大部分时间　很多时间　有时　偶尔　无
　　　　1　　　　　2　　　　　3　　　　4　　　5　　　6

* (13) 你是否情绪稳定并能把握住自己（在过去的一个月里)？

　　所有的时间　大部分时间　很多时间　有时　偶尔　无
　　　　1　　　　　2　　　　　3　　　　4　　　5　　　6

(14) 你是否感到疲劳、过累、无力或精疲力竭（在过去的一个月里)？

　　所有的时间　大部分时间　很多时间　有时　偶尔　无
　　　　1　　　　　2　　　　　3　　　　4　　　5　　　6

* (15) 你对自己健康关心或担忧的程度如何（在过去的一个月里)？

　　不关心　10 9 8 7 6 5 4 3 2 1 0　非常关心

* (16) 你感到放松或紧张的程度如何（在过去的一个月里)？

　　松弛　10 9 8 7 6 5 4 3 2 1 0　紧张

(17) 你感觉自己的精力、精神和活力如何（在过去的一个月里)？

　　无精打采　0 1 2 3 4 5 6 7 8 9 10　精力充沛

（18）你忧郁或快乐的程度如何（在过去的一个月里）？

　　非常忧郁　0　1　2　3　4　5　6　7　8　9　10　非常快乐

评分方法：按选项 0~10 累积相加（其中带 * 的选项为反向题）。全国常模得分男性为 75 分，女性为 71 分，得分越高，主观幸福感越强烈。

資料来源：Fazio A F . A Concurrent Validation Study of the NCHS General Well – being Schedule ［J］. Vital & Health Statistics，1977，73（73）：1 – 53；邱林，郑雪，王雁飞 . 积极情感消极情感量表（PA-NAS）的修订 ［J］. 应用心理学，2008（3）：249 – 254.

5. 抑郁自评量表（Self – rating Depression Sale，SDS）

本量表共有 20 项填写内容。

指导语：

以下问卷请您根据近一周的感受进行填写，无好坏之分，数字 1、2、3、4 依次表示从无、有时、经常、持续。请您仔细阅读每道题目，在相应的答案代码上打 √ 即可。

测试题目：

（1）我感到情绪沮丧，郁闷。　□1　□2　□3　□4

* （2）我感到早晨心情最好。　□4　□3　□2　□1

（3）我要哭或想哭。　□1　□2　□3　□4

（4）我夜间睡眠不好。　□1　□2　□3　□4

* （5）我吃饭像平时一样多。　□4　□3　□2　□1

* （6）我的性功能正常。　□4　□3　□2　□1

（7）我感到体重减轻。　□1　□2　□3　□4

（8）我为便秘烦恼。　□1　□2　□3　□4

（9）我的心跳比平时快。　□1　□2　□3　□4

（10）我无故感到疲劳。　□1　□2　□3　□4

* （11）我的头脑像往常一样清楚。　□4　□3　□2　□1

* （12）我做事情像平时一样不感到困难。　□4　□3　□2　□1

（13）我坐卧不安，难以保持平静。　□1　□2　□3　□4

* （14）我对未来感到有希望。　□4　□3　□2　□1

（15）我比平时更容易激怒。　□1　□2　□3　□4

* （16）我觉得决定什么事很容易。　□4　□3　□2　□1

* （17）我感到自己是有用的和不可缺少的人。　□4　□3　□2　□1

＊（18）我的生活很有意义。 □4 □3 □2 □1

（19）假若我死了别人会过得更好。 □1 □2 □3 □4

＊（20）我仍旧喜爱自己平时喜爱的东西。 □4 □3 □2 □1

评分方法：按选项将分数累加（其中带＊的选项为反向题）。分值越低状态越好，SDS 总分的正常上限为 41 分，标准分为总分乘以 1.25 后所得的整数部分。我国以 SDS 标准分≥50 为有抑郁症状；轻度抑郁：53～62；中度抑郁：63～72；重度抑郁：＞72。

注意事项：

（1）SDS 主要适用于具有抑郁症状的成年人，它对心理咨询门诊及精神科门诊或住院精神病人均可使用。对严重阻滞症状的抑郁病人，评定有困难。

（2）关于抑郁症状的分级，除参考量表分值外，主要还要根据临床症状。特别是要害症状的程度来划分，量表分值仅能作为一项参考指标而非绝对标准。

资料来源：王征宇，迟玉芬. 抑郁自评量表（SDS）[J]. 上海精神医学，1984（2）.

第四章　身体素质测量与评价

本章简介：本章主要介绍与健康关系密切的身体素质，如肌肉力量、柔韧灵敏性和平衡能力等指标的测量与评价方法以及在体质评价中的应用。

关键词：肌肉力量、柔韧性、静态平衡、动态平衡

身体素质是人体肌肉活动基本能力的表现。通常人们把人体在肌肉活动中所表现出来的力量、速度、耐力、灵敏性及柔韧性等机能能力统称为身体素质。人的日常生活、生产劳动和体育运动等，都是在神经系统支配下所实现的不同形式的肌肉活动。这些活动的基本能力可以表现在很多方面，如肌肉收缩力量的大小、收缩速度的快慢、持续时间的长短、关节活动范围的大小以及动作是否灵敏和协调等。更确切地讲，身体素质是人体各器官系统的功能在肌肉工作中的综合反映。

良好的身体素质可以帮助人们获得更好的劳动能力，有更充沛的体力进行休闲活动和学习掌握一些运动技能，提高生活兴趣和生存能力，并有利于在遇到危险时有敏捷灵活的身体能力躲过灾害，因此是体质健康的重要方面。

一般来说，在身体素质中肌肉力量、心肺耐力、柔韧性和平衡能力对体质健康影响非常显著，其中心肺耐力的测量与评价已在第三章描述，本章重点阐述肌肉力量、柔韧度和灵敏度、平衡性与协调性的测评。

第一节　肌肉力量测评

一、肌肉力量测评概述

（一）肌肉力量测评的意义

在体质健康研究领域，肌肉力量是指肌肉的抗阻能力，肌肉耐力指持续收

缩的能力或重复收缩的次数。它们都是人体活动能力的重要基础。

肌肉力量和耐力与健康密切相关，肌肉力量增龄性衰减对人类生活质量有很大影响，如老年人的脆弱与行动不便、骨折、功能衰退最主要的原因是肌肉力量与耐力降低。因此认为肌肉力量与一些常见性疾病如骨质疏松、各种组织的劳损、肥胖等均存在直接或间接的关系。肌肉力量已经被认为可以作为一个独立因素，预测股骨头、腰椎及前臂的骨密度。因此，对肌肉力量进行评价成为全面了解人体体质健康水平的重要依据。肌肉力量提高会保持身体健康，减少疾病的发生，从而提高生活质量。运动健身可以有效地提高和改善人体肌肉力量水平，通过可信度高的肌肉力量测定方法监控肌肉力量的变化可以为体育健身、运动康复提供很好的帮助。

（二）肌肉力量测评分类

肌肉力量的收缩形式主要可以分为两大类：静力性收缩形式和动力性收缩形式。静力性收缩也就是等长收缩，是指肌肉张力增加，并不产生有关运动环节移动的收缩形式，等长收缩对静力运动和保持原有的关节位置是很重要的。动力性收缩是指不论肌肉张力变或不变，但都有相关运动环节发生移动的收缩形式。肌肉力量测评有的方法比较复杂，并有一定的风险，一般认为，静力性力量测试的安全性高于动力性力量测试，而动力性力量测试中的等动力量测试要求的仪器设备比较昂贵，在大众体质评价中使用不够广泛。一般来说，大众健身、康复锻炼宜选择安全性好、动作简便的测试方法，根据肌肉力量的表现形式，可分为最大力量、快速力量和力量耐力，体质评价中更多地关注最大肌力和肌肉耐力的测评。

二、肌肉力量测评方法

（一）动力性力量测评

动力性力量测试被称为最实用的功能性肌力评定方法，它最大的优点是更贴近人们维持良好体质所需的肌力水平，而且测试相对简便，不需要特别昂贵的设备，可以在较大范围应用。美国已经把最大肌力（1RM）测试用于国民体质健康评价。但是动力性最大肌力测定存在一定的测试风险，不少研究者认为，采用次最大强度重复收缩更易实施和控制，主张以次最大强度下重复收缩的次数和负荷推测最大力量（1RM），并且已有多个推算公式问世。对此也有一些研究者提出相反论点，主张采用直接测试 1RM 的方法。总之，研究针对普通大众的科学的测试难度适宜的力量测评方法，建立各年龄的评价参考值仍是国民体质中力量测评的研究热点。

1. 最大力量测试

最大力量测试，即 1RM 测试。一般来说适合有一定锻炼基础的人，或者对被测者进行一定时间的适应性练习，在他们基本掌握动作要领和学会基本技术后再参加测试，这样才能保证测评的准确性，也会避免因为最大用力导致的肌肉损伤。一般认为，对于没有任何力量锻炼基础的人，需要经过 1～2 周的力量练习才可以参加 1RM 测试。体质评价的 1RM 测试应尽量选择简便的动作手段，常用的有负重仰卧推、负重双臂曲、负重蹲起等。

使用仪器：杠铃杆、杠铃片、卧推架、史密斯架等。

（1）双臂屈测试方法

①受试者取站立位，双脚开立与肩同宽。为固定躯干，避免测试时借用肩带和躯干的力量，可身体背朝墙，脚跟离墙约 10cm 站立，双臂下垂伸直，掌心向前抓握杠铃杆，上臂靠近体侧，掌心向前。②受试者屈肘将杠铃提升至胸前（无屈腿和屈背动作）后还原（见图 4－1）。

（2）仰卧推力量测试方法

①受试者仰卧于卧推凳上，膝关节弯曲自然放于测试台，双手分开置于胸前与肩同宽。②测试人员将杠铃放置于受试者手中。③受试者将杠铃推起至两臂伸直于胸正上方至肘关节完全伸直位置时，则测试有效后动作还原（见图 4－2）。

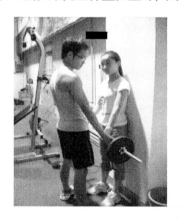 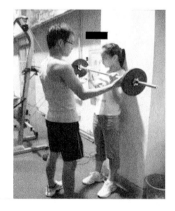

图 4－1 双臂屈测试图示

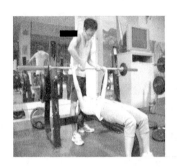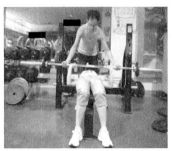

图 4 - 2　仰卧推测试图示

（3）负重蹲起测试方法

①受试者站于史密斯架前，两脚自然开立略比肩宽，身体微微后倾，倚到杠铃杆上（调节杠铃杆的高度至适宜）。②测试者把杠铃置于受试者颈后肩上，受试者两手握住杠铃杆，使杠铃重心两边平衡。③两膝慢慢弯屈，直至下蹲到大腿部与地面平行的位置后起立还原。在整个下蹲和起立的过程中，保持双眼平视前方，躯干保持挺直（见图 4 - 3）。

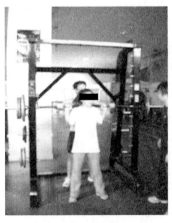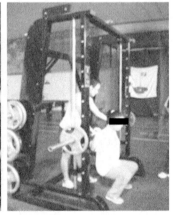

图 4 - 3　负重蹲起图示

（4）测试的注意事项

①测试时必须进行充分的准备活动，包括心肺功能的适应性活动、主要关节和韧带的充分活动，与测试项目有关的关节、韧带、肌肉群要重点活动。

②在进行最大肌力测试时，事先应估算受试者的 1RM 水平，先试举相当于预测 1RM 40% ~ 60% 的重量 5 ~ 10 次，休息 1 分钟之后，再试举相当于预

测 1RM 60%～80% 的重量 3～5 次。休息 1～2 分钟再进行正式测试，正式测试最好在 4 个负荷内完成。初始负荷也可以参考下列数据：负重双臂屈女20%，男 35% 体重；仰卧推女 40%，男 60%～80% 体重；负重蹲起女 70%，男 90%～110% 体重。

③最大肌力测试需渐增负荷，建议在两个负荷间应间歇 1 分钟以上；进行肌肉耐力测试建议选择 15RM 左右的负荷，每一次动作之间建议间隔 0.5～1秒再重复动作（因为利用肌肉的离心反弹可使重复动作的力量增加 8%～16%），至最大重复次数。

④测试时必须有保护人员。

2. 最大肌力的评价

目前国内还没有建立相对成熟的评价标准，Wilmore 和 Costill 的研究认为，普通男子双臂屈的 1RM 应达到自身体重的 50%，仰卧推应达到自身体重的100%。普通女子双臂屈的 1RM 应达到自身体重的 35%，仰卧推应达到自身体重 70%。国内谭思洁、徐冬青等也进行了相关的研究，经过大样本测试推荐的中国人最大肌力（1RM）参考值（平均值）见表 4－1。

表 4－1　20～69 岁最大肌力（1RM）测评参考值　　单位：kg

年龄（岁）	负重双臂屈		仰卧推举		负重蹲起	
	男	女	男	女	男	女
20～29	>34	>19	>62	>35	>90	>55
30～39	>35	>22	>65	>37	>95	>70
40～49	>33	>21	>60	>37	>85	>63
50～59	>30	>19	>55	>36	>75	>55
60～69	>25	>18	>50	>34		

注：表中数据的测试样本为健康的天津市普通市民；身高：男性为 168～178 厘米；女性为 155～165 厘米；BMI 指数为 21～25。

3. 肌肉耐力测试

肌肉耐力随年龄增长会发生变化，且在不同的年龄段发展和衰减不平衡，在日常生活中，人们所用到的肌肉力量大部分还是肌肉耐力，如走路持续的时间，上班族久坐后腰背肌肉的疲劳程度等。因此，防止因年龄增长或疾病造成的肌肉丢失，从而保持或增加肌肉力量，普通人涉及更多的是肌肉耐力的锻炼。动力性肌肉耐力测试有 15RM 的仰卧推举、负重双臂屈以及俯卧撑、仰卧举腿、1 分钟连续蹲起等。

（1）负重双臂屈、仰卧推举测评方法

负重双臂屈和仰卧推举的测试方法同 1RM 相同指标，一般采用 15RM 进行测评，目前国内没有建立成熟的测评标准。表 4 - 2 为谭思洁等推荐的 20 ~ 69 岁普通人测评参考值。

表 4 - 2　20 ~ 69 岁肌肉耐力（15RM）测评参考值　　　　单位：kg

年龄（岁）	负重双臂屈		仰卧推举	
	男	女	男	女
20 ~ 29	> 23	> 13	> 45	> 24
30 ~ 39	> 25	> 15	> 45	> 25
40 ~ 49	> 23	> 14	> 43	> 24
50 ~ 59	> 22	> 13	> 40	> 23
60 ~ 69	> 20	> 12	> 35	> 22

注：表中数据的测试样本为健康的天津市普通市民；身高：男性为 168 ~ 178 厘米；女性为 155 ~ 165 厘米；BMI 指数为 21 ~ 25。

（2）1 分钟连续蹲起测评

受试者双手交叉抱于背部，两脚与肩同宽站立。听到开始口令后双腿屈膝蹲至大腿与地面平行后站直身体，重复此动作至 1 分钟或不能完成，测试过程中上身尽量始终保持直立。记录 1 分钟完成次数为测试成绩。表 4 - 3 为谭思洁等推荐的 20 ~ 69 岁普通人测评参考值。

表 4 - 3　20 ~ 69 岁 1 分钟连续蹲起测评参考值　　　　单位：次

年龄（岁）	男	女
20 ~ 24	> 48	> 37
25 ~ 29	> 47	> 42
30 ~ 34	> 46	> 39
35 ~ 39	> 43	> 38
40 ~ 44	> 42	> 37
45 ~ 49	> 40	> 34
50 ~ 54	> 37	> 31
55 ~ 59	> 36	> 30
60 ~ 69	> 33	> 26

（3）仰卧举腿测评方法

受试者仰卧于瑜伽垫上，双手放于脑后，两腿并拢伸直。在受试者两侧放置一个双柱标杆（与髋关节平行），在标杆50cm高度处用一皮筋连接两侧。受试者做收腹直抬腿动作，两腿必须碰到皮筋后慢慢放下，两脚尽量放低，但不能落地，反复连续做至1分钟或不能完成动作止（见图4-4）。记录抬起次数为成绩。

注意事项：受试者在整个动作过程中要保持腿部伸直，不得屈腿，两脚不得触地，两腿未碰到皮筋或脚触地，动作无效。

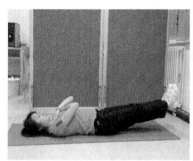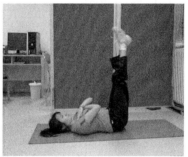

图4-4　仰卧举腿图示

表4-4为推荐的20～69岁普通人测评参考值。

表4-4　不同年龄人群仰卧举腿测评参考值　　　　　单位：次

年龄（岁）	男	女
20～29	≥38	≥35
30～39	≥36	≥32
40～49	≥33	≥29
50～59	≥30	≥26
60～69	≥26	≥20

（二）静力性力量测评

静力性力量测试的最大优点是操作简易，安全性较高，易于标准化，缺点是只能对静态力量进行测试。

在体质评价中目前常用的有握力、背力、腿力。

握力测试是经典的等长（静力性力量）肌力的测试方法，因测试的简便、安全成为最常用的肌力评价指标，并且研究显示握力与人体其他部位肌力有较好的相关性，因此，我国把握力指标纳入国民体质监测中。但随着体质健康研究的深入以及人们对力量测评的重视，一些研究者提出握力评价肌肉力量存在许多不完善之处。

1. 握力测评方法

受试者手持握力计，自然站立，两臂下垂；以最大力量抓握握力计 1 次，并读数记录。左右手交替各测 2～3 次，取最大值记录。

注意事项：测试前应将把柄距离调至便于发力的位置，用力时不准曲臂、挥臂、弯腰或使持握力计的手触身体其他部位。

握力测评标准见表 4－5、表 4－6。

表 4－5 成年人握力评价标准（男）　　　　单位：kg

年龄（岁）	等级				
	差	下	中	良	优
20～24	29.6～36.9	37.0～43.5	43.6～49.2	49.3～56.3	＞56.3
25～29	32.6～38.3	38.4～44.8	44.9～50.4	50.5～57.6	＞57.6
30～34	32.2～38.0	38.1～44.9	45.0～50.6	50.7～57.6	＞57.6
35～39	31.3～37.2	37.3～44.4	44.5～50.2	50.3～57.7	＞57.7
40～44	30.0～36.4	36.5～43.4	43.5～45.9	46.0～56.7	＞56.7
45～49	29.2～35.4	35.5～42.4	42.5～48.5	48.6～55.4	＞55.4
50～54	27.2～37.7	37.8～40.3	40.4～46.3	46.4～53.2	＞53.2
55～59	25.9～31.4	31.5～38.5	38.6～43.9	44.0～50.7	＞50.7

资料来源：国家体育总局. 国民体质测定标准手册［M］. 北京：人民体育出版社，2003.

表 4－6 成年人握力评价标准（女）　　　　单位：kg

年龄（岁）	等级				
	差	下	中	良	优
20～24	18.6～21.1	21.2～25.7	25.8～29.8	29.9～35.0	＞35.0
25～29	19.2～21.7	21.8～26.1	26.2～30.1	30.2～35.3	＞35.3
30～34	19.8～22.3	22.4～26.9	27.0～30.9	31.0～36.1	＞36.1
35～39	19.6～22.3	22.4～27.0	27.1～31.2	31.3～36.4	＞36.4
40～44	19.1～22.0	22.1～26.9	27.0～31.0	31.1～36.5	＞36.6
45～49	18.1～21.2	21.3～26.0	26.1～30.3	30.4～35.7	＞35.7

年龄（岁）	等级				
	差	下	中	良	优
50~54	17.1~20.1	20.2~24.8	24.9~28.9	29.0~34.2	>34.2
55~59	16.3~19.2	19.3~23.5	23.6~27.6	27.7~32.7	>32.7

资料来源：国家体育总局. 国民体质测定标准手册 [M]. 北京：人民体育出版社，2003.

2. 背肌力和腿力测评方法

背肌力和腿力的测定都使用背力计。背力的测试方法是：测试者直立于背力计底盘上，双臂自然下垂于大腿前，将握柄高度调试到接触指尖的位置，然后把表盘上的刻度值"归零"。受试者两腿伸直，上体略前倾（约30°），两臂伸直紧握把柄（手心向内），用最大力气向上拉，待刻度值达到最大，记录测试结果。连续测试两次取最高值。

腿力的测试方法是根据测试者的膝关节位置，将手柄高度调试到下肢易于发力的最佳位置，然后把表盘上的刻度值"归零"。受试者背向站在背力计踏板上，屈膝至膝关节约135°，挺腰直背，双手虎口相对握持手柄，腿部用力蹬直两腿，带动上肢握持手柄上挺，待刻度值达到最大记录测试结果。连续测试两次取最高值。背力及腿力的评价见表4-7、表4-8。

表4-7 不同年龄男性测评参考值　　　　　　单位：kg

年龄（岁）	背力	腿力
20~29	≥115	≥127
30~39	≥120	≥130
40~49	≥105	≥115
50~59	≥95	≥100
60~70	≥87	≥95

表4-8 不同年龄女性测评参考值　　　　　　单位：kg

年龄（岁）	背力	腿力
20~29	≥65	≥71
30~39	≥70	≥70
40~49	≥60	≥62
50~59	≥45	≥51
60~70	≥39	≥40

第二节 身体柔韧性的测量与评价

一、身体柔韧性测量概述

(一) 身体柔韧性的概念

柔韧性是指用力做动作时扩大动作幅度的能力，即使某一关节达到最大关节活动度的能力，包括身体各个关节的活动幅度以及跨过关节的肌肉、肌腱、韧带、关节囊、皮肤等其他组织的弹性和伸展能力；参加健身前的准备活动是否充分，肌肉黏滞性是否得到很好的克服等都会影响柔韧性。

柔韧性是日常生活活动中重要的能力，对于提高身体活动水平，改善肌肉紧张，避免关节僵硬，维持正确的体姿、体态，减少运动器官损伤具有重要意义。保持所有关节的柔韧性良好有助于改善肌肉和关节周围结缔组织自由运动的幅度，更快地掌握运动技能，获得更好的锻炼效果，从而提高人们参加各种体育运动的兴趣和信心。但是也必须注意到，当某项运动使关节结构超出最大关节活动范围时就会导致组织损伤，比如为提高身体柔韧性的拉伸练习应在正确方法下适度进行，过度的拉伸亦会导致关节松动，增加受伤的概率，如脱臼等。

柔韧性可用单一的或是一系列的关节运动幅度（ROM）来表示。它可以反映关节在正常状态下运动的可能性。良好的柔韧度可使关节在劳动、生活、娱乐以及运动中有更大的活动范围，提升身体的灵敏度；灵敏度是指人在一定的空间迅速、准确地改变整个身体运动方向的能力。

影响柔韧性的因素有：①关节结构所允许的自由度；②关节系统的引导行为；③相邻主要关节和其他骨性结构的关系；④关节周围的肌肉和连接组织在结构限制下伸长的能力。

(二) 身体柔韧性对健康的意义

柔韧性是健康相关体质的重要组成部分，良好的柔韧性能够增加肌肉和关节的活动度，改善肌肉和关节周围结缔组织能够增加自由运动的程度，并且能够提高个人参加各种体育运动和娱乐活动的能力，从而提高生活质量。适当的柔韧性也有利于日常生活中的活动，如能更自如地完成旋转、起身和弯腰等动作。这对于获得良好的生活质量至关重要。一般认为，柔韧性太差将会增加运动中肌肉拉伤的风险；但过强的柔韧性也有使组织松弛以致脱臼（脱位）和扭伤的敏感性增加的风险；在运动健身中，适度进行拉伸练习，提高和保持适宜的柔韧度有助于预防运动损伤。

柔韧性与人的年龄有关，一般来说，年龄越小，柔韧性越好，随着年龄的增大，如果不注意锻炼，会造成关节周围软组织弹性和肌肉伸展性明显下降，结果使人的活动效率大大降低并带来相应的不适感。比如困扰现代人的"后背痛"就与腰背部和大腿后群肌肉伸展性不足、肌肉耐力差有关。加强柔韧性的练习，对不同年龄的人都是非常重要的。

二、身体柔韧性常用测量方法

在进行柔韧性测试前应注意以下几点。

（1）不能用一个关节的活动幅度去推测另一关节的活动幅度，身体两侧同样关节的柔韧性一般也会有所差别，所以任何关节的活动幅度都不能代表总的柔韧性。

（2）受试者对动作导致肌肉牵拉的忍受力是不定因素，所以柔韧性测试结果带有一定程度的主观性。

（3）测量前受试者应做好准备活动。测量时动作勿过大、过猛，以免拉伤；同时应由一同伴保护和协助其完成测量。

（4）受试者在测量过程中应与测试者配合，当身体处于最大伸展部位时，要尽量稳定一段时间，以便测量。测试者动作要快速、准确。

（5）柔韧性测试有一定的风险性，要让受试者充分理解正确的测试方法，测试前签署自愿同意书。

（一）坐位体前屈

1. 使用仪器

体前屈测定仪。

2. 测试方法

受试者面向仪器坐在垫子上，双腿向前伸直；脚跟并拢，蹬在测试仪的挡板上，脚尖自然分开。测试人员调整导轨高度使受试者脚尖平齐游标下缘。测试时，受试者双手并拢，掌心向下平伸，膝关节伸直，上体前屈，用双手中指指尖推动游标平滑前进，直到不能推动为止（见图4－5）。

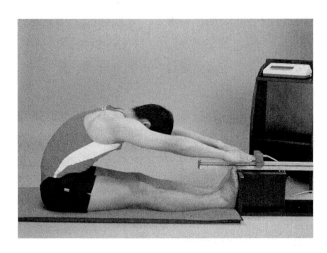

图4-5 坐位体前屈测试图示

评价方法参照《国民体质测定标准手册》。

3. 注意事项

（1）测试前，受试者应做好准备活动（关节韧带的拉伸）。

（2）测试时，受试者双臂不能突然向前猛推游标；亦不能用单手前推，膝关节不能弯曲。

（3）每次测试前，测试人员要将游标复位（推到导轨近端位置）。

受试者体前屈时双膝必须伸直，双手中指尖要平齐，缓慢下推标志板不得用力下振，测试者站在受试者右前侧，用右手轻托受试者右肩，以防其失之平衡，向前倾斜跌倒。

（二）立位体前屈

1. 使用器材

皮卷尺。

2. 测试方法

受试者立于台上，两腿并拢伸直，足尖约分开5cm。然后上体缓慢前屈，同时双手与臂充分伸直，尽力向下伸，腿不得弯曲（见图4-6），当中指尖停止不动时，测量中指尖与台面距离。中指尖在台面以下为正数，台面以上为负数，刚好到台面为0。

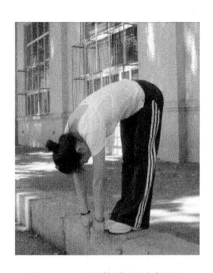

图 4 - 6　立位体前屈测试图示

(三) 双手背勾

双手背勾用于测评肩关节的活动范围。

1. 场地器材

一块平坦空地、软皮卷尺。

2. 测验方法

受试者一只手越过肩膀向下伸到背后，手心贴背部，另一只手绕着后背向上伸到中间，手背贴背部，双手中指相对或互叠，测量 2 个中指间的距离（以厘米为单位）。负数值（-）表示两中指相距的距离，正数值（+）表示重叠的程度。评价参考见表 4 - 9。

表 4 - 9　肩关节柔韧性评价参考标准　　　　单位：厘米

右手在上得分	左手在上得分	柔韧性等级
<0	<0	很差
0	0	较差
+2.5	+2.5	一般
+5	+5	较好
+7.5	+7.5	好
+10	+10	优秀

资料来源：刘洵. 运动生理实验学［M］. 北京：人民体育出版社，2009.

（四）持棍转肩距

测试肩关节灵活性。

1. 场地器材

长度 1.5 米左右、直径 2～2.5 厘米的圆柱形横杆和不短于 1.5 米的皮卷尺。

2. 测验方法

（1）测量受测者肩宽。

（2）受测者身体直立，双脚与肩同宽两臂向前伸直，双手虎口相对在体前横握杆；然后双臂直臂上抬至头顶，从头顶处开始向体后下方做翻转动作，保持双臂自然伸直状态后，呈体后握杆姿势。

（3）测验人员测量完成转肩后两手虎口间的最小握距。

（五）测角术（ROM）

身体局部的柔韧性通常与关节活动范围有关，柔韧性评估也可以采用关节运动幅度（ROM）来表示。它表达关节在正常状态下运动的可能性，常采用测角仪（Goniometer）进行关节活动度的测量，作为局部柔韧性的评价指标。

测角仪是一种度量角度大小的装置，又称测角器、测角计、角度计、量角仪等。它通过转臂传动装置进行角度测量（见图 4-7）。

测角术测试基本方法：

1. 测量位置

各运动关节屈、伸、内敛、外展、内旋、外旋等关节幅度。

2. 测量方法

测试人员明确被测关节轴心位置、关节两端环节的纵轴线位置以及关节中立位。测量时，测角仪的中心位置对准关节轴心，固定臂对准近端环节的纵轴或者延长线，活动臂对准远端环节的纵轴，以中立位为 0，活动臂由中立位开始随肢体移动，测出关节屈、伸、内敛、外展、内旋、外旋等幅度（见图 4-7）。

测角仪两端张开的角会在尺子上显示出来即为关节角度。测量范围 ±45°，分辨力 0.01°；允许误差 ±0.01%，±0.02%。

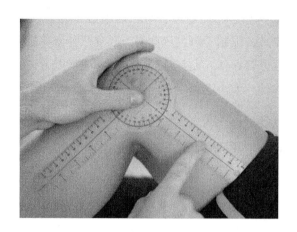

图4-7　量角仪测试图示

第三节　平衡能力测评

一、平衡能力测评概述

（一）平衡能力的概念

平衡能力是指保持身体重心在支撑面以内，从而维持静态的姿势完成主动的动作以及对外部干扰做出反应的能力。姿势稳定和平衡是经常被用来描述平衡能力的术语。平衡能力通常分为静态平衡和动态平衡。静态平衡是指当站或者坐时，维持身体重心在支撑面以内的能力，而动态平衡则是指身体重心和支撑面发生位移时保持直立的能力（如行走时）。平衡性与协调性关系密切，平衡性是指人在静止或运动状态维持身体平衡的能力；协调性指人运用机体本体感觉在生活和工作中流利、准确、协调地完成动作的能力。如建筑物上的高空作业就需要身体具有较高的平衡能力。

（二）平衡能力对健康的意义

人体平衡能力是进行各类日常活动的基本保障。然而，由于疾病的影响或随着年龄的增长，与平衡能力有关的身体功能会出现衰退或损伤，如肌肉力量的减弱、骨骼和关节功能退化、视力的减退、神经调节功能的弱化及反应时间的延长等，均会导致人体平衡能力下降进而严重影响生活质量。平衡能力不足会使人产生跌倒畏惧心理，在各种日常活动中过于谨慎，影响正常的身体功能、活动能力及步态，限制了自主活动能力以及社会参与能力，以致降低生活质量。对平衡能力进行评估，尤其是对老年人的平衡能力进行评估，将在很多方面起到积极的作用，如协助确定运动障碍的程度、预测跌倒风险、评估独立生活能力等。

二、平衡能力常用测评方法

（一）静态平衡

测试方法：受试者自然站立，两手侧平举，一腿屈膝高抬，当听到"开始"口令后，闭眼抬起任意一只脚单脚站立，同时测试员开表计时。当受试者支撑脚移动或抬起脚着地时，测试员停表。测试两次，取最好成绩，记录以秒为单位。

站立时间长于1分钟为优，短于30秒为差。

注意事项：

在测试过程中受试者不能睁眼，测试人员发现受试者眼睛睁开时应立即用脚点击踏板结束测试。测试过程中，测试人员要注意保护受试者，防止其摔倒。

（二）动态平衡

1. 前庭平衡能力

测试仪器：皮卷尺，平坦地面。

测试方法：设置一条5m长参照直线，在测试人员指导下，受试者原地闭眼转5圈后快走直线5m，应不偏离直线。

儿童进行测试可降低难度，闭眼走直线，距离5m。

2. 功能性前伸测试

测试仪器：墙，标尺。

测试方法：受试者按要求站在墙壁旁边但不接触墙壁，优势手臂在靠近墙壁的一侧，握拳，上臂抬起呈水平状态。测试人员在中指的位置记录起始位置。要求受试者"尽可能远远地前伸，同时维持重心的稳定"。记录中指指尖可到达的最远位置。记录开始和结束位置之间的距离。测量三次，取平均值。评价参考标准见表4-10。

表 4 – 10　功能性前伸评价标准

等级	测试结果（厘米）
低风险	> 25.4
中等风险	15.24 ~ 25.4
高风险	< 15.24
极高风险	不能前伸

第五章　体质综合评价

本章简介：本章主要介绍可以对体质进行综合评定的常用方法；包括国民体质监测、学生体质监测、体力年龄及功能性体适能的应用方法。

关键词：国民体质监测、国家学生体质健康标准、功能性体适能、体力年龄

第一节　国民体质监测

一、国民体质监测概述

（一）国民体质监测基本概念

国民体质监测是指国家为了系统掌握国民体质状况，以抽样调查的方式，按照国家颁布的国民体质监测指标，在全国范围内定期对监测对象统一测试和对监测数据进行分析、研究。系统了解个体和群体的体质水平，为制定发展体质的措施、研究体质发育规律、鉴别改善体质手段的有效性提供依据。

我国国民体质监测起步于20世纪80年代初；2000年国家体育总局等10个部委局联合发文部署国民体质监测工作，并规定国家每五年开展一次国民体质监测工作；自此大规模、系统的国民体质监测正式开始实施；形成了以每五年为一个周期、具有制度性和系统性的国民体质监测体系；监测对象为3～69周岁的中国公民；在2020年即将开展的第五次国民体质监测中，将监测年龄延长到79周岁。

国民体质监测的数据采集具有指标多、地域范围广、样本分层多、样本量

大的特点。在已经完成的 2000 年、2005 年、2010 年和 2014 年共 4 次国民体质监测中，幼儿、成年人和老年人三类人群全国 31 个省（区、市）的国家抽测点达到 114 个区县，总样本量达到每次 22.32 万人。

（二）国民体质监测的任务

国民体质监测任务是对监测对象进行体质测试；建立国民体质数据库；统计与分析监测数据；公布监测结果，为相关工作决策和研究提供服务。

国民体质状况是国民体育健身活动效果的重要评定指标，也是全民健身工作的客观反映。我国的国民体质监测是系统了解我国国民体质状况，为国家制定健康促进相关政策的科学基础。目前，全国性的体质监测对运动健身以及健康行为的评价作用日益突出。社会各方面在运动健身、践行健康生活方式的过程中，对体质监测提出更多需求。国民体质监测是一项系统的、长期的工作，特别是其长期动态观测的特殊性，对延续性要求较高。

二、国民体质监测评价体系

（一）国民体质监测评价体系概述

指标体系的建立是国民体质监测的核心和灵魂，监测指标的代表性和可行性以及确定评价权重是其中的关键，我国国民体质监测指标体系的建立是依循：①指标能够真实反映体质的内容，反映一个或多种体质要素；②指标反映相应年龄性别人群的体质特点；③指标构成的评价体系要能够比较全面地反映个体和人群的体质综合水平。指标体系包括问卷指标和检测指标两部分，问卷调查以监测对象的社会人口属性和体质的主要相关因素为主要内容，不同监测年度略有不同；核心指标除社会人口学指标外，体育锻炼、身体活动指标是我国国民体质监测问卷指标的主体内容。

自 2000 年起，我国开展的国民体质检测的监测对象为 3～69 岁中华人民共和国境内的公民，采用多阶段分层的抽样方法，按城乡、性别和年龄段分层，其中 3～6 岁为幼儿人群，以在幼儿园抽样为主；7～19 岁为儿童青少年（学生）人群，与教育部实施的《儿童青少年（学生）体质与健康监测》合并；20～59 岁为成年人群，以城市体力劳动者、城市非体力劳动者和农民为抽样人群分类，以城镇的单位和农村的自然村为抽样最小单元；60～69 岁为老年人群，在社区和自然村抽样。监测内容分为问卷调查和体质检测两部分。

国民体质监测的检测指标是一组由多个单指标构成的指标集合，为保证数据的可比性，2000—2014 年历次监测中在检测指标、测试方法和测试仪器方面基本固定，这有利于数据纵向对比，实现对国民体质的动态观测和研究。

国民体质监测系统自 2000 年建立以来，取得非常成功的经验和有影响力的成果，但随着体质与健康研究领域理论水平和测量水平的飞快发展，监测体系需要改进和提升；因此第五次国民体质监测工作在原有体系上进行了科学论证；遵循科学性、可行性、延续性、可比性、规范性和国内外经典、时代性与先进性的基本原则在检测指标、人群范围以及检测方法上有重大突破性改进。

（二）2000—2014 年国民体质监测检测指标体系

自 2000 年第一次大规模的国民体质监测开始，检测指标体系建立选取了身体形态、机能、素质（运动能力）三类体质属性的典型指标（见表 5 - 1），在科学性和可行性的基础上，考虑到同类指标的代表性与相关性，以最优化和节约化为基本原则，同时注意了区别不同年龄/性别人群在生命周期中的体质与健康特点。经过 2000—2014 年四次国民体质监测的实践，表明其结构基本合理、可操作性较强，有利于综合评价中国人体质水平。

表 5 - 1　国民体质监测检测指标体系（2000—2014）

类别	测试指标	幼儿	成年甲组	成年乙组	老年人
		（3～6 岁）	（20～39 岁）	（40～59 岁）	（60～69 岁）
身体形态	身高	√	√	√	√
	坐高	√			
	体重	√	√	√	√
	胸围	√	√	√	√
	腰围		√	√	√
	臀围		√	√	√
	皮褶厚度	√	√	√	√
身体机能	安静脉搏（心率）	√	√	√	√
	血压		√	√	√
	肺活量		√	√	√
	台阶试验		√	√	
身体素质	立定跳远	√			
	网球掷远	√			
	坐位体前屈	√	√	√	√

类别	测试指标	幼儿	成年甲组	成年乙组	老年人
		（3～6岁）	（20～39岁）	（40～59岁）	（60～69岁）
身体素质	10米折返跑	√			
	走平衡木	√			
	双脚连续跳	√			
	握力		√	√	√
	背力		√		
	纵跳		√		
	俯卧撑（男）		√		
	仰卧起坐（女）		√		
	闭眼单脚站立		√	√	√
	选择反应时	√	√	√	√

（三）第五次国民体质监测指标体系

1. 第五次国民体质监测检测指标体系

第五次国民体质监测中，检测指标体系有重大变化。国家体育总局组织专家组对原有指标体系进行了修订，修订方案在国民体质监测原有检测指标的基础上，本着尽量保留历次监测数据测试方法和指标的同一性以及进行统计、对比分析的延续性的原则，对原有指标的科学性、可行性、实施难度进行了梳理，有针对性地总结国民体质监测原有指标体系中的问题，考虑我国国民在肥胖、心血管病等非传染慢性疾病的严峻性等因素，对新指标体系的建立进行了充分的专家论证后确立了新的检测指标体系（见表5－2）。

表5－2 第五次国民体质监测检测指标体系

	检测指标	幼儿	成年人	老年人
		（3～6岁）	（20～59岁）	（60～79岁）
身体形态	身高	●	●	●
	坐高	●		
	体重	●	●	●
	胸围	●		
	腰围		●	●
	臀围		●	●
	体脂率	●	●	●

	检测指标	幼儿 （3~6岁）	成年人 （20~59岁）	老年人 （60~79岁）
身体机能	安静脉搏	●	●	●
	血压		●	●
	肺活量		●	●
	功率车二级负荷试验		●	
	2分钟原地高抬腿			●
身体素质	握力	●	●	●
	背力		●	
	立定跳远	●		
	纵跳		●	
	俯卧撑（男）/跪卧撑（女）		●	
	1分钟仰卧起坐		●	
	坐位体前屈	●	●	●
	双脚连续跳	●		
	15米绕障碍跑	●		
	30秒坐站			●
	走平衡木	●		
	闭眼单脚站立		●	●
	选择反应时		●	●

注：●表示该年龄组检测此指标。

2. 新指标体系中修订主要内容

（1）增加体脂率指标

鉴于我国已经超过美国成为全球肥胖人口最多的国家，且已有大量研究证明过多的身体脂肪是引起高血压、心血管疾病、糖尿病等主要慢性疾病的重要危险因素，我国第五次国民体质监测在幼儿、成年和老年组的检测指标中增加了体脂率指标，目前采用电阻抗测试法。相关研究认为，电阻抗测量体脂百分比与 DEXA 法相比可能有一些误差。但其测量更简便、快速、成本较低，测量误差相对较小，且稳定性较好，在大样本体质测试中具有明显的优势。

（2）成年人和老年人增加心肺耐力测试，取消胸围指标

胸围是指人胸廓的最大围度，反映胸廓的大小和胸部肌肉的发育状况，是人体宽度和厚度最有代表性的指标，一定程度上反映身体形态和呼吸器官的发

育状况。但成年人和老年人胸廓发育均已完成，对于反映肺部呼吸功能的指示性作用不明显。在现有国民体质监测体系中，肺活量的测试可以有效反映成年人的基本肺功能，再加上增加心肺耐力测试，重复测量胸围，造成了一定程度上的浪费。

（3）成年人选用功率车二级负荷试验替代台阶试验

原有指标体系中台阶试验运动时间为3分钟，运动生理学界对台阶试验是否可以评价心肺功能存在一定的争议，主要依据有：台阶试验运动时间为3分钟，更多反映的是心功能，对心肺耐力代表性不强。

目前国内外普遍认可最大摄氧量是心肺耐力测评的金指标，而直接测试法过程复杂，运动风险高，不适用于大面积体质监测中，间接测定最大摄氧量的方法在大样本体质监测中比较适宜。经过专家多次研讨，最终选定功率车二级负荷试验推算最大摄氧量的方法评价心肺耐力。

（4）老年人增加2分钟原地高抬腿踏步

2分钟原地高抬腿踏步的意义是评价老年人的心肺耐力。足够的心肺耐力以及随着时间的推移，保持肌肉活动的能力是老年人健康的重要标志。由于年龄和可能患有慢性疾病造成的局限性，老年人需要采用简单和更安全的测试指标。2分钟原地高抬腿是国际上应用较成熟的评价老年人心肺耐力的方法，测试便捷，甚至对于行走有些困难和平衡性稍差的老人也适用。

（5）对成年组肌肉力量测试指标进行调整

1）改进1分钟仰卧起坐测试方法，成年男性增加该指标

腹肌与人类的健康关系密切。发达的腹肌对人类生命具有有益影响，经常锻炼腹肌可以增加腹肌力量、控制腰围，预防骨盆前倾、维持脊柱生理平衡等；对预防和治疗下腰痛等疾病也具有重要作用。仰卧起坐是评价腹肌力量方法之一，被广泛应用于国内外体质健康测评体系中。鉴于该指标的重要意义，在原仅女性参加该指标测试的基础上，增加成年男性的测评。女子由原来只测试成年乙组改为覆盖成年组全年龄段。

同时对我国以往仰卧起坐测试动作进行了一些改进：由双手头后交叉改为双手扩耳；对膝关节屈曲角度进行了弯曲90°的限定，并添加绑带进行双固定，受试者从完全仰卧位至完全坐起位视为完成一次仰卧起坐，以保证测试的标准化和降低损伤风险。

2）女子增加跪卧撑

在女子成年组增加跪卧撑测试。

3）纵跳、背力延长年龄段

原国民体质监测检测体系中肌肉力量和肌肉耐力指标握力、俯卧撑仅在成年20～39岁组内进行测试；现在延长至覆盖成年组20～59岁全年龄段。

（6）老年人增加30秒坐—站指标

30秒坐—站测试的意义是评价老年人的下肢肌力。足够的下肢肌肉力量能够有效阻止增龄性新陈代谢减慢，减少因摔倒造成的损伤，使老年人保持良好的身体活动能力，有能力有信心参加室外体育活动，抵制增龄性退行疾病的发生。但是老年人的肌肉力量测试有较大的损伤风险，因此选择合适的方法非常重要。以往我国国民体质监测中，老年人肌肉力量的评价指标只有握力，其主要反映的是上肢肌肉静力性力量。虽然有研究显示握力与人体肌力有一定的相关性，能间接地反映人体肌力的大小，但是仅用握力评定肌肉力量有很多局限，与年轻人相比，老年人的下肢肌力有更明显的下降。相关研究结果显示，65岁以后老年人腿部肌力仍以每年1%～2%的速度下降，它意味着老年人有可能因此丧失活动能力，增加跌倒的风险。各项日常生活所做的功能性活动当中，由坐到站被认为是最重要的功能性动作。因此，在我国国民体质监测中增加30秒坐—站测试，用来反映老年人的下肢肌力。

（7）幼儿取消网球掷远，增加握力指标

以往国民体质监测幼儿采用的是网球掷远来评价上肢力量。方法是幼儿通过肩上投球动作将网球掷出，用掷远距离来评价力量。在历次监测现场观察到，小龄幼儿掷网球时，因为不会发力，导致每次投球的方向和距离变化很大，重复性较差。幼儿阶段投掷动作发育尚不成熟，且影响投掷距离的因素很多，除了与上肢臂长和肌肉力量有关，还与幼儿对技术动作的理解和掌握等有关，因此为更准确地反映幼儿上肢力量，用握力测试取代网球掷远。握力是手紧握物体时所产生的力量总和，主要反映手部、前臂以及上肢的肌肉力量，是上肢肢体功能发挥的基础，被视为手功能评估中的重要指标，许多国家将其视为衡量儿童健康和发育状况的有效指标。握力测试安全性高，在幼儿阶段增加握力测试，使握力指标成为监测工作检测指标体系中唯一可贯穿所有年龄人群的肌肉力量指标，有利于对肌肉力量素质的纵向研究。

（8）幼儿用 15 米障碍跑取代 10 米折返跑

幼儿的移动速度和灵敏性是反映神经系统发育的重要指标。以往的 10 米折返跑测试中 1 次折返被认为难以反映幼儿快速改变体位的灵敏性，国外对幼儿进行灵敏性测试多采用 5 米×4 的折返跑（5 米的 4 次折返跑），根据国民体质监测的现场经验以及幼儿园实际教学经验，经过专家反复论证，决定采用 15 米折线跑（S 形绕障碍跑）测评幼儿的灵敏性。前期研究结果显示，15 米障碍跑测试（S 形绕行）中因设置更多障碍，能更好地测试幼儿在奔跑中绕行躲避障碍等情况，幼儿参与兴趣度高。场地设备简单，测试简便，方法可行。

三、国民体质监测检测指标测试系统

国民体质监测使用国家国民体质监测中心统一规定的仪器设备、测试方法和智能化监测系统，测试数据即时上传至国家体育总局国民体质监测中心，以保证数据的科学管理和使用。

（一）中心工作站工作流程

1. 测试前建卡

（1）按照中心工作站（GMCS – GZZ）使用说明将体质健康管理系统装入计算机，并插入加密狗待用。

（2）打开电源开关，按照体质健康管理系统操作指南将测试主机调试进入启动状态，并完成登录和主机定位。

（3）受试者在测试管理人员的协助下，在体质健康管理系统注册并初始化个人信息的射频卡。

2. 测试后读卡

（1）受试者完成所有项目测试后，将本人射频卡交给中心工作站工作人员，工作人员刷卡将受试者测试数据上传并保存至体质健康管理系统。

（2）如受试者有测试缺项，需补测后重新上传数据；如测试数据存在疑点，需由现场测试工作人员监督重测后，重新上传测试数据。

（3）受试者可由测试管理人员指导，通过添加小程序的形式获得个人体质测试评价报告和科学健身指导视频。

（二）测试仪器工作流程

1. 仪器进入工作状态

（1）打开电源：仪器安装完成后，测试人员打开测试仪器电源和主机电源。

（2）定位：仪器开机后主机会自动定位测试地点坐标。待主机定位到经纬度坐标后，测试人员单击"保存本次坐标"键保存。如关闭机器再次开机，需要重新定位并保存测试地点坐标。

（3）进入刷卡状态：当主机发出"嘟嘟"声后，表明仪器进入可刷卡状态。

（4）受试者信息输入：将已登记过的射频卡放在主机刷卡区，主机显示屏显示受试者基本信息，测试人员确认该信息与受试者一致后单击"确认"键进入测试界面。

2. 开始测试阶段

测试人员单击仪器主机显示屏上"开始测试"键或者数字键盘上"确认"键后，受试者按照测试人员要求进行测试。

3. 测试结果保存

测试结束时主机显示屏显示最终测试结果，同时自动在射频卡内保存测试结果。待主机显示"写卡成功"后测试人员按主机键盘上"确认"键，取走射频卡，测试结束。

（三）各指标测试方法及仪器使用

1. 身体形态测试

（1）身高（成年人、老年人）

测试仪器：身高测试仪。

测试方法：测试人员将水平压板推至仪器立柱最高处，单击"确认"键，主机显示"215.0cm"，仪器进入工作状态。

测试人员站在受试者左侧，受试者赤足，背向立柱站立在测试仪的底板上，躯干自然挺直，头部正直，两眼平视前方。耳屏上缘与眼眶下缘最低点呈水平位。上肢自然下垂，两腿伸直。两足跟并拢，足尖分开约60°。足跟、骶骨部及两肩胛间与立柱相接触，呈"三点一线"站立姿势。此时，测试人员单击主机"开始测试"键，水平压板自动下降与受试者头顶接触后回升，仪器自动上传身高测试值至主机及射频卡保存。身高测量值以厘米为单位，精确到小数点后1位。

注意事项：

1）身高测试仪应选择在平坦地面，靠墙放置。

2）严格执行"两点呈水平""三点靠立柱"的测量要求。

3）水平压板与头部接触时，松紧要适度，头发蓬松者要压实；妨碍测量的发辫、发结要放开，饰物要取下。

4）水平压板自动升降时，不能强行将其停住或上下移动，以免损坏仪器内部结构。

5）水平压板下降时，如没有碰到受试者，下降到90 cm处会自动回升。

6）测试结束后，写卡未成功的情况下拿走射频卡，机器会发出警报，此时需要将射频卡放回主机刷卡处重新写卡或者再次测试。

7）测试过程中，如遇外力阻止或机械发生故障时，需要关机，解决故障后再用。

（2）身高（幼儿）

测试仪器：身高坐高测试仪（幼儿）。

测试方法：测试人员将水平压板推至仪器立柱最高处，单击"确认"键，主机显示"165.0 cm"，仪器进入工作状态。

受试者赤足，背向立柱站立在测试仪的底板上，躯干自然挺直，头部正直，两眼平视前方。耳屏上缘与眼眶下缘最低点呈水平位。上肢自然下垂，两腿伸直。两足跟并拢，足尖分开约60°。足跟、骶骨部及两肩胛间与立柱相接触，呈"三点一线"站立姿势。此时，测试人员站在受试者左侧，单手将水平压板沿立柱向下滑动至轻压受试者头顶后，按水平压板侧面"功能"键锁定数值，仪器自动上传身高测试值至主机及射频卡并保存。身高测量值以厘米为单位，精确到小数点后1位。

注意事项：

1）测试仪应选择平坦地面，靠墙放置。

2）严格执行"两点呈水平""三点靠立柱"的测量要求。

3）水平压板与头部接触时，松紧要适度，头发蓬松者要压实；妨碍测量的发辫、发结要放开，饰物要取下。

4）测试前务必将水平压板推至最高点，以确保测量正常。

（3）坐高（幼儿）

测试仪器：身高坐高测试仪（幼儿）。

测试方法：测试人员在幼儿身高测试结束后，将水平压板推至仪器立柱最高处，按水平压板侧面"功能键"解锁，主机显示"165.0 cm"，仪器进入坐高测量工作状态。

受试者坐于身高坐高测试仪的座板上，使骶骨部、两肩胛间靠立柱，躯干自然挺直，头部正直，两眼平视前方，以保持耳屏的上缘与眼眶下缘呈水平位；上肢自然下垂，双手不得撑压座板；两腿并拢，双足平踏在地面的踏板上，大腿与地面平行并与小腿呈直角（根据受试者小腿长度，适当调节踏板高度以保持正确测量姿势）。测试人员站在受试者左侧，将水平压板沿立柱下滑至受试者头顶，按水平压板侧面"锁定"键锁定坐高测试数据，仪器自动上传坐高测试值至主机及射频卡保存。坐高测量值以厘米为单位，精确到小数点后 1 位。

注意事项：

1）测量时，受试者应先弯腰使骶骨部紧靠立柱后再坐下，以保证测试姿势正确。

2）较矮的幼儿应选择高度适宜的踏板，避免测量时身体向前滑动。

3）测试完毕后，测试人员应立即将水平压板轻推到安全高度，以防碰坏。

（4）体重

测试仪器：体重测试仪。

测试方法：测试人员确认仪器进入工作状态后，主机显示"0.0kg"。

此时，受试者穿短衣裤、赤足，自然站立在体重测试仪踏板的中央，保持身体平稳。当听到蜂鸣提示后测量结束，仪器自动上传体重测试值至主机及射频卡保存。体重测量值以千克为单位，精确到小数点后 1 位。

注意事项：

1）测量时，体重测试仪应放置在平坦地面上。

2）受试者应尽量减少着装。

3）受试者站在体重测试仪上，应保持重心平稳不要摇晃。

4）上下体重测试仪时，动作要轻缓；严禁跳上和撞击体重测试仪台面。

5）主机显示为"0.0kg"前，请勿站在或加力于体重测试仪台面。

（5）体脂率

测试仪器：体脂率测试仪。

测试方法：测试人员确认仪器进入工作状态后，在主机屏幕单击"普通人"后根据受试者年龄单击相对应的测试模块（分为儿童、青少年、成年人和老年人）进入该年龄段的体脂率测量状态。

测试时受试者脱去鞋袜，自然站立于测试仪的足部电极上，双手握住电极，拇指和手掌与电极接触，双臂与躯干分开约 15°，测试人员启动测试仪测试开关，受试者保持重心稳定，体重平均落于两下肢的安静姿势至测试结束。仪器自动上传体脂率测试值至主机及射频卡保存，体脂率测试值精确到小数点后 1 位。

注意事项：

1）测量时受试者应脱掉外套，除去身上所带金属类物品。

2）测量前 1 小时不得进食、饮水、沐浴，不能进行剧烈运动。

3）皮肤干燥者可在足底和手掌涂上生理盐水，增加皮肤导电性。

4）测试时受试者应保持站姿固定，无多余身体动作。

（6）胸围（幼儿）

测试仪器：围度测试仪。

测试方法：测试人员确认仪器进入工作状态，主机显示"0.0 cm"。

受试者自然站立，双肩放松，两臂自然下垂，两足分开与肩同宽，保持平静呼吸。

测试人员面对受试者，拉出围度测试仪带尺的游离端环绕受试者躯干，使带尺上缘经肩胛下角下缘至胸前乳头上缘围绕一周（已发育的女性，带尺在乳头上方与第四肋骨平齐），此时将游离端插入测试仪，按下测试仪上的"复位"键，至松紧度适宜时（皮肤不产生明显凹陷），再按下测试仪上的"锁定"键，仪器显示测量数值并自动上传至主机及射频卡保存。胸围测量值以厘米为单位，精确到小数点后 1 位。

注意事项：

1）测量时，工作人员应注意受试者姿势是否正确，如有低头、耸肩、驼背、收腹等状况，要及时纠正。

2）测量时，测试人员不能在围度测试仪带尺与皮肤有空隙（没有紧密贴附）的情况下，按下"锁定"键进行测量。

3）如触摸不到肩胛下角，可让受试者扩胸，待准确定位肩胛骨下角后，受试者应恢复正确测量姿势。

4）如两侧肩胛下角高度不一致，以低侧为准。

（7）腰围（成年人、老年人）

测试仪器：围度测试仪。

测试方法：测试人员确认仪器进入腰围测量工作状态，主机显示"0.0cm"。

受试者自然站立，两肩放松，双臂交叉抱于胸前，保持平静呼吸。测试人员面对受试者，拉出围度测试仪带尺的游离端环绕受试者腰部，使带尺经脐上0.5～1厘米处（肥胖者可选择腰部最粗处）水平环绕一周，然后按下测试仪上的"复位"键，至腰部松紧度适宜时（皮肤不产生明显凹陷），再按下测试仪上的"锁定"键，仪器显示测量值并自动上传至主机及射频卡保存。腰围测量值以厘米为单位，精确到小数点后1位。

注意事项：

1）测量时，测试人员不能在围度测试仪带尺与皮肤有空隙（没有紧密贴附）的情况下，按下"锁定"键进行测量。

2）测量时，受试者被测部位要充分裸露。

3）测量时，受试者不能有意识地挺腹或收腹。

（8）臀围（成年人、老年人）

测试仪器：围度测试仪。

测试方法：测试人员确认仪器进入臀围测试工作状态，主机显示"0.0cm"。

受试者自然站立，两肩放松。双臂交叉抱于胸前。测试人员立于受试者侧前方，拉出围度测试仪带尺的游离端沿臀大肌最突起处水平围绕受试者臀部，然后按下测试仪上的"复位"键，至臀部松紧度适宜时（皮肤不产生明显凹陷），再按下测试仪上的"锁定"键，仪器显示测量值，并自动上传至主机及射频卡保存。臀围测量值以厘米为单位，精确到小数点后1位。

注意事项：

1）测量时，测试人员不能在围度测试仪带尺与皮肤有空隙（没有紧密贴附）的情况下，按下"锁定"键进行测量。

2）测量时，男性受试者只能穿短裤，女性受试者穿短裤、背心或短袖衫。

3）测量时，受试者不能有意识地挺腹或收腹。

2. 身体机能指标

（1）安静脉搏（幼儿）

测试仪器：幼儿安静脉搏测试仪。

测试方法：测试人员确认仪器进入工作状态。

测量脉搏前受试者至少静坐10分钟以上，保持安静状态。测试人员将脉搏仪置于受试者右侧上臂中点内侧部位，亮灯方向紧贴皮肤，连续测量2～3

次。当两次测量值相差不超过 2 次时，视为受试者处于相对安静状态，此时再次刷卡重新测量（否则应适当休息后重新测量直至达到相对安静状态），仪器显示测量值并自动上传至主机及射频卡保存，脉搏测量值以次为单位。

注意事项：

1）测试前 2 小时内，受试者不要进行剧烈的身体活动。

2）受试者在测试前和测试过程中应保持稳定的情绪。

3）测试时测试人员应认真检查脉搏仪是否放在正确的位置。

4）幼儿测试可于午睡后进行。

（2）安静脉搏（成年人、老年人）

测试仪器：电子血压计。

测试方法：测试人员确认仪器进入工作状态。

受试者测试前要求安静休息至少 10 分钟。测量时坐位，右上臂前伸于袖带筒中，掌心向上，上臂加压点与心脏保持同一水平，按袖带筒（传感器）上"开始"键，袖带自动充气加压测试，仪器显示测量值并自动上传至主机及射频卡保存，脉搏测量值以次为单位。

注意事项：

1）测试前 2 小时内，受试者不要进行剧烈的身体活动。

2）受试者在测试前和测试过程中应保持情绪稳定。

3）测量时不要说话，呼吸自然，不要屏气。

（3）安静血压

测试仪器：电子血压计。

测试方法：测试人员确认仪器进入工作状态。

受试者测试前要求安静休息至少 10 分钟，测量时坐位，右上臂前伸于血压袖带筒中，掌心向上，上臂加压点与心脏保持同一水平，按血压计袖筒（传感器）上"开始"键，袖带自动充气加压测试，至少测量 2～3 次，间隔 1～2 分钟。当两次测量值差别≤5mmHg 时，视为受试者处于相对安静状态，此时再次刷卡重新测量（否则应适当休息后重新测量直至达到相对安静状态），仪器显示测量值并自动上传至主机及射频卡保存，收缩压和舒张压测量值以 mmHg 为单位。

注意事项：

1）测试前 2 小时内，受试者不要进行剧烈的身体活动。

2）受试者在测试前和测试过程中应保持情绪稳定。

3）测量时不要说话，呼吸要自然，不要屏气。

4）测试时，上衣袖口不应紧压上臂。

5）血压较高进行重测者，应休息 10~15 分钟后再次进行测试。对血压持续超过正常范围者，要及时请现场医务人员观察其情况。

（4）肺活量（成年人、老年人）

测试仪器：肺活量测试仪。

测试方法：测试人员确认肺活量测试仪进入工作状态，主机显示"0mL"。

测试人员将一次性口嘴装在文式管的进气口上后交给受试者。受试者手握文式管手柄，将导压软管保持在文式管上方；头部略向后仰，尽力深吸气后，将嘴对准口嘴缓慢地呼气，至不能呼出气体为止。此时，显示屏上显示肺活量测试值；受试者连续测试两次，仪器自动判定最大值为最终结果，并自动上传至主机及射频卡保存。肺活量测试值以毫升为单位，不计小数。

注意事项：

1）测试应使用一次性口嘴。如果需重复使用时，必须严格消毒。

2）测试前应向受试者讲解测试要领，做示范演示，受试者可试吹一次。

3）受试者呼气不可过猛，防止漏气；且必须保持导压软管在文式管上方。

4）受试者在呼气过程中，不能再进行吸气。

5）测试人员要及时纠正受试者用鼻呼气的错误动作。如果无法纠正，可让受试者戴上鼻夹或用手捏住鼻子，防止鼻呼气。

（5）心肺功能（成年人）

测试仪器：心肺耐力测试仪（功率车）。

测试方法：测试人员确认心肺耐力测试仪进入工作状态。

测试前，测试人员根据 PAR-Q 问卷和机能指标对受试者进行运动前风险筛查，通过筛查的受试者于其右侧上臂中点内侧部位佩戴心率表，亮灯方向紧贴皮肤，测试人员确认数据接收良好，然后根据受试者实际情况，调整功率车座和车把的高度，保证受试者以最舒适的状态蹬车。

测试时，受试者坐在功率车上，双手握好把手，双脚踏蹬在脚蹬上；测试人员单击主机"开始测试"键之后再单击功率车上的红色按键，受试者跟随蜂鸣节拍，在设定的负荷下始终以每分钟 60 转的转速（功率车前方显示屏显示即时转速），蹬踏功率车持续运动 7 分钟至测试结束，仪器显示测试值并自动上传至主机及射频卡保存。心肺耐力测试值以毫升／（千克·分钟）为单位，精确到小数点后 1 位。

注意事项：

1）心脏功能不良或者患有心脏疾病等未通过运动前风险筛查者，不能进行此项测试。

2）受试者在测试前 24 小时不得从事任何剧烈活动，且饮食清淡、注意休息。

3）测试前测试人员应向受试者详细讲解测试过程中增加负荷的方法，并鼓励受试者完成测试。

4）运动全程需要时刻提醒受试者保持转速并按照节奏连续蹬踏。

5）测试前受试者需进行一定的热身（准备活动）。

6）测试过程中，测试人员需时刻关注受试者心率数据变化，当出现持续性心率数据接收异常时，需及时叫停试验，根据受试者体力及恢复情况决定是否重新进行试验。

7）受试者出现以下症状应终止试验：胸闷、胸痛、呼吸困难、恶心、面色苍白、头晕、头疼等症状；心率不随着运动强度增加而增加；身体表现出极度疲劳等。根据受试者恢复情况决定是否重新进行试验。

8）测试前，受试者需先进行身高和体重测试，否则无法出示完整结果。

9）受试者蹬车结束后应通过走步等进行积极性恢复。

（6）2 分钟原地高抬腿（老年人）

测试仪器：2 分钟原地高抬腿测试仪。

测试方法：测试人员确定仪器进入工作状态，主机显示"0 次"。

测试前，测试人员将高抬腿测试仪的两个传感器分别绑扎在受试者双腿大腿前面中点以上位置，并系好腰固定带，以防传感器测试中滑落。

受试者在原地尽量快速地进行持续 2 分钟的高抬腿（大腿抬平）运动，抬腿的高度符合标准时仪器发出"嘟"的声音，此时记录有效抬起的次数（没有听到"嘟"声，表示抬起的高度不够，不计入总数）。当语音提示测试结束后，仪器显示测试值并自动上传至主机及射频卡并保存。原地高抬腿测量值以次为单位。

注意事项：

1）测试前受试者需进行热身（增加关节活动度及拉伸肌肉的准备活动）。

2）测试前测试人员应详细讲解动作要领，并带领受试者进行适当的练习。

3）受试者在测试过程中不能弯腰或出现支撑腿弯曲。

4）受试者出现单腿连续抬起情况时应停止本次测试，休息后重测。

5）如出现头晕、目眩、胸闷、恶心等不良反应，应停止测试。

3. 素质指标

（1）立定跳远（幼儿）

测试仪器：立定跳远测试仪。

测试方法：测试人员确定仪器进入工作状态，受试者站在起跳线后，主机显示数值"0cm"。

受试者两脚自然分开，站立在起跳线后，半蹲，双臂适当弯曲向后，然后向前摆动双臂，双脚蹬地尽力向前跳。双脚落地后从前方离开垫子，显示屏显示测试值。连续测试两次，主机自动记录并保存最好成绩上传至射频卡保存。立定跳远测量值以厘米为单位，不计小数。

注意事项：

1）测试的胶垫必须放置在平整结实的地面上。

2）受试者起跳前，双脚均不能踩线、过线。

3）起跳时，不能有垫跳、助跑、连跳等动作。

4）每次测试前，须待仪器清空回零。

5）受试者每次测试完成后，不要后退，应从前方走出，以免影响测试成绩。

6）仪器易受光线影响，请尽量在室内或室外背光处使用。

（2）15 米绕障碍跑（幼儿）

测试器材：15 米绕障碍跑测试仪，锥桶 7 个。

测试场地：在平坦的地面上画一条直线，起点与终点的距离为 15 米，放置好起点、终点立柱传感器；在距离起点 3 米处放置第一个锥桶，之后每间隔 1.5 米放置一个锥桶（桶与桶中心点对齐），共放 7 个锥桶。第 7 个锥桶与终点距离为 3 米（见图 5－1）。

测试前，测试人员确认仪器进入工作状态，主机显示"0.0s"。

受试者站在起点线后，测试人员提示受试者听到语音提示后，从起点开始尽速跑，先直线通过前 3 米后，以连续的"S"形轨迹依次绕过 7 个锥桶，然后直线冲刺通过最后 3 米至终点（当受试者遮挡起点传感器时计时开始，越过终点线遮挡终点传感器停止计时)。显示屏显示测量值;连续测试两次,主机自动记录并保存最好成绩上传至射频卡保存。15米绕障碍跑测量值以秒为单位,精确到小数点后1位。

注意事项:

1)起跑前,受试者不得踩、跨起跑线。

2)受试者要全速跑动,依次绕过所有锥桶,不允许触桶、漏桶,否则不计入成绩。

3)受试者测试结束后不允许从计时器中间穿过,以免影响测试结果。

4)中途犯规违例需重测,此时轻按触摸屏"重新测试"键重新测试。

5)如多跑道同时进行测试,两跑道间相隔至少3米,以免互相干扰。

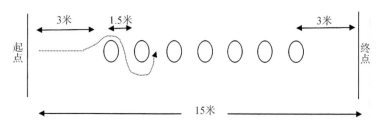

图 5-1　15 米折线跑场地示意

(3)双脚连续跳(幼儿)

测试仪器:双脚连续跳测试仪,软方包10个。

测试场地:在平地上按50厘米间距直线摆放10个软方包;在距离第一块软方包20厘米处画一条起跳线,并在(起跳线)两端摆放起点计时传感器,然后在最后一个软方包处画好终点线,在两端摆放终点计时传感器(相距1.5米),如图5-2所示。

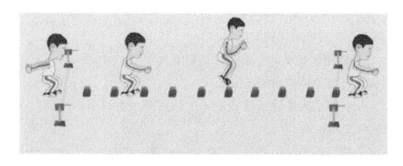

图 5-2　双脚连续跳示意

测试前，测试人员确认仪器进入工作状态，主机显示"0.0s"。

测试方法：受试者两脚并拢站在"起跳线"后，开始测试后，双脚起跳，连续跳过 10 个软方包停止。在受试者起跳的同时，起点计时器即开始计时，当受试者跳过第 10 个软方包双脚落地时，终点计时器停止计时。连续测试 2 次，主机自动记录并保存最好成绩上传至射频卡保存。双脚连续跳测量值以秒为单位，精确到小数点后 1 位。

注意事项：

1）测试中如受试者出现单脚跨越软方包、脚踩在软方包上、将软方包踢乱或单脚起跳等情况，应停止测试，重新开始。

2）如果一次跳不过 1 个软方包，可以两次跳过。

（4）走平衡木（幼儿）

场地器材：平衡木测试仪。

测试前，测试人员确认仪器进入工作状态，主机显示"0.0s"。

测试方法：受试者站在平衡木"起点线"后的平台上（此时左右脚分别遮挡住两个红外检测窗口，蜂鸣器长鸣），面向平衡木双臂侧平举，然后两脚交替向"终点线"前进（此时任意一个脚离开红外检测窗口，蜂鸣声停止表示开始计时），测试人员应在平衡木侧方跟随，观察受试者的动作，防止发生意外。当受试者任意一脚踩到"终点线"时，计时停止。连续测试 2 次，主机自动记录并保存最好成绩上传至射频卡保存。双脚走平衡木测量值以秒为单位，精确到小数点后 1 位。

如果受试者采用挪步横行方式完成测试，请按屏幕上的"挪步横行"键。

注意事项：

1）测试前，受试者脚尖不得超过"起点线"。

2）中途落地者须重新测试。

3）测试人员要注意保护受试者。

（5）坐位体前屈（幼儿、成年人、老年人）

测试仪器：坐位体前屈测试仪。

测试方法：测试人员确认仪器进入工作状态，主机显示数值"-22.0cm"（幼儿显示 -12.0cm）。

受试者面向仪器坐在垫子上，双腿向前伸直；脚跟并拢，蹬在测试仪的挡板上，脚尖自然分开。测试人员调整导轨高度使受试者脚尖平齐游标下缘。测试时，受试者双手并拢，掌心向下平伸，膝关节伸直，上体前屈，用双手中指指尖推动游标平滑前进，直到不能推动为止。连续测试 2 次，主机自动记录并保存最好成绩上传至射频卡保存。坐位体前屈测试值以厘米为单位，精确到小数点后 1 位。

注意事项：

1）测试前，受试者应做好准备活动（关节韧带的拉伸）。

2）测试时，受试者双臂不能突然向前猛推游标；亦不能用单手前推，膝关节不能弯曲。

3）每次测试前，测试人员要将游标复位（推到导轨近端位置）。

4）如果受试者测试值小于 " −22cm"，仪器自动按照 " −22cm" 记录。

四、国民体质监测综合评价方法

（一）国民体质监测综合评价基本方法

在 2000—2014 年连续四次的大规模国民体质监测使用的《国民体质测定标准》是根据 2000 年首次全人群国家监测数据制定，2003 年由国家体育总局和教育部共同颁布实施，其中的指标、方法和评价体系仍是综合评价我国国民体质状况及其变化以及对大众进行体质检测和健身指导服务的主要参考标准。由国家科技部资助和启动的 "中国国民运动健身指导系统的研究和应用" 课题，在 2003 年出版了《国民体质测定标准手册》，其中分年龄、性别选择指标建立了评价参考值，目前仍可用于国民体质的综合评价。标准中是采用单项评分和综合评级进行评定。各单项评分详见《国民体质测定标准手册》。

（二）综合评级

单项评分包括身高标准体重评分和其他单项指标评分，采用 5 分制。综合评级根据受试者各单项得分之和确定。其中幼儿组满分为 40 分（包括身高、体重满分 10 分）；成年乙组满分为 45 分（身高、标准体重满分 5 分）；成年甲组满分为 35 分（身高、标准体重满分 5 分）；老年组满分为 30 分（身高、标准体重满分 5 分）。共分四个等级：一级（优秀）、二级（良好）、三级（合格）、四级（不合格）。任意一项指标无分者，不进行综合评级（见表 5 −3）。

表 5 - 3　国民体质监测检测指标综合评级标准

等级	得分			
	3 ~ 6 岁	20 ~ 39 岁	40 ~ 59 岁	60 ~ 69 岁
一级（优秀）	>31 分	>33 分	>26 分	>23 分
二级（良好）	28 ~ 31 分	30 ~ 33 分	24 ~ 26 分	21 ~ 23 分
三级（合格）	20 ~ 27 分	23 ~ 29 分	18 ~ 23 分	15 ~ 20 分
四级（不合格）	<20 分	<23 分	<18 分	<15 分

第二节　学生体质监测

一、学生体质健康评价概述

《国家学生体质健康标准》（以下简称《标准》）是由教育部、国家体育总局共同组织研制，于 2014 年正式颁布实施的。《标准》适用于普通学校的在校学生（全日制普通小学、初中、普通高中、中等职业学校、普通高等学校），《标准》测试是"促进学生体质健康发展、激励学生积极进行身体锻炼的教育手段，是学生体质健康的个体评价标准，也是学生毕业的基本条件之一"。

（一）评定指标

《标准》根据学生的生长发育规律，划分为以下组别：小学、初中、高中按每个年级为一组，其中小学为 6 组、初中为 3 组、高中为 3 组。大学一、二年级为一组，大学三、四年级为一组。组别不同，测试项目不同。

小学、初中、高中、大学各组别的测试指标均为必测指标。其中，身体形态类中的身高、体重，身体机能类中的肺活量，以及身体素质类中的 50 米跑、坐位体前屈为各年级学生共性指标（见表 5 - 4）。

表 5 - 4 《国家学生体质健康标准》测评指标

测试对象	单项指标	权重（%）
小学一年级至大学四年级	体重指数（BMI）	15
	肺活量	15
小学一、二年级	50 米跑	20
	坐位体前屈	30
	1 分钟跳绳	20
小学三、四年级	50 米跑	20
	坐位体前屈	20
	1 分钟跳绳	20
	1 分钟仰卧起坐	10
小学五、六年级	50 米跑	20
	坐位体前屈	10
	1 分钟跳绳	10
	1 分钟仰卧起坐	20
	50 米 ×8 往返跑	10
初中、高中、大学各年级	50 米跑	20
	坐位体前屈	10
	立定跳远	10
	引体向上（男）/1 分钟	10
	1000 米跑（男）/800 米跑（女）	20

资料来源：教育部《国家学生体质健康标准（2014 年修订）》。

（二）等级评定方法

本标准的学年总分由标准分与附加分之和构成，满分为 120 分。标准分由各单项指标得分与权重乘积之和组成，满分为 100 分。附加分根据实测成绩确定，即对成绩超过 100 分的加分指标进行加分，满分为 20 分；小学的加分指标为 1 分钟跳绳，加分幅度为 20 分；初中、高中和大学的加分指标为男生引体向上和 1000 米跑，女生 1 分钟仰卧起坐和 800 米跑，各指标加分幅度均为10 分。

根据学生学年总分评定等级：90.0 分及以上为优秀，80.0～89.9 分为良好，60.0～79.9 分为及格，59.9 分及以下为不及格。各单项评分详见《国家学生体质健康标准（2014 年修订）》。

第三节　身体工作能力测评

一、功能性体适能测评

功能性体适能评价主要用于 60 岁以上的老年人或体质弱、患有慢性疾病的人群。该方法是由加利福尼亚州立大学富尔顿分校（Fullerton）健康保健所的 Roberta E. Rikli 和 C. Jessie Jones 发明的；在美国老年人中有较多的应用，证实具有良好的信效度。挪威的老年体适能测试中也有应用。

功能性体适能采用 7 个项目来评估肌肉力量、心肺耐力、灵活性和平衡性等。下面介绍具体方法和评价参考值。

（一）30 秒连续坐椅站立

使用器材：椅子一把，高度 43cm 左右。

测试方法：受试者坐于椅子当中，背挺直，双手交叉于胸前，施测者发出开始的口令后，受试者连续起立坐下（见图 5-3），共 30 秒，记录完成次数。

注意事项：需让受测者练习 1~3 次。

评价参考值见表 5-5、表 5-6。

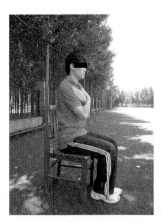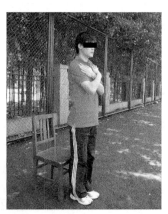

图 5-3　30 秒连续坐椅站立

表 5 – 5　30 秒连续座椅站立评价参考值（男）　　　单位：次

百分数	60~64 岁	65~69 岁	70~74 岁	75~79 岁	80~84 岁	85~89 岁	90~94 岁
95	23	23	21	21	19	19	16
90	22	21	20	20	17	17	15
85	21	20	19	18	16	16	14
80	20	19	18	18	16	15	13
75	19	18	17	17	15	14	12
70	19	18	17	16	14	13	12
65	18	17	16	16	14	13	11
60	17	16	16	15	13	12	11
55	17	16	15	15	13	12	10
50	16	15	14	14	12	11	10
45	16	15	14	13	12	11	9
40	15	14	13	13	11	10	9
35	15	13	13	12	11	9	8
30	14	13	12	12	10	9	8
25	14	12	12	11	10	8	7
20	13	11	11	10	9	7	7
15	12	11	10	10	8	6	6
10	11	9	9	8	7	5	5
5	9	8	8	7	6	4	3

资料来源：Roberta E Rikli, C Jessie Jones . Senior Fitness Test Manual［M］. Second Edition. Human Kinetics, 2013.

表 5 – 6　30 秒连续座椅站立评价参考值（女）　　　单位：次

百分数	60~64 岁	65~69 岁	70~74 岁	75~79 岁	80~84 岁	85~89 岁	90~94 岁
95	21	19	19	19	18	17	16
90	20	18	18	17	17	15	15
85	19	17	17	16	16	14	13
80	18	16	16	16	15	14	12

百分数	60～64岁	65～69岁	70～74岁	75～79岁	80～84岁	85～89岁	90～94岁
75	17	16	15	15	14	13	11
70	17	15	15	14	13	12	11
65	16	15	14	14	13	12	10
60	16	14	14	13	12	11	9
55	15	14	13	13	12	11	9
50	15	14	13	12	11	10	8
45	14	13	12	12	11	10	7
40	14	13	12	12	10	9	7
35	13	12	11	11	10	9	6
30	12	12	11	11	9	8	5
25	12	11	10	10	9	8	4
20	11	11	10	9	8	7	4
15	10	10	9	9	7	6	3
10	9	9	8	8	6	5	1
5	8	8	7	6	4	4	0

资料来源：Roberta E Rikli, C Jessie Jones. Senior Fitness Test Manual [M]. Second Edition. Human Kinetics, 2013.

（二）30秒屈伸臂

使用器材：哑铃（男8磅，女5磅；男3.6kg，女2.3kg）；43cm高的椅子一把，秒表。

测试方法：受试者坐在椅子上，双脚脚掌贴于地面，优势手持哑铃在椅子边缘手臂完全伸展下垂，与水平面垂直，施测者发出开始的口令后，受试者手掌、小臂弯曲做一个全方位的弯曲运动而后返回原位，上臂尽可能保持原位不动（见图5-4），共30秒，记录完成次数（如果在30秒结束时手臂弯举超过一半就算一个弯举）。评价参考值见表5-7、表5-8。

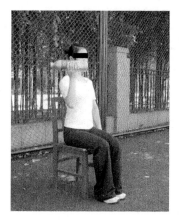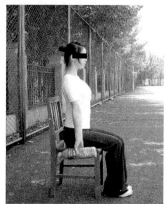

图 5 - 4 30 秒屈伸臂

表 5 - 7 30 秒屈伸臂评价参考值（男） 单位：次

百分数	60~64 岁	65~69 岁	70~74 岁	75~79 岁	80~84 岁	85~89 岁	90~94 岁
95	27	27	26	24	23	21	18
90	25	25	24	22	22	19	16
85	24	24	23	21	20	18	16
80	23	23	22	20	20	17	15
75	22	21	21	19	19	17	14
70	21	21	20	19	18	16	14
65	21	20	19	18	18	15	13
60	20	20	19	17	17	15	13
55	20	19	18	17	17	14	12
50	19	18	17	16	16	14	12
45	18	18	17	16	15	13	12
40	18	17	16	15	15	13	11
35	17	16	15	14	14	12	11
30	17	16	15	14	14	11	10
25	16	15	14	13	13	11	10
20	15	14	13	12	12	10	9
15	14	13	12	11	12	9	8
10	13	12	11	10	10	8	8
5	11	10	9	9	9	7	6

资料来源：Roberta E Rikli，C Jessie Jones．Senior Fitness Test Manual［M］．Second Edition．Human Kinetics，2013.

表 5 – 8　30 秒屈伸臂评价参考值（女）　　　　单位：次

百分数	60 ~ 64 岁	65 ~ 69 岁	70 ~ 74 岁	75 ~ 79 岁	80 ~ 84 岁	85 ~ 89 岁	90 ~ 94 岁
95	24	22	22	21	20	18	17
90	22	21	20	20	18	17	16
85	21	20	19	19	17	16	15
80	20	19	18	18	16	15	14
75	19	18	17	17	16	15	13
70	18	17	17	16	15	14	13
65	18	17	16	16	15	14	12
60	17	16	16	15	14	13	12
55	17	16	15	15	14	13	11
50	16	15	14	14	13	12	11
45	16	15	14	13	12	12	10
40	15	14	13	13	12	11	10
35	14	14	13	12	11	11	9
30	14	13	12	12	11	10	9
25	13	12	12	11	10	10	8
20	12	12	11	10	10	9	8
15	11	11	10	9	9	8	7
10	10	10	9	8	8	7	6
5	9	8	8	7	6	6	5

　　资料来源：Roberta E Rikli, C Jessie Jones . Senior Fitness Test Manual［M］. Second Edition. Human Kinetics, 2013.

（三）2 分钟原地踏步

使用器材：秒表，胶带，计数器，测量皮卷尺。

测试方法：受试者站立于地面，施测者发出开始的口令后，受试者从右脚开始，双脚交换原地踏步，将膝盖抬高到指定的高度（见图 5 – 5）。记录 2 分钟内完成的有效步数，可每次计算右膝达到目标高度，然后乘以 2 作为完成的步数。

抬腿高度的确定：使用胶带在受试者的膝盖骨和髂嵴（前凸的髋骨）之间标记中点，通过延长髌骨和髋骨之间的胶带来确定。将胶带贴到旁边的墙壁，用来作为受试者正确抬腿高度的标识。评价参考值见表 5 – 9、表 5 – 10。

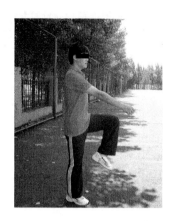

图 5 - 5　2 分钟原地踏步

表 5 - 9　2 分钟原地踏步评价参考值（男）

百分数	60 ~ 64 岁	65 ~ 69 岁	70 ~ 74 岁	75 ~ 79 岁	80 ~ 84 岁	85 ~ 89 岁	90 ~ 94 岁
95	135	139	133	135	126	114	112
90	128	130	124	126	118	106	102
85	123	125	119	119	116	100	96
80	119	120	114	114	107	95	91
75	115	116	110	109	103	91	86
70	112	113	107	105	99	87	83
65	109	110	104	102	96	84	79
60	106	107	101	98	93	81	76
55	104	104	98	95	90	78	72
50	101	101	95	91	87	75	69
45	98	98	92	87	84	72	66
40	96	95	89	84	81	69	62
35	93	92	86	80	78	66	59
30	90	89	83	77	75	63	55
25	87	86	80	73	71	59	52
20	83	82	76	68	67	55	47
15	79	77	71	63	62	50	42
10	74	72	66	56	56	44	36
5	67	67	67	47	48	36	26

资料来源：Roberta E Rikli，C Jessie Jones．Senior Fitness Test Manual［M］．Second Edition．Human Kinetics，2013．

表 5 - 10　2 分钟原地踏步评价参考值（女）

百分数	60~64 岁	65~69 岁	70~74 岁	75~79 岁	80~84 岁	85~89 岁	90~94 岁
95	130	133	125	123	113	106	92
90	122	123	116	115	104	98	85
85	116	117	110	109	99	93	80
80	111	112	105	104	94	88	76
75	107	107	101	100	90	85	72
70	103	104	97	96	87	81	69
65	100	100	94	93	84	79	66
60	97	96	90	90	81	76	63
55	94	93	87	87	78	73	61
50	91	90	84	84	75	70	58
45	88	87	81	81	72	67	55
40	85	84	78	78	69	64	53
35	82	80	74	75	66	61	50
30	79	76	71	72	63	59	47
25	75	73	67	68	60	55	44
20	71	68	63	64	56	52	40
15	66	63	58	59	51	47	36
10	60	57	52	53	46	42	31
5	52	47	43	45	37	39	24

资料来源：Roberta E Rikli，C Jessie Jones . Senior Fitness Test Manual ［M］. Second Edition. Human Kinetics，2013.

（四）座椅体前伸

使用器材：43cm 高的椅子一把，45cm 的尺一把。

测试方法：受试者坐在椅子前缘，膝盖弯曲处与椅子保持一致，一条腿弯曲并向外伸展，脚平放在地板上，另一腿在臀部前面伸直，伸直腿的膝盖必须保持伸直，脚跟放在地板上，脚踝弯曲 20°（勾脚尖），两只手手掌互叠（中指互叠）向伸直腿的脚趾方向伸展（优先选择在练习中伸展程度较好的那条腿），如见图 5 - 6 所示。测量中指与脚趾的距离，负分数（－）表示指尖未触及脚趾尖的距离，正分数（＋）表示指尖超出脚趾尖的距离，评价参考值见表 5 - 11、表 5 - 12。

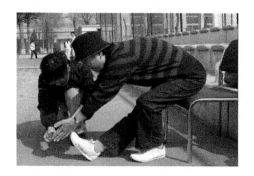

图 5 - 6 座椅体前伸

表 5 - 11 座椅体前伸评价参考值（男）

百分数	60~64 岁	65~69 岁	70~74 岁	75~79 岁	80~84 岁	85~89 岁	90~94 岁
95	8.5	7.5	7.5	6.6	6.2	4.5	3.5
90	6.7	5.9	5.8	4.9	4.4	3.0	1.9
85	5.6	4.8	4.7	3.8	3.2	2.0	0.9
80	4.6	3.9	3.8	2.8	2.2	1.1	0.0
75	3.8	3.1	3.0	2.0	1.4	0.4	-0.7
70	3.1	2.4	2.4	1.3	0.6	-0.2	-1.4
65	2.5	1.8	1.8	0.7	0.0	-0.8	-1.9
60	1.8	1.1	1.1	0.1	-0.8	-1.3	-2.5
55	1.2	0.6	0.6	-0.5	-1.4	-1.9	-3.0
50	0.6	0.0	0.0	-1.1	-2.0	-2.4	-3.6
45	0.0	-0.6	-0.6	-1.7	-2.6	-2.9	-4.2
40	-0.6	-1.1	-1.2	-2.3	-3.2	-3.5	-4.7
35	-1.3	-1.8	-1.8	-2.9	-4.0	-4.0	-5.3
30	-1.9	-2.4	-2.4	-3.5	-4.6	-4.6	-5.8
25	-2.6	-3.1	-3.1	-4.2	-5.3	-5.2	-6.5
20	-3.4	-3.9	-3.9	-5.0	-6.2	-5.9	-7.2
15	-4.4	-4.8	-4.8	-6.0	-7.2	-6.8	-8.1
10	-5.5	-5.9	-5.9	-7.1	-8.4	-7.8	-9.1
5	-7.3	-7.5	-7.6	-8.8	-10.2	-9.3	-10.7

资料来源：Roberta E Rikli，C Jessie Jones . Senior Fitness Test Manual［M］. Second Edition. Human Kinetics，2013.

表 5 – 12　座椅体前伸评价参考值（女）

百分数	60～64 岁	65～69 岁	70～74 岁	75～79 岁	80～84 岁	85～89 岁	90～94 岁
95	8.7	7.9	7.5	7.4	6.6	6.0	4.9
90	7.2	6.6	6.1	6.1	5.2	4.6	3.4
85	6.3	5.7	5.2	5.2	4.3	3.7	2.5
80	5.5	5.0	4.5	4.4	3.6	3.0	1.7
75	4.8	4.4	3.9	3.7	3.0	2.4	1.0
70	4.2	3.9	3.3	3.2	2.4	1.8	0.4
65	3.7	3.4	2.8	2.7	1.9	1.3	– 0.1
60	3.1	2.9	2.3	2.1	1.4	0.8	– 0.7
55	2.6	2.5	1.9	1.7	1.0	0.4	– 1.2
50	2.1	2.0	1.4	1.2	0.5	– 0.1	– 1.7
45	1.6	1.5	0.9	0.7	0.0	– 0.6	– 2.2
40	1.1	1.1	0.5	0.2	– 0.4	– 1.0	– 2.7
35	0.5	0.6	0.0	– 0.3	– 0.9	– 1.5	– 3.3
30	0.0	0.1	– 0.5	– 0.8	– 1.4	– 2.0	– 3.8
25	– 0.6	– 0.4	– 1.1	– 1.3	– 2.0	– 2.6	– 4.4
20	– 1.3	– 1.0	– 1.7	– 2.0	– 2.6	– 3.2	– 5.1
15	– 2.1	– 1.7	– 2.4	– 2.8	– 3.3	– 3.9	– 5.9
10	– 3.0	– 2.6	– 3.3	– 3.7	– 4.2	– 4.8	– 6.8
5	– 4.0	– 3.9	– 4.7	– 5.0	– 5.0	– 6.3	– 7.9

资料来源：Roberta E Rikli, C Jessie Jones . Senior Fitness Test Manual［M］. Second Edition. Human Kinetics, 2013.

（五）抓背伸展

使用器材：45cm 的尺一把。

测试方法：受试者一只手越过肩膀向下伸到背后，手心贴背部，另一只手绕着后背向上伸到中间，手背贴背部，双手中指相对或互叠（见图5 – 7），测量 2 个中指间的距离。负分数（ – ）表示两中指相距的距离，正分数（ + ）表示重叠的程度。评价参考值见表 5 – 13、表 5 – 14。

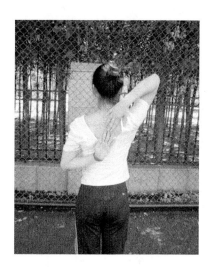

图 5 - 7　抓背伸展

表 5 - 13　抓背伸展评价参考值（男）

百分数	60~64 岁	65~69 岁	70~74 岁	75~79 岁	80~84 岁	85~89 岁	90~94 岁
95	4.5	3.9	3.5	2.8	3.2	1.7	0.7
90	2.7	2.2	1.8	0.9	1.2	-0.1	-1.1
85	1.6	1.0	0.6	-0.3	-0.1	-1.2	-2.2
80	0.6	0.0	-0.4	-1.3	-1.2	-2.2	-3.2
75	-0.2	-0.8	-1.2	-2.2	-2.1	-3.0	-4.0
70	-0.9	-1.6	-2.0	-2.9	-2.9	-3.7	-4.7
65	-1.5	-2.2	-2.6	-3.6	-3.6	-4.3	-5.3
60	-2.2	-2.9	-3.3	-4.3	-4.3	-5.0	-6.0
55	-2.8	-3.5	-3.9	-4.9	-5.0	-5.6	-6.6
50	-3.4	-4.1	-4.5	-5.6	-5.7	-6.2	-7.2
45	-4.0	-4.7	-5.1	-6.3	-6.4	-6.8	-7.8
40	-4.6	-5.3	-5.7	-6.9	-7.1	-7.4	-8.4
35	-5.3	-6.0	-6.4	-7.6	-7.8	-8.1	-9.1
30	-5.9	-6.6	-7.0	-8.3	-8.5	-8.7	-9.7
25	-6.6	-7.4	-7.8	-9.0	-9.3	-9.4	-10.4
20	-7.4	-8.2	-8.6	-9.9	-10.2	-10.2	-11.2

百分数	60～64岁	65～69岁	70～74岁	75～79岁	80～84岁	85～89岁	90～94岁
15	-8.4	-9.2	-9.6	-10.9	-11.3	-11.2	-12.2
10	-9.5	-10.4	-10.8	-12.1	-12.6	-12.3	-13.3
5	-11.3	-12.1	-12.5	-14.0	-14.6	-14.1	-15.1

资料来源：Roberta E Rikli，C Jessie Jones．Senior Fitness Test Manual［M］．Second Edition．Human Kinetics，2013．

表 5-14　抓背伸展评价参考值（女）

百分数	60～64岁	65～69岁	70～74岁	75～79岁	80～84岁	85～89岁	90～94岁
95	5.0	4.9	4.5	4.5	4.3	3.5	3.9
90	3.8	3.5	3.2	3.1	2.8	1.9	2.2
85	2.9	2.6	2.3	2.2	1.8	0.8	0.9
80	2.2	1.9	1.5	1.3	0.9	-0.1	-0.1
75	1.6	1.3	0.8	0.6	0.2	-0.9	-1.0
70	1.1	0.7	0.3	0.0	-0.4	-1.6	-1.8
65	0.7	0.2	-0.2	-0.5	-1.0	-2.1	-2.5
60	0.2	-0.3	-0.8	-1.1	-1.6	-2.8	-3.2
55	-0.2	-0.7	-1.2	-1.6	-2.1	-3.3	-3.8
50	-0.7	-1.2	-1.7	-2.1	-2.6	-3.9	-4.5
45	-1.2	-1.7	-2.2	-2.6	-3.1	-4.5	-5.2
40	-1.6	-2.1	-2.6	-3.1	-3.7	-5.0	-5.8
35	-2.1	-2.6	-3.2	-3.7	-4.2	-5.7	-6.5
30	-2.5	-3.1	-3.7	-4.2	-4.8	-6.2	-7.2
25	-3.0	-3.7	-4.2	-4.8	-5.4	-6.9	-8.0
20	-3.6	-4.3	-4.9	-5.5	-6.1	-7.7	-8.9
15	-4.3	-5.0	-5.7	-6.4	-7.0	-8.6	-9.9
10	-5.2	-5.9	-6.6	-7.3	-8.0	-9.7	-11.2
5	-6.4	-7.3	-7.9	-8.8	-9.5	-11.3	-13.0

资料来源：Roberta E Rikli，C Jessie Jones．Senior Fitness Test Manual［M］．Second Edition．Human Kinetics，2013．

（六）坐站协调能力

使用器材：秒表，皮卷尺，圆锥标志物，43cm 高的椅子一把。

测试方法：让受试者坐在椅子中间，椅子靠在墙壁或依靠其他安全物，手放在大腿上，一只脚稍微向前，身体向前倾。听到"开始"的信号时，受试者从椅子上站起来，起身时可以扶椅子，以最快的速度绕着放置在 8 英尺（2.4 米）远的圆锥体走一圈（测量距离圆锥体较远的边缘），然后回到椅子上，行进间不可以跑。

测试人员准确地在"开始"信号时启动秒表，在受试者坐回椅子上的确切时间停止。进行两次试验，取两次中最好成绩记录到小数点后一位。

评价参考值见表 5－15、表 5－16。

表 5－15 坐站协调评价参考值（男）

百分数	60～64 岁	65～69 岁	70～74 岁	75～79 岁	80～84 岁	85～89 岁	90～94 岁
95	3.0	3.1	3.2	3.3	4.0	4.0	4.3
90	3.0	3.6	3.6	3.5	4.1	4.3	4.5
85	3.3	3.9	3.9	3.9	4.5	4.5	5.1
80	3.6	4.1	4.2	4.3	4.9	5.0	5.7
75	3.8	4.3	4.4	4.6	5.2	5.5	6.2
70	4.0	4.5	4.6	4.9	5.5	5.8	6.6
65	4.2	4.6	4.8	5.2	5.7	6.2	7.0
60	4.4	4.8	5.0	5.4	6.0	6.5	7.4
55	4.5	4.9	5.1	5.7	6.2	6.9	7.7
50	4.7	5.1	5.3	5.9	6.4	7.2	8.1
45	4.9	5.3	5.5	6.1	6.6	7.5	8.5
40	5.0	5.4	5.6	6.4	6.9	7.9	8.8
35	5.2	5.6	5.8	6.6	7.1	8.2	9.2
30	5.4	5.7	6.0	6.9	7.3	8.6	9.6
25	5.6	5.9	6.2	7.2	7.6	8.9	10.0
20	5.8	6.1	6.4	7.5	7.9	9.4	10.5
15	6.1	6.3	6.7	7.9	8.3	9.9	11.1
10	6.4	6.6	7.0	8.3	8.7	10.5	11.8
5	6.8	7.1	7.4	9.0	9.4	11.5	12.9

资料来源：Roberta E Rikli，C Jessie Jones．Senior Fitness Test Manual ［M］．Second Edition．Human Kinetics，2013．

表 5 – 16   坐站协调评价参考值（女）

百分数	60 ~ 64 岁	65 ~ 69 岁	70 ~ 74 岁	75 ~ 79 岁	80 ~ 84 岁	85 ~ 89 岁	90 ~ 94 岁
95	3. 2	3. 6	3. 8	4. 0	4. 0	4. 5	5. 0
90	3. 7	4. 1	4. 0	4. 3	4. 4	4. 7	5. 3
85	4. 0	4. 4	4. 3	4. 6	4. 9	5. 3	6. 1
80	4. 2	4. 6	4. 7	5. 0	5. 4	5. 8	6. 7
75	4. 4	4. 8	4. 9	5. 2	5. 7	6. 2	7. 3
70	4. 6	5. 0	5. 2	5. 5	6. 1	6. 6	7. 7
65	4. 7	5. 1	5. 4	5. 7	6. 3	6. 9	8. 2
60	4. 9	5. 3	5. 6	5. 9	6. 7	7. 3	8. 6
55	5. 0	5. 4	5. 8	6. 1	6. 9	7. 6	9. 0
50	5. 2	5. 6	6. 0	6. 3	7. 2	7. 9	9. 4
45	5. 4	5. 8	6. 2	6. 5	7. 5	8. 2	9. 8
40	5. 5	5. 9	6. 4	6. 7	7. 8	8. 5	10. 2
35	5. 7	6. 1	6. 6	6. 9	8. 1	8. 9	10. 6
30	5. 8	6. 2	6. 8	7. 1	8. 3	9. 2	11. 1
25	6. 0	6. 4	7. 1	7. 4	8. 7	9. 6	11. 5
20	6. 2	6. 6	7. 3	7. 6	9. 0	10. 0	12. 1
15	6. 4	6. 8	7. 7	8. 0	9. 5	10. 5	12. 7
10	6. 7	7. 1	8. 0	8. 3	10. 0	11. 1	13. 5
5	7. 2	7. 6	8. 6	8. 9	10. 8	12. 0	14. 6

资料来源：Roberta E Rikli，C Jessie Jones . Senior Fitness Test Manual ［M］. Second Edition. Human Kinetics，2013.

该方法也可用于评估老年人独立活动能力，评价标准见表 5 – 17。

表 5 – 17   起立—行走计时测试评估独立活动能力评价标准

时限	活动能力
<10s	可以自由活动
<20s	大部分可独立活动
20 ~ 29s	活动不稳定
>30s	存在活动障碍

（七）6 分钟走

使用器材：秒表，皮卷尺，圆锥标志物，计圈物。

画出一块长方形区域（20×5 码，约 18.3 米×4.6 米），每 5 码（4.6 米）作一记号，并在 4 个角落内侧放圆锥。

测试方法：一次可以有 2～3 人一起进行，一个接着一个每 10 秒有一人出发，以 6 分钟为限走路，每完成一圈就记录一次并给予一计圈物。记录 6 分钟走的距离。评价参考值见表 5－18、表 5－19。

表 5－18　6 分钟走评价参考值（男）　　　　单位：米

百分数	60～64 岁	65～69 岁	70～74 岁	75～79 岁	80～84 岁	85～89 岁	90～94 岁
95	825	800	779	762	721	710	646
90	792	763	743	716	678	659	592
85	770	738	718	686	649	625	557
80	751	718	698	661	625	596	527
75	736	700	680	639	604	572	502
70	722	685	665	621	586	551	480
65	710	671	652	604	571	532	461
60	697	657	638	586	554	512	440
55	686	644	625	571	540	495	422
50	674	631	612	555	524	477	403
45	662	618	599	539	508	459	384
40	651	605	586	524	494	442	366
35	638	591	572	506	477	422	345
30	626	577	559	489	462	403	326
25	612	562	544	471	444	382	304
20	597	544	526	449	423	358	279
15	578	524	506	424	399	329	249
10	556	499	481	394	370	295	214
5	523	462	445	348	327	244	160

资料来源：Roberta E Rikli，C Jessie Jones．Senior Fitness Test Manual ［M］．Second Edition．Human Kinetics，2013．

表 5 - 19　6 分钟走评价参考值（女）　　　　　　　单位：米

百分数	60 ~ 64 岁	65 ~ 69 岁	70 ~ 74 岁	75 ~ 79 岁	80 ~ 84 岁	85 ~ 89 岁	90 ~ 94 岁
95	741	734	709	696	654	638	564
90	711	697	673	655	612	591	518
85	690	673	650	628	584	560	488
80	674	653	630	605	560	534	463
75	659	636	614	585	540	512	441
70	647	621	599	568	523	493	423
65	636	607	586	553	508	476	406
60	624	593	572	538	491	458	388
55	614	581	561	524	477	443	373
50	603	568	548	509	462	426	357
45	592	555	535	494	447	409	341
40	582	543	524	480	433	394	326
35	570	529	510	465	416	376	308
30	559	515	497	450	401	359	291
25	547	500	482	433	384	340	273
20	532	483	466	413	364	318	251
15	516	463	446	390	340	292	226
10	495	439	423	363	312	261	196
5	465	402	387	322	270	214	150

资料来源：Roberta E Rikli, C Jessie Jones . Senior Fitness Test Manual ［M］. Second Edition. Human Kinetics, 2013.

ACSM 指南推荐，根据 6 分钟步行测试结果，还可以推算峰值耗氧量，公式如下：VO_{2peak}（kg·min）= ［0.02 × 距离（m）］ - ［0.191 × 年龄（yr）］ - ［0.07 × 体重（kg）］ + ［0.09 × 身高（cm）］ + ［0.26 × RPP（× 10^{-3}）］ + 2.45

其中，yr = 岁；RPP = 心率收缩压乘积［心率 × 收缩压（mmHg）］。以上公式的 R^2（决定系数）= 0.65，SEE（估计标准误差）= 2.68。

二、体力综合评定

（一）体力评定

体力是指身体运动的基本功能，或者说为进行运动或劳动身体所具备的基本素质，它是通过人体在运动或劳动中表现出的力量、速度、耐力、灵敏等机能能力来体现的。常用的体力评定方法有五阶段体力评价标准，是由日本吉田敬义等设计的，由五个指标组成，具体评价指标和标准见表5-20。

表5-20　体力指标五阶段评价标准

体力评价	①低	②稍低	③普通	④稍高	⑤高
男性					
握力（kg）	≤23	24～34	35～43	44～54	＞55
背肌力（kg）	≤71	72～107	108～143	144～177	＞178
立位体前屈（cm）	≤4	5～11	12～18	19～24	＞25
俯卧上体后仰（cm）	≤36	37～45	47～56	57～66	＞67
反复横跨（次/分）	31	32～35	36～41	42～46	＞47
女性					
握力（kg）	≤16	17～23	24～30	31～37	＞38
背肌力（kg）	≤45	46～66	67～88	89～109	＞110
立位体前屈（cm）	≤5	6～11	12～18	19～23	＞24
俯卧上体后仰（cm）	≤37	38～46	47～57	58～66	＞67
反复横跨（次/分）	23	24～29	30～35	36～40	＞41

（二）体力年龄评定

每个人都有各自的日历年龄，但实际体质水平差异很大，用"体力年龄"能反映一个人的实际身体状况。研究者通过对立位体前屈、闭眼单足立、反复横跨、俯卧撑四项指标的测试，将测试结果按"体力测试各指标得分表"（见表5-21）逐项查出得分，然后相加，计算总分，再参照"体力年龄评定表"（见表5-22）就可知道体力年龄。

表 5－21　体力年龄测试各指标得分

得分	体前屈（厘米）		闭眼单足立（秒）		反复横跨（次）		俯卧撑（次）	
	男	女	男	女	男	女	男	女
20	25 以上	28 以上	60 以上	48 以上	49 以上	41 以上	41 以下	45 以下
19	23～24	27	57～59	45～47	47～48	40	38～40	43～44
18	21～22	25～26	54～56	42～44	45～46	39	35～37	41～42
17	19～20	23～24	51～53	39～41	44	38	32～34	39～40
16	17～18	21～22	48～50	36～38	43	37	29～31	37～38
15	15～16	19～20	45～47	34～35	42	36	26～28	35～36
14	13～14	17～18	42～44	32～33	41	35	23～27	32～34
13	11～12	15～16	39～41	30～31	40	34	20～22	31～32
12	9～10	13～14	36～38	28～29	39	33	18～19	29～30
11	7～8	11～12	33～35	26～27	38	32	16～17	27～28
10	6	9～10	30～32	24～25	37	31	14～15	25～26
9	5	7～8	27～29	22～23	36	30	12～13	23～24
8	4	6	24～26	20～21	35	29	10～11	21～22
7	3	5	21～23	18～19	34	28	8～9	19～20
6	2	4	18～20	15～17	33	27	6～7	17～18
5	1	3	15～17	12～14	32	26	5	15～16
4	0	2	12～14	9～11	31	25	4	13～14
3	－1	1	9～11	6～8	30	24	3	11～12
2	－2	0	6～8	5	28～29	23	1～2	9～10
1	－3 以下	－1 以下	5 以下	4 以下	27 以下	22 以下	0	8 以下

资料来源：王瑞元，孙学川，熊开宇. 运动生理学［M］. 北京：人民体育出版社，2002.

表 5－22　体力年龄评定

总得分（分）	年龄区分（岁）
50 分以上	20～24
47～49	25～29
43～46	30～34
39～42	35～39
34～38	40～44
29～33	45～49

续表

总得分（分）	年龄区分（岁）
24～28	50～54
17～23	55～59
16分以下	60岁以上

（三）体能综合评定

体能综合评定的指标包括反复横跨、垂直跳、握力、俯卧仰体和5分钟跑5项测定，其评定标准见表5-23。

表5-23 体能综合评定

项目	等级	男			女		
		40岁	50岁	60岁	40岁	50岁	60岁
反复横跨	A	35	32	27	30	27	22
（次/分）	B	30	27	21	25	22	17
垂直跳（cm）	A	41	36	30	24	20	16
	B	34	29	23	18	14	10
握力（kg）	A	29	37	33	25	24	22
	B	32	30	28	21	19	17
俯卧仰体（cm）	A	44	40	34	37	31	25
	B	38	35	29	32	26	20
5分钟跑（m）	A	975	925	857	775	725	675
	B	900	850	800	700	650	600

注：A为健康合格下限数，B级水平以下为警戒信号。

三、幼儿动作适能评价

幼儿的动作适能一般包括大肌肉群动作和精细动作。其中，儿童期生理机能发育是奠定终生健康的基础，特别是心血管系统和呼吸系统的功能是身体活动得以完成的内在动力。对这些系统机能能力的检测与评价是不可缺少的重要部分。

（一）大肌肉群动作

1.10米折返跑

10米折返跑反映人体的灵敏素质，使用秒表测试。在平坦的地面上画长

10 米、宽 1.22 米的直线跑道若干条，在每条跑道折返线处设一手触物体（如木箱），在跑道起、终点线外 3 米处画一条目标线（见图 5 - 8）。

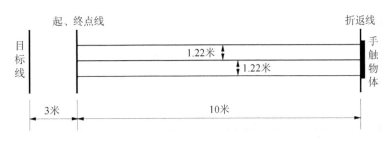

图 5 - 8   10 米折返跑

测试时，受试者至少两人一组，以站立式起跑姿势站在起跑线前，当听到"跑"的口令后，全力跑向折返线，测试员视受试者起动开表计时。受试者跑到折返处，用手触摸物体后，转身跑向目标线，当胸部到达起点线的垂直面时，测试员停表。记录以秒为单位，保留小数点后一位。

2. 立定跳远

立定跳远反映人体的爆发力。使用沙坑（距沙坑边缘 20 厘米处设立起跳线）或软地面、皮卷尺和三角板测试。测试时，受试者双脚自然分开，站立在起跳线后，然后摆动双臂，双脚蹬地尽力向前跳，测量起跳线距最近脚跟之间的直线距离。测试两次，取最大值，记录以厘米为单位，不计小数。

3. 网球掷远

网球掷远反映人体上肢和腰腹肌肉力量。使用网球和皮卷尺测试。在平坦地面上画一个长 20 米、宽 6 米的长方形，在长方形内，每隔 0.5 米画一条横线，以一侧端线为投掷线。

测试时，受试者身体面向投掷方向，两脚前后分开，站在投掷线后约一步距离，单手持球举过头顶，尽力向前掷出。球出手时，后脚可以向前迈出一步，但不能踩在或越过投掷线，有效成绩为投掷线至球着地点之间的直线距离。如果球的着地点在横线上，则记录该线所标示的数值；如果球的着地点在两条横线之间，则记录靠近投掷线的横线所标示的数值；如果球的着地点超过 20 米长的测试场地，可用皮卷尺丈量；如果球的着地点超出场地的宽度，则重新投掷。测试两次，取最大值，记录以米为单位。

4. 双脚连续跳

双脚连续跳反映人体协调性和下肢肌肉力量。使用皮卷尺和秒表测试。在平坦地面上每隔0.5米画一条横线，共画10条，每条横线上横置一块软方包（长10厘米，宽5厘米，高5厘米），在距离第一块软方包20厘米处设立起跑线（见图5-9）。

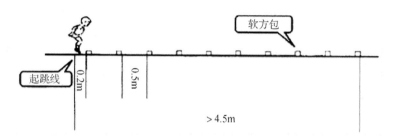

图 5-9 双脚连续跳

测试时，受试者两脚并拢，站在起跳线后，当听到"开始"口令后，双脚同时起跳，双脚一次或两次跳过一块软方包，连续跳过10块软方包。测试员视受试者起动开表计时，当受试者跳过第十个软方包双脚落地时，测试员停表。测试两次，取最好成绩，记录以秒为单位，保留小数点后一位。

5. 坐位体前屈

坐位体前屈反映人体柔韧性。

使用仪器：坐位体前屈测试仪。

测试方法：受试者坐在垫上，双脚伸直，脚跟并拢，脚尖自然分开，全脚掌蹬在测试仪平板上；然后掌心向下，双臂并拢平伸，上体前屈，用双手中指指尖推动游标平滑前移，直至不能移动为止。测试两次，取最大值，记录以厘米为单位，保留小数点后一位。

6. 走平衡木

走平衡木反映人体平衡能力。

使用仪器：平衡木（长3米，宽10厘米，高30厘米；平衡木的两端为起点线和终点线，两端外各加一块长20厘米、宽20厘米、高30厘米的平台）和秒表测试。

测试方法：受试者站在平台上，面向平衡木，双臂侧平举，当听到"开始"口令后，前进。测试员视受试者起动开表计时，当受试者任意一个脚尖超过终点线时，测试员停表。测试两次，取最好成绩，记录以秒为单位，保留小数点后一位。

（二）精细动作

1. 手指灵活性的测试

使用仪器：北大青鸟 BD－Ⅱ－601 型手指灵活性测试仪。

测试方法：被试者坐在小桌前，双肘与桌面同高，正对测试仪器。测试者向他们介绍测试任务，要求被试者直接用优势手将金属棒插入实验板的圆孔中。从左上角第一列开始从上至下，第二列则从下至上，第三列再从上至下，依次逐列插入。金属棒插入开始位孔时，仪器自动计时，到 60 秒时自动停止测试，记录在 1 分钟内所插入的次数。

2. 手腕灵活性的测试

使用仪器：北大青鸟 BD－Ⅱ－316 型手腕灵活性测试仪。

测试程序：被试者坐在小桌前，双肘与桌面同高，正对测试仪。测试者向他们介绍测试任务，要求被试者用优势手拿起处于圆孔内的棋子，反转过来，再将其放入原来的孔内。左上角的圆棋子为计时自动"开始"位，拿起这个棋子，计时自动开始，当计时器时间显示为 60 秒时自动停止测试，记录在 1 分钟内被试者所翻转的圆棋子数。

3. 手部动作速度的测试

使用仪器：北大青鸟 BD－Ⅱ－513 型反应时运动时测试仪、秒表。

测试程序：

（1）被试者坐在小桌前，双肘与桌面同高，正对反应时运动时测试仪。测试者向他们介绍测试任务。被试者用优势手拿好敲击棒，把敲击棒点在中央板上等待，经过预备等待后，刺激声响起，被试者受到声刺激后，立即抬起敲击棒，并用敲击棒去敲中央板两旁的金属板，要求反应和动作又快又准。被试者按照规定的程序尽快左右敲击，直到 30 秒定时时间到。长声响，停止敲击，实验自动结束。实验过程中，实时计时显示敲击总次数。

（2）被试者坐在小桌前，双肘与桌面同高，测试者向他们介绍测试任务。要求被试者用优势手尽快连续敲击桌面 10 秒，记录被试者敲击次数。

4. 手部动作协调性的测试

使用仪器：北大青鸟 BD－Ⅱ－509A 型多项反应时测定仪。

测试程序：被试者坐在小桌前，双肘与桌面同高，正对多项反应时测定仪，测试者向他们介绍测试任务。选择仪器的简单反应时测试，刺激方式为红色，连接手键。按仪器上的"简单"键，测试开始，预备2秒，随机间隔0~4秒后，呈现设定的红颜色刺激，其最长呈现1秒。被试者见到红色灯亮起后立即作出反应，按下反应键，即测得其反应时间，共测10次。

5. 手臂稳定性的测试

使用仪器：北大青鸟BD-Ⅱ-304型动作稳定器。

测试程序：被试者坐在小桌前，双肘与桌面同高，正对动作稳定器。测试者向他们介绍测试任务。选择曲线槽测试，将测试针插入曲线槽中央最大宽度处，必须插到与中隔板接触，发光管亮，仪器自动"记时"开始。悬臂、悬腕，垂直地将针沿槽向宽度减小的方向平移，至最小宽度处为止，要求移动时测试针悬空，不得再与中隔板接触，否则违规，实验结束。如有测试针接触到槽的边缘，则蜂鸣声响，并记录一次接触边缘次数。记录被试者移动整个曲线的时间及接触边缘次数。按"结束"键，测试结束。稳定性指标可用碰边次数×时间的倒数表示，碰边次数越多、时间越长，则稳定性越差。

6. 双手协调性的测试

使用仪器：直径2.5mm的木质珠子10颗，长20cm弹力细绳一条。

测试程序：被试者坐在小桌前，双肘与桌面同高，正对测试材料。测试者向他们介绍测试任务。将10颗木质珠子和弹力细绳置于被试者前方的桌上。要求被试者依次将10个珠子穿入弹力细绳中，记录所用时间。测试前被试者有一次练习的机会。

7. 筷子使用能力的测试

使用仪器：长15cm儿童用木质筷子一双；大小均匀的蚕豆10粒；直径7cm、高7cm的圆柱形容器两个。

测试程序：被试者坐在小桌前，双肘与桌面同高，正对测试材料。测试者向他们介绍测试任务。测试者将两个圆柱形容器放在桌上，与桌边相距5cm，两容器相距为10cm。一个容器里装有10粒蚕豆，要求被试者以最快的速度用筷子将蚕豆逐个夹起并放入另一空的容器中，记录所用时间。

第二篇

运 动 处 方

第六章　运动健身处方的理论基础

本章简介：本章主要介绍运动健身对增强体质的重要作用；重点讲述运动处方设计的理论基础。

关键词：体力活动、运动健身、运动处方

第一节　运动处方概述

一、运动处方的基本概念

运动处方（Exercise Prescription）的概念最早是在 20 世纪 50 年代由美国生理学家卡波维奇提出的。1969 年 WHO 正式使用 Prescribed Exercise 这个名词，在国际上得到普遍应用。运动处方的定义有很多不同的表述，运动处方可简单理解为一套针对个人的身体体能状况，即根据个人需要而设计的系统的运动计划。

运动处方的具体定义：运动处方是指针对个人的身体状况而制订的一种科学的定量化的周期性锻炼计划，也可称为符合个人状况所制定的运动程序。

2016 年，国家体育总局组织专家对运动处方理论体系和运动处方设计规范化进行研讨，建议将运动处方的定义修订为：由运动处方师、运动健身指导人员、康复治疗师、社会体育指导员或医生等专业人员依据参加体育活动者的年龄、性别、个人健康信息、医学检查体育活动的经历，以及心肺耐力等体质测试结果，用处方的形式，制订的系统化、个性化的体育健身活动指导方案。

关于运动处方的定义，还有一些专家有如下论点：

运动处方是以获得个人期望的体力为目标，并以适应其体力现状所决定的运动的质和量（加贺谷熙彦淳，1983）。

在运动疗法的治疗中，常以处方的形式来确定运动的种类和方法、运动强度、运动量，并提出在治疗中应注意的事项，这就是运动处方（周士枋，1990）。

对从事体育锻炼者或病人，根据医学检查资料（包括运动试验及体力测验），按其健康、体力及心血管功能状况，结合生活环境条件和运动爱好等个体特点，用处方的形式规定适当的运动种类、时间及频率，并指出运动中的注意事项，以便有计划地经常性锻炼、达到健身或治病的目的，即为运动处方（刘纪清，1993）。

运动处方是根据参加健身活动者体质和健康情况以处方的形式确定运动的种类、时间、强度、频率与注意事项，它与临床医生开方取药有相似之处，但不同的是，一个是用药作为治疗手段，另一个是用运动作为强身健体的主要措施。运动处方是体育活动者进行身体活动的指导性条款（汤长发，1999）。

二、运动处方的功能

健康是人类永恒的主题，人们已经公认，运动是健康促进的最有效手段之一。为此，中国政府提出了《全民健身计划纲要》，美国政府也颁布了《美国国民健康计划》，还有加拿大的《健康加拿大计划》、新加坡的《生命在于运动计划》、日本的《二十一世纪健康日本》等。这些国家不仅重视健康的促进，更着重于强调改善生活方式，倡导持续性的运动健身对人类健康的重要意义。

运动健身对于人体生理机能的改善有良好的影响，运动会使肌肉群产生更多的收缩，消耗更多的葡萄糖和脂肪酸，有利于新陈代谢的加强和改善。比如，运动健身对人体机能最显著的作用是提高心肺和呼吸系统机能，经常参加运动的人，可使心肌纤维增粗，心脏收缩力增强，营养心脏的冠状动脉血管管壁弹性增加，血管畅通，从而使心脏的供血得到改善，使心脏功能增强。这样可预防或推迟心血管疾病，如动脉硬化、高血压、冠心病等疾病的发生。此外，运动可改善呼吸系统功能。经常运动的人，呼吸肌强壮有力，吸气时胸廓能充分扩张，使更多的肺泡张开而吸入更多的氧气，呼气时胸廓充分压缩，排出更多的二氧化碳和废气，保持血氧含量充足，有效地改善呼吸循环系统的功能。

　　科学的运动健身对运动系统机能的提高有直接的作用，运动时血液循环加速，可使肌肉获得更多的营养，因此肌纤维变粗，体积增大，弹性增强，整个肌肉变得更发达，活动能力和耐力相应增强。经常运动会改善骨骼的血液循环和代谢，使骨外层的密质增厚，骨质更加坚固，延缓骨质疏松和脱钙等老化过程，使骨骼抗折断、弯曲、扭转的能力得到加强，从而提高运动系统的功能。运动健身对神经系统功能的改善也有促进作用。如运动时中枢神经系统指挥各部分肌肉协调地收缩，使身体各个器官间互相联系更加密切，神经传导速度得以改善，表现出比不锻炼者身体更加灵活的特点，动作更为敏捷、协调。运动还能使皮肤的血液循环加强，提高毛孔、汗腺、皮脂腺等对冷热刺激的适应能力，增强人体的防御能力及免疫力，对人体的调节、适应能力有积极的促进作用。

　　健康的含义是广泛的，它包括身体的、精神的、社会的以及环境适应等诸多方面因素，体育锻炼对于躯体、心理的良好双重作用，使之成为健康促进的最重要手段。美国著名的运动生理学家库珀曾经指出：有氧代谢运动可以逆转精神紧张、忧郁症等恶性症状，使自信心增强，焦虑和压抑等情绪障碍得以缓解。美国学者报道：跑步能使人体释放一种称为"β-内啡肽"的脑化学物质，它不仅能够改善中枢神经系统的调节能力，还能提高机体对有害刺激的耐受力；"内啡肽"是缓解精神紧张的生理镇静剂，精神病学专家基于运动有使人体内"内啡肽"保持较高水平的作用，推荐将有氧运动作为精神性疾病的治疗方法之一。运动的确可使神经系统的紧张状态得到缓和，提高大脑的工作效率。因此，人们在运动后普遍会感到身心舒畅、轻快，长期坚持适宜的运动，能保持饱满的精神状态和自信心，情绪稳定而充满活力，这种良好的心理状态对生理机能有重要的正向作用。

　　总之，运动是良医，运动健身可有效地提高人体身体机能，抵抗疾病，改善人们的健康状况。运动处方不仅已融入大众健身，而且融入对多种慢性病（如代谢性疾病、心血管疾病、肺疾患、骨关节病等）的治疗手段中。这对于有效地增强病人体质，缓解疾病所造成的身体功能减退，并在调节改善病患抑郁情绪，提高其自信和应激能力，起着药物不可达到的有益作用。

三、运动处方研究的发展

　　早在公元前，被誉为西方医学之父的希波克拉底（Hippocrates，460—370

B. C.）就指出："如果我们能给一个人适当的营养和适量的运动，既不是太少，又不是太多，我们会发现通向健康最安全的路径。"进入 19 世纪，哈佛海明威体育馆总监达德利·萨金特医学博士（1879—1919）提出了运动测试与运动处方的概念。

德国霍尔曼（Hollmann）研究所从 1945 年就开始了对运动处方的理论研究。1954 年，他们为市民制定了健康人的、中老年人的运动处方，进行运动健身的指导和咨询；还针对高血压、心肌梗死、糖尿病、肥胖病人制定了各类康复运动处方；并以运动处方的形式为运动员提供训练计划。

1968 年，美国运动生理学家库珀在经历了 4 年健康、健身方面研究后发表了著名的《有氧代谢运动》（Aerobics），其中"12 分钟跑体能测验"及"有氧运动得分制"等为众多研究者采用。库珀的《有氧代谢运动——通向全面身心健康之路》以及 Cooper 研究所一直持续进行的有氧训练研究，更是对人类健康促进的巨大贡献。

尽管人类应用运动治疗疾病已有 3000 多年的历史，但直到 1969 年世界卫生组织才正式采用"运动处方"这一术语，进而得到了国际广泛的认可，其概念和内容得到不断完善和充实。世界各国特别是经济发达国家对运动处方的理论和实践进行了大量的研究，并将运动处方广泛地应用于健身锻炼、预防和治疗疾病中。

日本在运动处方的理论和实践的研究方面成绩显著。1970 年日本体育科学中心成立后，在猪饲道夫教授倡导下成立了"运动处方研究委员会"对运动处方进行系统研究。他们以 9 名教授为核心在各地组成了 20 个研究小组，经过了 3 年理论研究和 2 年的实际应用研究，于 1975 年出版发行了《日本健身运动处方》，其中包括了应用于各年龄组的运动处方方案。1989 年日本的伊藤朗编写了《从运动生化到运动处方》，提出了针对高血压、糖尿病、高脂血症、高尿酸症甚至小儿哮喘的运动疗法，大大丰富了运动处方的应用范围。从1982 年起，日本开始在高校讲授运动处方知识，扩大运动处方的普及程度。1987 年日本将运动处方相关内容引入《新高等保健体育》教科书中。

我国运动医学、生理学、康复医学、体育学等专家一直关注运动处方的研究和进展，吴河 1979 年发表了《国外运动处方的理论与实践》的译文，吕帆编译了《日本健身运动处方》（1980）；与此同时，由刘纪清教授在哈尔滨医科大学第一附属医院开设了"运动处方咨询门诊"（1980），1993 年出版了

《实用运动处方》一书。时至今日，中国对运动处方的研究和应用取得一系列的成果，如我国翻译出版了多部运动处方专著；运动健身得到越来越多的推崇；应用运动处方治疗肥胖病、糖尿病、高脂蛋白血症等慢性疾病有大量的临床报道；在一些医学和体育院校中，运动处方已列入了教学内容。

面对未来，健康仍是人们最热门的话题，2014 年 10 月 2 日国务院发布《关于加快发展体育产业促进体育消费的若干意见》，提出：促进康体结合，加强体育运动指导，推广"运动处方"，发挥体育锻炼在疾病防治以及健康促进等方面的积极作用。党的十八届五中全会将"健康中国"正式升级为国家战略。"运动是良医"写入国务院颁布"十三五"《全民健身计划（2016—2020）》；科技部相继启动和资助了"中国国民运动健身科学指导系统的研究与应用""中国国民运动健身科学指导及效果评价关键技术""制定有效运动负荷方法与评价等级的研究"等专项研究课题，表明对运动处方研究的支持力度。2016 年，国家体育总局中国体育科学学会组织专家开展运动处方理论体系、运动处方规范化的系列研究，并于 2017 年正式启动运动处方师培训认证体系。

目前，选择适宜的健身方法，研制出有健身和治疗意义的针对性强、实用性好、科学、有效、安全的运动处方是体质研究、运动医学、康复医学等领域共同关注的课题。科学的运动健身方法将对人类健康促进、预防和治疗某些慢性疾病、提高生存质量带来不可低估的影响。

第二节　体力活动水平对体质的影响

一、体力活动与体质

（一）体力活动概述

关于体力活动（Physical Activity，PA）的概念有很多研究，被普遍接受的是 Caspersen 等人的定义："任何由骨骼肌收缩引起的导致能量消耗的身体运动"，包括职业性、休闲性及其他日常活动。体力活动是指在基础代谢（BMR）的水平上，使身体能量消耗增加的活动。因此体力活动是一个非常复杂的过程，包括活动的强度、持续的时间、频率以及周围环境和社会因素等，以上因素均会影响体力活动的能量消耗。

早期的体力活动研究主要是在发达国家中展开，如 1953 年英国医学杂志《柳叶刀》报道了 Morris J. N. 的研究，首次提出体力活动与健康的关系。随着社会经济的飞速发展、现代化生活方式的不断演变，人体维持日常生活必需的劳动量和强度减少，在交通中要付出的体力活动也逐渐降低，职业劳动的强度更是大大地减少，体力活动的能量消耗显著性降低，带来了很多健康问题。

运动健身虽然是体力活动中的组成部分，但我们应该区分运动健身即身体锻炼与体力活动的概念和内涵。Caspersen 将锻炼定义为有最终目标和阶段目标的，有计划的、有组织的、重复的、以保持和/或提高体适能为目的的体力活动。运动健身包含在体力活动之中，它是有针对性地、科学地加大热能消耗来增加体力活动水平的重要环节。美国国家医学总监报告中的重要观点是进行中等量的体力活动可以获得显著的健康收益；更大量的体力活动可以获得更多的健康收益；规律进行体力活动的个体，如果增加运动的持续时间或强度，可获得更好的健康收益。现代人普遍存在体力活动特别是中等强度以上体力活动量不足的现象，因此在完成日常生活、工作和休闲性活动之外，人们必须额外进行运动健身，增加体力活动水平才能保持良好的体质健康。

（二）体力活动水平与体质

体力活动与健康的密切关系已经在许多研究中得到证实。大量流行病学研究证明体力活动不足是健康的重要独立危险因素，多种包括心脏病、2 型糖尿病、高血压、中风、代谢综合征、骨质疏松等慢性疾病以及某些癌症的发病都与缺乏规律性的体力活动有关；如有人报告缺乏体力活动的中年女性与积极活动的中年女性相比，致死风险增加 52%；死于心血管疾病的风险增加一倍，死于癌症的风险增加 29%。与缺乏体力活动的人群相比，积极进行身体活动者发生结肠癌的风险减少 30% ~ 40%。Shetty P. S. 的研究指出，体力活动可以降低心血管疾病、非胰岛素依赖型糖尿病、结肠癌等疾病发生的危险性，预防肥胖的发生，并可能对身体的构成和体脂的分布起促进作用，能够消除抑郁和焦虑症状。近年来的一些研究报道显示，在青少年中也存在体力活动严重不足的问题。如庄杰等人在相关研究中提出：青少年闲暇静态时间长，导致体重超重，身体活动能力下降，成人的慢性疾病危险因子已经在儿童青少年中呈现上升趋势。无论是成年人还是青少年，现代静态时间过多的生活方式以及与之密切相关的慢性病已经成为当今社会主要的公共健康问题之一。

近年来的研究还证实，体力活动不仅有助于儿童及青少年的生长发育，且会影响其成年后的生理与心理健康。儿童和青少年的体质水平同样可以通过经常性地参加体力活动得到显著提高。实验证实，相比于那些缺乏活动的青少年，活动积极的儿童和青少年拥有更高水平的心血管耐力和肌肉力量，更少的体脂百分比，发生心血管疾病和代谢性疾病的风险更低，焦虑和抑郁的症状较少，骨骼更加健康。

二、体力活动水平测量

由于体力活动贯穿于日常生活活动之中，时间零散，给测量带来一定的难度，因此精确的测量和评价体力活动其实是一件比较困难的事情。理想的测量方法应该具有准确性高、简便易行、易于被接受、可以在较大规模人群中应用等特点。以往在相当长的时间里，研究者是采用问卷回顾性记录每天的活动情况进行指标采集，然后用相关量表推算得出体力活动量；当然也有双标计水法、间接测热法、心率监测法、直接观察法等。近几年人们对体力活动的测量开始采用精确度更高的加速度传感器进行测量；目前人们普遍接受使用运动传感器+问卷的方法进行体力活动测量。

（一）问卷调查法

问卷调查法是选用统一设计的问卷向被选取的调查对象调查体力活动的方法，具有操作简单、花费少等优势，可分为自填式问卷调查和代填式问卷调查。问卷的设计和选用必须符合不同地区和文化背景人群的生活习惯特征，并且应该是已经遵循普遍认可的方法做过效度检验的问卷。

问卷的填写由调查对象对自己的活动模式进行总结，通过回忆来完成，其准确性与调查对象的理解能力和题目的难易程度以及填写问卷时的情境和条件有关。因此不可避免会出现误差，为保证调查的准确性，还应该通过问卷的信度检验。

国内常选用"Bouchard 体力活动日记"进行体力活动调查，该问卷由加拿大 Laval 大学运动科学实验室研制（见表6-1）。受试者一般需连续填写3~7日。

表 6-1 Bouchard 体力活动日记

第　　　天　　　日期：＿＿年＿＿月＿＿日　　　星期＿＿＿

姓名＿＿＿	小时/分钟	0-15	16-30	31-45	46-60
	0				
	1				
	2				
	3				
	4				
	5				
在每一个空格填写某一时段相应的体力活动代码，它代表你在这15分钟内所做的活动。在填写之前，请仔细阅读体力活动分类表，明确你所做的活动属于哪一类。假如在很长一段时间内，你所做的活动都是一样（如睡觉），你可以划条横线直到活动改变。	6				
	7				
	8				
	9				
	10				
	11				
	12				
	13				
	14				
	15				
	16				
	17				
	18				
	19				
	20				
	21				
	22				
	23				

资料来源：Bouchard C A，Trembla Y C，L Eblanc G. Bouchard Three - day physical activity record ［J］. Medicine & Science in Sports & Exercise, 1997（29）：s19 - s24.

1. 你今天是否参加了运动？　□是　□否

2. 如果你参加了运动，请填写运动的项目＿＿＿＿＿＿＿，运动的时间
＿＿＿＿＿＿分钟，运动强度如何？　□大　□中　□小

3. 如果你参加了运动，请填写运动的项目＿＿＿＿＿＿＿，运动的时间
＿＿＿＿＿＿分钟，运动强度如何？　□大　□中　□小

4. 今天一天，你坐着的时间有多长？＿＿＿＿＿小时（坐着时间包括：
上课、上网、自习、坐着或躺着看电视、看书的时间，但不包括睡眠时间）

5. 今天，你步行的时间有多长？＿＿＿＿＿分钟（步行包括散步或者从一
个地方走到另一个地方的步行，只有持续至少 10 分钟的步行时间才能进行累加）

6. 早上起床时间＿＿＿：＿＿＿　晚上睡觉时间＿＿＿：＿＿＿。

完成问卷填写后，要进行体力活动强度计算，一般选用计算代谢当量
（Metabolism Equivalent，MET）的方法。1MET 是指安静时的静息代谢率
（3.5mL/kg/min），即人体每分钟每公斤体重消耗 3.5 毫升氧时的运动强度为 1
MET。而工作或运动等体力活动时的代谢率与标准的静息代谢率的比值就为代
谢当量，可表达体力活动的强度。例如，某人完成某种工作需要的代谢当量为
10METs，就意味着此项工作的能量消耗是一个人安静时能量消耗的 10 倍。一
个人能够完成的最大 METs 值被称为功能能力（Functional Capacity，FC），FC
代表人的综合体能，它可由一个人在活动跑台或固定自行车达到的最大摄氧量
值换算出的 METs 来确定。目前人们基本公认的体力活动强度分级为：低体力
活动水平（<3METs），中等强度体力活动水平（3~6METs），高强度体力活
动水平（>6METs）。表 6-2 为 Bouchard 等设计的体力活动分类。

表 6-2　Bouchard 体力活动分类标准

分类代码	每一类典型活动举例	能量消耗水平（kcal/kg/15min）
1	身体平躺：　－睡觉　　－在床上休息	0.26
2	坐着的活动： －上课　　－吃饭　　－自习　　－看书　　－听广播 －看电视	0.38
3	站着的、低强度的活动： －洗衣服　　－刮胡子　　－梳头　　－扫地　　－做饭	0.57

分类代码	每一类典型活动举例	能量消耗水平 （kcal/kg/15min）
4	－穿衣服　　－开车　　－散步	0.7
5	低强度的工作活动： －做家务（擦窗子、拖地）　　－木工工作　　－裁缝 －开农用拖拉机　　　　　　　－石匠　　　　－烤面包 －印刷工　　　　　　　　　　－园艺　　　　－酿酒 －在化工厂或电子工厂工作　　－补鞋　　　　－技工 －在实验室工作　　　　　　　－电工　　　　－油漆 －给农场家禽喂食 －一般速度的行走（步行上班、上学、购物）　　－洗澡	0.83
6	低强度的体育活动或休闲活动： －划独木舟　　－箭术　　－排球　　－网球 －槌球游戏　　－篮球　　－棒球（投手除外） －高尔夫　　　－航海　　－划船 －休闲地骑自行车	1.2
7	中等强度的工作活动： －修理机器（建造房子）　　－修筑篱笆 －搬运箱子或包裹　　－耕地　　－伐木　　－采矿 －铲雪	1.4
8	中等强度的体育活动或休闲活动： －棒球　　　－骑马　　－羽毛球　　－登山　　－划独木舟 －快速骑车　－滑雪　　－舞蹈　　　－游泳　　－网球 －体操　　　－快走　　－慢跑	1.0
9	高强度的工作活动： －用斧头伐木　　－用锯刀锯东西　　－在农场干活 高强度的体育活动或休闲运动： －赛跑　　　－冰球　　－拳击　　－篮球　　－登山 －花样游泳　－足球　　－壁球	1.95

资料来源：Bouchard C A，Trembla Y C，L Eblanc G. Bouchard Three – day physical activity record ［J］. Medicine & Science in Sports & Exercise, 1997（29）：s19 – s24.

注：大强度的体力活动是指身体需要努力发挥潜能，呼吸变得非常急促。中等强度体力活动是指需要付出中等水平体力，呼吸比安静时更急促一些。某项活动，比如打篮球有可能是中等强度，也有可能是大强度，请根据你的主观感受填写。

表 6 – 3 为 Ainsworth 等推荐的进行各种体力活动的代谢当量（MET）。

表 6 – 3　低、中和较高强度体力活动分级的代谢当量（MET）

低（<3METs）	中（3～6METs）	高（>6METs）
在住宅、商店或办公室周围漫步＝2.0[a] 居家和工作 静坐：用电脑、伏案工作、应用轻便的手控工具＝1.5 站立时轻度工作，如铺床、洗碗、熨衣服、做饭或储藏杂物＝2.0～2.5 休闲时间和运动 绘画和手工、打牌＝1.5 台球＝2.5 划船（手动）＝2.5 门球＝2.5 飞镖＝2.5 钓鱼（坐）＝2.5 演奏多种乐器＝2.0～2.5	步行3.0mph＝3.0[a] 快速健步走（4mph）＝5.0[a] 居家和工作 打扫卫生、擦窗户、擦车、打扫储藏室＝3.0 扫地或地毯、吸尘、拖地＝3.0～3.5 木工工作：主要＝3.6 搬运和堆积木材＝5.5 割草：推割草机＝5.5 休闲时间和运动 打羽毛球：娱乐性＝4.5 打篮球：投篮＝4.5 平地自行车：低速（10～12mph）＝6.0 跳舞：慢舞＝3.0；快舞＝4.5 在河边步行钓鱼＝4.0 打高尔夫：发球区之间步行＝4.3 帆船，有风＝3.0 休闲游泳＝6.0[b] 打乒乓球＝4.0 网球双打＝5.0 打排球：非竞争性＝3.0～4.0	非常快地健步走（4.5mph）＝6.3[a] 中速步行/徒步旅行没有或有轻便随身物品（<4.5kg）＝7.0 在陡峭的路上徒步旅行且有随身物品4.5～20kg＝7.5～9.0 慢跑5mph＝8.0[a] 慢跑6mph＝10.0[a] 慢跑7mph＝11.5[a] 居家和工作 铲沙子、铲煤等＝7.0 搬重物，如砖头＝7.5 做重农活，如排水＝8.0 铲或挖沟＝8.5 休闲时间和运动 打篮球＝8.0 平地自行车：中速（12～14mph）＝8；快速（14～16mph）＝10 滑雪：慢速（2.5mph）＝7.0；快速（5.0～7.9mph）＝9.0 踢足球：随意＝7.0；竞赛＝10.0 游泳：中/强＝8～11[b] 网球单打＝8.0 打排球：馆内或海滩竞赛性＝8.0

注：MET 指代谢当量；mph 指英里每小时；[a]平地指表面凹凸不平；[b]MET 水平可因不同个体选择的不同泳姿或游泳水平不同。

资料来源：王正珍译．ACSM 运动测试与运动处方指南（第 8 版）［M］．北京：人民卫生出版社，2010.

（二）运动传感器测定

近年来，运动传感器（加速度计）已经被认为是较准确的体力活动测量方法。尤其它在低龄儿童中的应用可以弥补单纯问卷法的不足。因此，专家建议采用加速度计与问卷调查有效结合的方法对体力活动进行定性与定量，可增加研究结果的科学性和合理性。加速度计根据内部的传感器个数一般分为单轴、双轴和三轴加速度计，方法是按照要求把传感器固定在身体上，仪器能够感应到肢体或躯干的运动或加速度状况。然后通过压电传感器将人体运动时的加速度变化转换为电信号，将电信号收集、处理并存储起来就可以得到加速度计数，以此来测量体力活动的频率和强度。

三轴加速度计测量相对更为精确，以美国 ActiGraph 公司生产的 ActiGraph GT3X 型加速度传感器为例，有仪器自带的数据处理软件，可通过仪器的接收装置存储数据，并将数据下载到计算机，借助软件可以分析活动强度、持续时间、频率方面的信息。仪器佩戴可不与人体直接接触，也不需要导线连接，对人体正常运动的影响很小。数据采样间隔一般为 60 秒。可以提取的指标有加速度计数（COUNTs）、每天体力活动能耗（Activity Energy Expenditure，AEE）、METs（Metabolism Equivalents，METs）、轻强度体力活动时间（Light - intensity Pysical Activity，LPA）、中等强度体力活动时间（Moderate - intensity Physical Activity，MPA）、高强度体力活动时间（Vigorous - intensity Physical Activity，VPA）等。

三、增强体质的体力活动推荐量

个体每天参与体力活动的总量及强度大小与体质健康密切相关。体力活动的能量消耗与甘油三酯、高密度脂蛋白、血压、身体成分的改善具有线性关系。1978 年，美国运动医学会（ACSM）推荐的体力活动的目标直指"为了拥有、维持健康的心血管功能和理想的身体成分"，1992 年美国心脏协会将体力活动缺乏列为心脏病第四大可改变危险因子；2007 年美国运动医学会与美国心脏协会发布了联合指南，该指南针对 1995 年以来的体力活动文献进行了综述，并分别针对成年人和老年人提出了有针对性体力活动建议。其中关于不同类型和不同强度体力活动的内容反映了近十年来体力活动相关研究的进展，主要内容包括：①有氧体力活动。为了区别于日常生活行为中的轻度体力活动（如散步），该指南明确指出中等或以上强度的有氧体力活动对维持健康的重要性。②每周进行至少两次大肌肉群力量练习能够有效维持肌力和肌耐力，肌肉锻炼能够刺激青少年骨骼生长，减缓步入中年后骨质丢失的速率。③鉴于体力活动与健康之间存在剂量 - 效应关系，参与超过基本推荐量的体力活动能够进一步提升体适能、降低慢性病致病危险及有效预防体重增加。2009 年《AC-SM 运动测试与运动处方指南》第八版问世，2010 年被翻译成中文，对国内有关体力活动的研究和实践提供了更大的便利。

虽然目前关于中国人体力活动的研究还不够成熟，如关于中国人群体力活动特征以及不同人群体力活动推荐量等都有大量的工作要做。但近年来体力活动水平已经成为很多专家、学者用来评价体质健康的一项重要指标；大家公认，有效地改善全民体质健康必须解决国民体力活动不足的问题。国内外研究者不断修改、完善体力活动指南，以规范和促进民众科学运动健身，提高体力活动水平。

美国运动医学会在 2006 年正式推荐的成年人每天身体活动或运动的能量代谢的适宜范围是 150～400kcal。这一范围的下限表示每周身体活动的最小能量代谢阈值应为 1000 kcal 左右，这一能量代谢应是以前没有参加过系统体育锻炼的人的最初目标。基于身体活动与健康状况之间的量效关系，参加体育锻炼的人随着其健康水平的提高，他们的能量代谢应向上述适宜范围的上限趋近，即运动能量代谢每天达 300～400 kcal。因为研究证实，1000kcal 的能量代谢阈值（每周 7 天，每天 150 kcal）对于有效地减体重或控制体重可能还不够充分。Saris 等人（2003）报道，对于减体重或保持体重来说每天要进行 60 分钟或更长些时间的体育活动。这种活动量可能是当前 ACSM 建议的活动量的两倍。因此每周身体活动的能量代谢超过 2000 kcal 则无论是对短期还是对长期的控制体重都是有效的。目前，ACSM 针对成年人的基本建议是：18～65 岁的所有健康成年人都需要在一周 5 天中参加至少 30 分钟中等强度的有氧活动，或者一周 3 天中参加 20 分钟大强度的有氧活动，30 分钟的有氧活动可分次进行，但每次至少持续 10 分钟或更长的时间；每个成年人每周进行至少两次大肌肉群抗阻力量练习能够有效维持肌力和肌耐力。

关于青少年体力活动推荐量，1998 年英国健康教育权威机构提出每天应该完成 60 分钟以上中等强度的体力活动，为了保证青少年骨骼健康和发展柔韧性及力量，每周应有目的地进行两次与柔韧和力量相关的锻炼；2005 年美国疾病控制与预防中心推荐每天至少参加 1 小时中等到大强度的体力活动对绝大多数青少年健康有益，而且健康收益将伴随体力活动量和活动强度的增大而增加，他们还强调，青少年活动的项目应令人愉悦、多样化和适合个体的体质状况。

第三节　运动处方制定的理论依据

制定运动处方的目的是健康促进，其理论依据主要是有氧代谢理论、超量恢复理论、运动应激与稳态学说、全面身心健康理论。其中最重要的理论基础是有氧代谢。

一、有氧代谢理论

氧是生物体新陈代谢所必需的，无论日常生活、各种活动及体育运动都离不开氧。所谓有氧工作，是指机体在供氧充足的情况下由能源物质氧化分解提供能量所完成的工作。有氧代谢运动是指那些以增强人体吸入、输送以及使用氧气能力为目的的耐久性运动。这类运动的特点是"低强度、长时间、不间断、有节奏"，并且应是接近于全身性的运动。而无氧运动是在高强度和短时间内完成的运动，在运动过程中，机体吸入的氧气量远不能满足机体所消耗的氧气量，处于"入不敷出"的氧亏欠状态，这种"无氧运动"对健康促进的作用不大。

库珀是有氧运动的先期研究者，他所研究和命名的有氧运动及其在实践中的应用应该说是对人类健康促进的伟大贡献。库珀认为，有氧代谢运动的优点在于：①增加血液总量，增强氧的运输能力；②增强功能，提高肺活量和摄氧量；③增强心脏功能，使心肌强而有力；④提高高密度脂蛋白的含量，防止心脑血管病发生；⑤增加骨骼密度，防止骨质疏松；⑥促进脂肪分解代谢；⑦改善心理状态和情绪，发展人的智力。

有氧运动会使心血管系统产生一系列良好的适应性变化，主要表现在使安静状态下的心搏量增加和心率降低，心脏储备能力提高。有氧运动中骨骼肌收缩时，耗氧量明显增加，循环系统的适应性变化就是提高心输出量以增加血流供应，从而满足肌肉组织的氧耗，并及时运走过多的代谢产物。运动时，由于肌肉的节律性舒缩和呼吸运动加强，回心血量大大增加，这是增加心输出量的保证。耐力训练可使人的心脏舒张功能及有氧能力提高。Hepple（1997）报道，健康老人参加 9 个月有氧训练后，组织活检可见每个肌细胞的毛细血管数量增加，男女老人的最大摄氧量分别增加了 19% 和 22%，增加程度与年轻人相似。

长期坚持有氧运动可以防治心血管疾病。有氧运动时各器官血液量会发生变化，运动时各器官血流量的重新分配具有十分重要的生理意义，即通过减少对不参与活动的器官的血流分配，保证有较多的血流分配给运动的肌肉。由于阻力血管舒张，肌肉中开放的毛细血管数目增加，使血液和肌肉组织之间进行气体交换的面积增大，气体扩散的距离缩短，从而能满足肌肉运动时增加的氧耗。对于心脏机能不健全的人来说，运动时心输出量的增加有限，因此，血流量的重新分配就显得更为重要。运动时血流量重新分配的生理意义，还在于维持一定的动脉血压。如果没有不活动器官的缩血管效应，仅有运动的肌肉的舒血管效应，总的外周阻力就会减小，动脉血压也就要降低。运动时的动脉血压水平取决于心输出量和外周阻力两者之间的关系。如果心输出量的增加和外周阻力的降低两者的比例恰当，则动脉血压变化不大。否则，动脉血压就会升高或降低。在有较多肌肉参与运动的情况下，如步行时，肌肉血管舒张对外周阻力的影响大于其他不活动器官血管收缩的代偿作用，故总的外周阻力仍有降低，表现为动脉舒张压的降低；另外，由于心输出量显著增加，故收缩压升高，而平均动脉压则可能比安静时稍低。因此，有氧运动可以预防和治疗高血压病，延缓动脉粥样斑块的进展，增加冠状动脉的贮备，在高血压和冠心病的康复中有重要作用。

有氧运动会使人体的呼吸功能加强，运动使人体对氧的需求量大幅增加，促使呼吸活动加强，肺通气期量会比安静时成倍增加，由于呼吸加深，平时没有打开的肺泡得到利用，呼吸肌也得到相应的锻炼。由于呼吸系统在运动中得到一定的刺激，就好像虚弱的肌肉受到训练后会变得较强壮一样，当我们的心肺循环系统为了给运动细胞提供足够的氧气时，会提高吸氧、携氧的效率，这样便会提高我们的心肺功能。静态和动态的肺功能指标随着年龄的增长会呈进行性下降。较多研究表明，长期坚持健身跑、太极拳、太极剑、步行、迪斯科健身舞锻炼等可有效提高 HDL－C 水平，降低血清总胆固醇、LDL－C、VLDL－C及载脂蛋白水平。这对于健康促进具有十分重要的意义。

二、超量恢复理论

体育运动是人们有目的、按计划所实施的，机体能够因为刺激产生预期变化，这就是有机体的另一个特征——适应性。适应性表现在若长期施加某种刺激，机体会通过自身形态、结构与机能的变化，以适应这种刺激。

运动对机体的影响实际就是结构与机能的破坏—重建过程。运动者通过一次运动达到一定的疲劳程度后，身体结构与机能均会发生一些变化，如肝糖原和肌糖原以及相关的酶得到消耗，身体工作能力明显下降；肌纤维的微细结构会发生程度不等的损伤，受力骨骼的微细结构也会发生某些变化。运动停止后，进入恢复期。在适宜运动后的恢复期，运动中损伤的肌纤维不仅可以得以修复，而且修复后的肌纤维有所增粗，可以产生更大的收缩力量；骨密质有所增厚，骨小梁的排列方向有所改变，可以承受更大的力量；恢复期中结构的改善在生理学上称作"结构重建"（Structure Reconstruction）。结构重建后身体机能所得到的相应提高，称作"机能重建"（Function Reconstruction）。在身体结构和机能重建完成后，运动中所消耗的能量等物质以及所降低的身体机能在运动后一段时间不仅可以恢复到原有水平，而且会超过原有水平，这种现象称作"超量恢复"（Over‑recovery）或"超量补偿"（Over‑compensation）。超量恢复的程度和时间取决于运动时的消耗程度，在一定范围内，肌肉活动量越大，消耗程度越剧烈，超量恢复越明显。但如果活动强度或运动量过大，超过了生理范围，机体所产生适应性变化的结果并非我们所预期的机能能力提高，而是发生运动能力反而降低的现象，这就是所谓过度训练（Over‑training）或过度疲劳（Over‑fatigue）。

超量恢复学说是运动处方制定的理论依据之一，运动与人体机能能力的关系实质上是一个不断重复进行的刺激—反应—适应过程，是一个身体结构与机能不断破坏与重建的循环过程。经常在超量恢复阶段内进行下一次适宜的运动，由于体内能源物质的不断积累，因此，人体的机能能力会逐步提高。但是，运动所产生的超量恢复现象并不会永久保持。若不及时在已产生的超量恢复的基础上继续施加新的刺激，则已经产生的运动效果经过短暂时间后又会逐渐消失。一般认为超量恢复发生在运动后 1~2 天。运动次数过少会积累不足，过频则容易恢复不够；运动量过小对机体的刺激不够，过大会造成损伤，科学地安排运动量和运动频度才会获得良好的运动效果，达到健康促进的目的。一次训练课引起身体机能的变化过程如图 6‑1 所示。

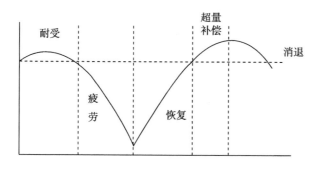

图6-1　一次训练课引起身体机能的变化过程

三、运动应激与稳态学说

人体内各种组织对外界环境变化（刺激）具有不同的反应，如肌肉表现为收缩，腺体表现为分泌，神经的反应则表现为发放并传导神经冲动。运动器官接受神经冲动传导产生应激，机体或一切活体组织对周围环境变化具有发生反应的能力或特性称为应激性（Irritability）。生物体基本的生理特征之一是可对任何内外刺激发生应答性反应，称作应激性。体育运动也是一种外部刺激，当比较强烈的刺激发生，会导致机体发生较剧烈的应答性变化，健康体育的刺激应是在人适应力范围内适宜的刺激。

稳态（Homeostasis）理论被誉为生命科学的相对论，这个理论认为只有保持内环境相对稳定，复杂的多细胞动物才有可能生存。美国生理学家坎农认为稳态理论包括内环境的调节和稳定过程，生命有机体必须不断地以体内自身的调节机制维持这种稳态，这是生命健康的根本。人体是复杂的有机体，各器官系统的功能既是独立的，也是相互联系与相互制约的，人体对环境变化的反应总是以整体活动的形式进行。人类要获得健康和长寿，就必须保持自身良好的调节机制来维持体内各细胞、器官、系统进行正常的功能活动，即维持和提高机体代谢和调节的"自源性"能力。"自源性"能力会随着生命的衰老而下降，运动有助于延缓这种下降。如人体每天需要一定的营养素来保证细胞的新陈代谢，同样需要适度的体力活动保持肌肉、骨骼、内脏的功能和促进代谢产物的排泄，还需要适当的休息消除疲劳。物质代谢、能量代谢的平衡是健康之本。储存过多、消耗过少或消耗过多、补充不足等都会使机体失调，这是疾病和不健康的根源。

运动是增进健康、延年益寿的重要手段。然而，运动量并非越大越好。早在 20 世纪 80 年代初就有人报道过越野滑雪运动员比赛后免疫球蛋白水平下降，这种现象也发生在职业游泳和马拉松运动员中。免疫球蛋白是具有抗体活性或化学结构上与抗体相似的球蛋白。它是由 B 淋巴细胞产生的，普遍存在于血液、组织液及外分泌液中。高强度的运动负荷可导致机体免疫能力的下降，机体感染的可能性增加。运动过量可使机体免疫功能受到损害影响健康，这可能是因为人在剧烈运动时，体内会产生较多的肾上腺素和皮质醇等激素，当这些激素增加到一定数量时，可使免疫器官中的脾脏产生白细胞的能力大为降低，致使淋巴细胞中的 T 细胞、B 细胞以及 NK 细胞的活性大大降低，其中自然杀伤细胞可减少 35%。一般而言，剧烈运动后的免疫力降低要维持 1 小时左右，在 24 小时以后才能恢复到原来的水平。机体免疫力降低，当遇到病菌、病毒侵袭时便容易罹患感冒、肺炎、胃肠道感染性疾病。因此，体育锻炼要讲究适度，注意负荷（刺激）和恢复的关系，以维持机体的相对稳态为标准。

稳态理论还认为，从本质上讲疾病和不健康是由人体功能某部分过于虚弱或过于亢奋造成的，是机体稳态被破坏的外在表现。在长期的生命过程中，器官和细胞的衰老是不可抗拒的自然规律，人们应该保护、巩固、挖掘、激发机体自身调节能力，维持机体的稳态。合理的运动对于调节神经、免疫、内分泌三大系统的稳态有良好的作用，可促进各器官平衡协调发展，保持整体机能的和谐、平稳和强健。

四、全面身心健康

著名运动生理学家库珀认为，全面身心健康概念的提出转变了美国人对健康的理解，促进了美国人的健康。如前所述，健康的含义是广泛的，它包括身体的、精神的、社会的以及环境适应等诸方面因素，所以健康促进也应考虑超越身体以外的所有因素。

库珀一贯倡导的有氧代谢运动是保持全面身心健康的最有效、最科学的运动方式。库珀的研究证实，适度运动可奇迹般地逆转精神紧张、忧郁症等恶性症状，使自信心增强、焦虑和压抑等情绪障碍得以缓解；这其中的主要原因是运动中机体的代谢活动加强，有助于消除积蓄的肾上腺素和其他代谢废弃物，并使储存在肝、脾等脏器中的血液大量进入循环中，使脑组织、心肌组织等重要脏器的血运良好，有助于它们的营养供应。美国学者报道，跑步能使人体释放一种称为"β–内啡肽"的脑化学物质，它不仅能够改善中枢神经系统的调节能力，还能提高机体对有害刺激的耐受力；"内啡肽"是缓解精神紧张的生理镇静剂，运动有使人体内"内啡肽"保持较高水平的作用。还有报道，运动可给人的神经系统带来一种微电冲击，这种冲击能缓解亢进的肌张力和精神紧张，使大脑皮层得到休息，因此，人们在运动后普遍会感到身心舒畅、轻快，甚至会有奇妙的纯洁感。长期坚持适宜的运动，能保持饱满的精神状态和自信心，情绪稳定而充满活力，这种良好的心理状态对生理机能有重要的正向作用。

所以运动处方的制定应考虑身心健康的全面改善。

有处方的运动不仅对于人体生理机能有良好影响，在改善人的心理状态、维持心理平衡方面也有重要的作用。运动是健康促进的有效手段之一，但是并非所有从事运动的人都可以获得理想的锻炼效果，不适宜的运动还会给人带来伤害，所以运动处方指导下的体育活动更容易在确保安全的前提下实现运动的目标。

第七章　运动处方的制定

本章简介： 本章重点讲述运动处方的制定原则、理论基础以及运动处方的内容要素和制定方法。

关键词： 健康筛查、运动处方、运动强度、运动方式、运动时间、运动频率

应该说明的是，本章所讨论的运动处方是针对健康、有疾病危险因素以及部分慢性病人群的，尽管理论上将运动员的竞技训练计划也划归运动处方的范畴，但因运动员运动的竞技目的与健康促进有本质的区别；依循研究者的习惯，把竞技训练作为单独的具有特殊训练理论的这类处方排除在外。

第一节　运动处方制定的原则

制定运动处方的意义在于使体育锻炼参与者进行有计划、有目的的科学健身，达到增强体质、预防和控制慢性疾病的最佳效果。制定运动处方时需遵循以下原则。

一、安全性原则

安全性原则是制定运动处方的首要原则。这一原则的确立是为了避免运动风险的发生，规律的体育锻炼对身体健康有很多益处，但是运动安排不合理，会增加伤病的风险，如肌肉、骨骼、关节的损伤、急性心血管事件的发生等。因此，制定运动处方前要充分了解体育锻炼参与者的病史、家庭史和运动史，对其进行运动前健康筛查、运动风险和体力活动水平评估，进行相应的医学检

查，并根据评价结果使其在安全的范围内进行体育锻炼。

二、有效性原则

所制定的运动处方应是在安全的基础上选择最有效运动负荷和最适宜的手段。依据运动生理学中应激与适应原理及运动训练中超量恢复原则，当身体得到适宜强度的刺激，并得到良好的休息就会产生更好的超量恢复；过于强调运动的安全性，运动负荷过小，或选择的运动方式、运动强度、运动频率不合适，身体锻炼就难以达到最佳的运动效果。

三、个体化原则

运动处方是根据每一个参加体育锻炼参与者的具体情况而制定和实施的，具有很强的针对性，必须因人而异。每个人的基本情况和身体条件不尽相同，兴趣爱好及生活环境也千差万别，制定运动处方时应根据体育锻炼参与者自身的具体情况、锻炼目的和期望达到的目标制定出个性化的运动处方。

四、专门性原则

专门性原则是指每个运动处方应该有所侧重，即根据健身的具体目标，选择专门的、有针对性的练习内容和运动方案，如以改善心肺耐力为目标的运动处方与以健身塑形为目的的运动处方在运动方式、运动量与运动强度、运动频率等要素上明显不同。

五、全面性原则

全面性原则是指制定运动处方时，要尽可能选择全身性运动，尽量使全身多数部位得到有效的锻炼，而不要选择仅使用身体一小部分肌肉的运动方式。

六、可行性原则

制定运动处方时要充分考虑实施运动计划时的可操作性、可持续性及可评价性。选择运动项目时，要根据实施者的环境条件和兴趣爱好等因素来制定，若体育锻炼参与者不感兴趣和环境条件不允许，就很难达到预期效果。

七、循序渐进原则

制定运动处方时，运动量和运动强度应由小到大，运动方式由易到难，体现出循序渐进的特点。另外，体育锻炼参与者身体情况或客观因素也会发生变化，本周制定的运动处方下周就不一定完全适合，因此在实施运动处方过程中，应根据体育锻炼参与者的具体反馈定期调整。

八、周期性原则

周期性锻炼才会收到良好的健身效果，一般来说，运动处方的锻炼效果应至少持续 3~6 周可以初步见效；想获得稳定的健康收益需要至少 8 周以上；体质健康状况明显改善需要 1 年以上。这些是因为运动处方的目的不同，所选择的运动手段不同，锻炼效果出现的时间会有差异。

第二节 运动处方制定的基本流程

一、健康筛查

为参加运动者制定运动处方首先必须要让参加运动的个体通过健康筛查，健康筛查可以通过交谈或问卷的方式来开展。

（一）健康筛查的目的

健康筛查的目的主要包括：了解体育锻炼参与者的身体状况和体力活动水平；明确运动的危险因素和分级，将运动风险降到最低；判断体育锻炼参与者是否需要进行运动测试和测试时是否需要医务监督；为运动处方的制定提供参考。

（二）健康筛查常用问卷

通常使用体力活动准备问卷（International Physical Activity Questionnaire，PAR－Q），或者使用 PAR－Q＋问卷及美国心脏病协会（AHA）/美国运动医学学会（ACSM）健康机构的运动前筛查问卷。

1. PAR－Q 体力活动准备问卷

问卷填写指导语：请仔细阅读问卷内容，并诚实填答问卷中的每一项（7个问题），选择是或否，最好依据自己的一般感觉回答，填写后请签名并注明填写日期。具体问卷见表 7 – 1。

表 7 – 1 PAR – Q 国际体力活动问卷（适用于 15～69 岁）

是	否	问题
□	□	医生是否告诉过您心功能状况和仅能参加医生推荐的体力活动？
□	□	当您运动时，是否有过胸痛的感觉？
□	□	上个月当您进行体力活动时，是否有过胸痛的感觉？
□	□	您是否有因体力活动加重的骨或关节问题？
□	□	当您进行体力活动或运动时，是否曾因为头晕失去平衡或跌倒？或发生晕厥？
□	□	最近是否有医生针对您的心脏或血压问题开过药（如药丸）？
□	□	您是否知道您不能进行体力活动的任何原因？

资料来源：王正珍．ACSM 运动测试与运动处方指南（第十版）［M］．北京：北京体育大学出版社，2019.

注：（1）如果在完成问卷后有疑问，请在参加体力活动前咨询医生。

（2）这个问卷的有效期是从完成问卷开始 12 个月以内。如果填写问卷的人的身体状况改变了，7 个问题中任何一个回答"是"，之前的问卷自动失效。

请在"我已阅读、理解并完成了这份问卷"下面填写以下内容并签字：

姓名：＿＿＿＿＿

签字：＿＿＿＿＿ 日期：＿＿＿＿＿

父母签字：＿＿＿＿＿ 证明人：＿＿＿＿＿

或监护人（未成年的运动参加者）

2. PAR – Q + 体力活动准备问卷

问卷填写指导语：请仔细阅读问卷内容，并诚实填答问卷中的每一项（7 个问题），选择是或否，最好依据自己的一般感觉回答，填写后请签名并注明填写日期。具体问卷见表 7 – 2。

表 7 – 2 PAR – Q + 国际体力活动问卷（适用于所有人）

是	否	问题
□	□	医生是否告诉你患有心脏病或高血压？
□	□	在日常生活中或当你参加体力活动时，是否感觉到胸痛？
□	□	自过去的 12 个月中，你是否曾因头晕跌倒或者失去知觉？如果头晕是和过度换气有关（包括剧烈运动）
□	□	你是否曾被诊断为其他慢性疾病（除心脏病和高血压外）？请列在这里
□	□	你是否在服用慢性疾病药物？请列在这里

是	否	问题
□	□	你目前（或过去的 12 个月）是否有因体力活动变化而加重的骨或者关节疾病（如腰背、膝关节、胯部）？最近医生是否因为你的血压或者心脏问题给你开药？请列在这里
□	□	医生是否告诉你只能参加医生推荐的体力活动？

资料来源：王正珍. ACSM 运动测试与运动处方指南（第十版）[M]. 北京：北京体育大学出版社，2019.

注：全为"否"可以进行运动测试；可以参加健康体适能测评；可以进行运动，并逐渐增加运动强度和运动量。但是如果年龄超过 45 岁，并没有规律的运动习惯，请咨询有资质的运动指导专家，即使全为"否"，也应遵循下面的注意事项：由于暂时的疾病（如感冒、发烧）感到身体不适，请等疾病康复后再进行运动。如果怀孕，请告知医生或有资历的运动指导专家。如果健康状况发生改变，请告诉医生或有资历的运动指导专家。至少有一个"是"，请接受后面的医学筛查。

3. AHA/ACSM 的运动前自我筛查问卷

问卷填写指导语：请仔细阅读问卷内容，并诚实填答问卷中的每一个问题，最好依据自己的一般感觉回答，具体问卷见表 7 - 3。

表 7 - 3　AHA/ACSM 的运动前自我筛查问卷

通过如实陈述下列问题评价你的健康状况	
病史 你曾经有过 ——一次心脏病发作 ——心脏手术 ——心脏导管插入术 ——经皮冠状动脉成形术 ——起搏器/植入式心脏除颤/复律器 ——心瓣膜疾病 ——心力衰竭 ——心脏移植 症状 ——在用力时有过胸部不适 ——有过不明原因的呼吸困难 ——有过头晕眼花、晕倒或眩晕 ——有过脚踝肿胀 ——有过因为快而强的心跳而导致感觉不适 ——正在服用治疗心脏病的药物 其他健康问题 ——有糖尿病 ——有哮喘或其他肺部疾病 ——短距离行走时，你的小腿有发热或抽筋的感觉	如果你在这一部分中有陈述的任何情况，请在运动前咨询有资质的内科医生或健康管理师。你可能需要在有资质的医务人员监护下进行健身。 ——先天性心脏病 如果你在这一部分有两个或两个以上的情况，则需要咨询有资质的医生或健康管理师，作为医疗管理的一部分，逐步发展你的运动计划。在有资质的职业运动指导员的指导下，你将在运动计划中得到更多的益处。 ——有限制体力活动的肌肉骨骼问题 ——关心过运动的安全性 ——正在服用处方药 ——怀孕了

通过如实陈述下列问题评价你的健康状况	
心血管危险因素 ——男性≥45 岁 ——女性≥55 岁 ——吸烟或戒烟不足 6 个月 ——血压≥140/90mmHg ——不知道自己的血压 ——正在服用降压药 ——血浆胆固醇≥200mg/dl ——不知道自己的血浆胆固醇水平 ——有一个近亲有心脏病或做过心脏手术， 　其中父亲或兄弟≤55 岁，母亲或姐 　妹≤65 岁 ——很少进行体力活动（如每周运动<3d, 　每天<30min） ——体重指数≥30kg/m^2 ——糖尿病前期 ——不知道是否处于糖尿病前期	

资料来源：王正珍. ACSM 运动测试与运动处方指南（第九版）［M］. 北京：北京体育大学出版社，2015.

（三）危险分层及筛查结果的处理

1. 根据 PAR - Q 或 PAR - Q + 问卷进行危险分层

（1）低危人群：无须基本医学筛查、运动测试、运动测试时的医务监督。

（2）中危人群：低、中等强度体力活动前，无须基本医学筛查和运动测试；较大强度体力活动前，需要基本医学筛查，无须运动测试和运动测试时医务监督。

（3）高危人群：需要基本医学筛查、运动测试、运动测试时的医务监督。基于危险分层是否需要进一步的医学筛查、运动测试和医务监督建议见图 7 - 1。

2. 筛查结果处理方法

（1）PAR - Q 全部填"否"或 AHA/ACSM 问卷没有选择一项内容：不必咨询有资质的医生或健康管理师。

（2）年龄大于 69 岁，且既往没有体力活动习惯，或 PAR - Q 有任何一项填写"是"，或 AHA/ACSM 问卷中选择了任何一项内容：请在运动前咨询有资质的医生或健康管理师。

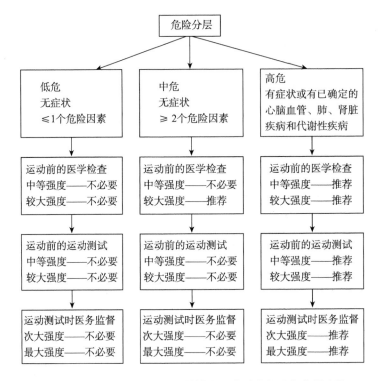

图 7-1　基于危险分层的医学筛查运动测试和医务监督建议

注：中等强度运动：40%~60% VO_2R；3~6METs，能引起心率和呼吸增加。

　　较大强度运动：≥60% VO_2R；≥6METs，能引起心率和呼吸显著增加。

资料来源：王正珍. ACSM 运动测试与运动处方指南（第十版）[M]. 北京：北京体育大学出版社，2019.

（3）PAR-Q 全部填"否"，但有下列两种情况中的任何一种，应推迟参加体力活动：若暂时有疾病，如感冒或发热，感到身体不适，请等到疾病康复后再锻炼；若怀孕或可能怀孕了，在参加更多的体力活动前，请咨询医生。

（4）信息记录与管理：自我筛查问卷信息应录入电子文件存档；问卷的签字版原件，务必妥善保存，问卷的有效期在完成问卷的 12 个月内。

二、基本医学筛查

基本医学筛查通常包括医疗史、体格检查和实验室测试，这些基本资料应该在体育锻炼参与者的健康档案中备份。

（一）医疗史

医疗史主要包括现病史、既往史、个人史、婚育史和月经史、家族史。

1. 现病史

现病史主要内容包括主要症状，如身体不适（胸部、下颌、颈部、背部和上肢等处压榨感、麻木、疼痛、沉重感、灼烧感、紧缩感、挤压感）；轻度头疼、头晕眼花或晕厥；暂时性视觉或语言能力丧失；单侧一过性麻木或虚弱；呼吸困难；心率加快或心悸，尤其是在体力活动、饮食过量、心情沮丧时及暴露在寒冷环境中（或这些因素的综合作用）时出现。

2. 既往史

既往史主要内容包括一般健康状况和疾病史，如心血管疾病危险因素包括高血压、肥胖；血脂异常、糖尿病和代谢综合征；心血管疾病；心脏手术（移植、起搏器植入）；外周血管疾病；肺部疾病（哮喘、肺气肿和支气管炎）；脑血管疾病（脑卒中、一过性脑缺血）；贫血和其他血液系统异常（如红斑狼疮）；静脉炎、深静脉血栓或栓塞；癌症；怀孕；骨质疏松症；骨骼肌功能紊乱；骨关节疾病；精神紊乱；饮食紊乱。

3. 个人史

个人史主要包括生活习惯（如喝咖啡、饮酒、抽烟、出于娱乐的需要使用违禁药物）；运动习惯（习惯的体力活动水平）；职业工作条件（强调当前的情况或期望达到的身体需求，记录最高或最低限度的要求）；用药史和过敏史。

4. 家族史

家族史主要包括心脏病、肺部疾病、代谢性疾病、脑卒中或猝死。

（二）体格检查

体格检查具体内容见第二章第二节到第五节。

（三）实验室测试

根据前面已经完成的危险分层和医疗史评估，选择指标。

如低危到中危人群：空腹血清总胆固醇、低密度脂蛋白胆固醇、高密度脂蛋白胆固醇和甘油三酯、空腹血糖。

高危人群：心血管机能、肺部 X 线检查、肺功能测试、血常规测试等。

三、运动测试

(一) 运动测试内容

运动测试是运动处方制定过程中的一个关键环节，测试目的主要包括：了解体育锻炼参与者自身健康状况、体力活动水平与同年龄同性别人群标准健康状况之间的差距；为制定个性化的运动处方提供参考依据；收集基线与干预后数据，对体育锻炼参与者参与运动项目后的进展进行评价，并与标准值进行对比；根据测试结果，制定合理、可行的健身目标，以激励健身者积极参与体育锻炼。

运动测试的内容主要包括：身体成分、心肺功能、肌肉力量和肌肉耐力、柔韧性、身体姿态、平衡能力等。具体测评方法见第二章到第四章。

(二) 签署知情同意书

在进行运动测试之前，必须向受试者详细讲解测试的方案和可能出现的危险，运动测试前获取参与者的知情同意书是重要的伦理和法律文件。知情同意书的内容必须包含足够的信息，以确保受试者知道并理解运动测试的目的和基本内容以及伴随的风险。如果参与者是未成年人，需要其父母或监护人签署知情同意书。知情同意书参考模板见表7-4。

表7-4 心肺耐力测试运动测试知情同意书

---

1. 测试内容说明

你将在功率车或跑台上进行运动测试，运动强度从低强度开始，根据你的体质水平逐级递增。我们将根据你的疲劳体征、心率、心电图、血压变化或可能出现的症状及时终止测试。当你感到疲劳或其他不适时，可以要求停止测试。

---

2. 可能出现的风险和不适

测试过程中可能存在某些情况，包括血压异常、头晕、心率过快、过慢或心律不齐，以及心脏病、脑卒中和死亡等非常罕见的情况。我们会通过测试前对健康和体质相关信息的评价和测试中的仔细观察，最大限度地降低风险。测试现场有相应的急救设备和接受过训练的专业人员以保证及时处理异常情况。

---

3. 参加者的责任

参加者应知道身体用力时自己的健康状况和曾经历过的心脏相关症状（如低强度的体力活动引起的呼吸困难，胸部、颈部、下颌、后背和/或手臂等处的疼痛、压榨感、沉重感）可能影响你在运动测试中的安全性。应及时报告在努力完成运动测试的过程中出现的这些症状和其他异常感觉。你有义务提供全部病史和在测试中可能出现的症状。此外，你还要提供所有的药物治疗记录（包括非处方药），尤其是最近和当天服用的药物。

---

4. 预期获得的益处

运动测试结果可能有助于疾病诊断、评价药物的疗效或者评价在低风险状态下你能从事哪种类型的体力活动。

5. 咨询

你可以提出任何有关测试步骤和结果的问题。如果你有顾虑或问题，请咨询我们，并得到进一步的解释。

6. 资料保密

我们会尽最大努力保护在运动测试中获得的参与者的信息和隐私（如病史、测试结果）。没有参与者的书面同意，不会将相关信息透露给他人。在此前提下，允许测试信息用于科学研究。

7. 自愿参加

我同意参加运动测试，确定我的运动能力和心血管健康状况。我承诺参加这个运动测试是自愿的，如果我要求停止，测试可随时终止。

四、制定运动处方

运动处方的制定要根据前面三个步骤所得到的个人健康状况、体力水平和习惯爱好等"个人信息资料"（见表7-5）以及场地条件等进行综合考虑，然后制定合理的运动处方；基本原则按照运动处方的制定要素，因人而异、区别对待；保证运动安全、有效、愉快。

对于大多数成年人来说，以增强体质与健康水平为目的的运动处方应该包括有氧运动、抗阻运动、柔韧性练习等。

表7-5　个人信息卡片

一般情况			
编号：　　　姓名：　　　性别：　　　出生日期：　　　职业：			
联系地址：　　　　　　　　　联系电话：			
现实健康状况：　　　　　　　运动损伤：			
患病史（包括种类、住院日期）：			
是否吸烟：　　　　　饮酒状况：　　　　　膳食状况：			
运动爱好、习惯、经历：			
健康检查与评价			
心电图检查：　　　　　安静心率：　　　　　血压：			
总胆固醇：　　　高密度脂蛋白胆固醇：　　　低密度脂蛋白胆固醇：　　　甘油三酯：			
血红蛋白：　　　　　血糖：　　　　　尿常规：			

身高：		体重：		BMI 指数：		体脂%：	
脊柱：	胸廓：		腿形：	足形：			
腰围：	臀围：	腰臀比：		胸围：	大腿围：		小腿围：
体力测评：							
心功指数：		肺活量：		最大摄氧量：			
握力：		背力：		仰卧起坐：		俯卧撑：	
躯干柔韧性：		肩柔韧性：		单脚闭眼站立：			
反应时：		国民体质监测得分：					

五、实施运动处方

运动处方的实施是一个重要的过程，尽管在之前的健康筛查、评估和运动测试中已经做好了执行处方的安全控制，但是在现场仍有可能存在不安全的因素和发生意外，必须做好防护。其中包括运动处方指导者的充分准备和执行处方者的现场准备及监控保证运动锻炼过程的安全性，亦包括按照运动处方的要求、内容、手段进行有质量的锻炼保证运动的有效性。一般来说，应以小强度到中等强度实施运动计划、循序渐进地增加运动的量和强度，将运动的风险降到最低。

六、过程监控和微调整

这一程序是不可忽略的。应参考健康筛查、基本医学筛查和运动测试结果，为体育锻炼参与者确定适合的运动监控手段，部分体育锻炼参与者应在经验丰富的指导人员监督下进行锻炼，这不仅可以有效降低运动风险，还可以提高锻炼的依从性。

人体机能变化复杂，任何一个处方都有可能在某一特定的时候不适合运动者，或者有时运动者体力状况不好时，都必须及时修正和调整运动处方。如在运动过程中观察到体育锻炼参与者因运动量的增加而产生不良反应（如运动后呼吸急促、疲劳和肌肉酸痛），应及时对锻炼计划进行微调整，使体育锻炼参与者的主观感受良好。在执行运动处方过程中，当运动者的能力发生良性变化时，原有处方的运动负荷会不再合适，需要适当增加运动负荷。

七、效果评估

对运动处方的效果评估应在运动处方执行一段时间以后就进行，一般在4～6周左右，及时对体育锻炼参与者的身体状况进行再次评价，并与基线数据和同年龄同性别人群的标准值对比，以此确定下面周期的运动处方是否需要调整或修改。

运动处方的完整周期完成后，应进行全面的体质健康指标评价，测试项目应包括执行运动处方前完成的体质健康基线测试的所有指标，重点分析围绕运动目标期望改善的指标。评估应包括锻炼的依从性、是否完成了运动处方的目标；参加锻炼者体质改善状况等。

八、完善和修订运动处方

根据完成处方后的效果评估，应该对处方进行进一步完善和合理化修订，以使执行处方者后期持续进行更科学的锻炼，并且可供基本相同体质状况者进行体育锻炼的参考。

第三节　运动处方的内容要素

一、运动处方的基本构成

运动处方的基本组成通常包括三部分：准备部分、基本部分、结束部分。

（一）准备部分

准备部分是指在运动开始时为防止运动损伤而进行的有目的身体活动，一般称为准备活动，英文是"warm - up"，译作"热身"。合理而充分的准备活动是在任何健身运动之前必须进行的重要一步。

1. 准备活动的生理作用

（1）提高中枢神经系统的兴奋性

为了使人体能够尽快地从安静状态顺利地进入运动状态，首先应该使大脑这个"司令部"有适宜的兴奋性，促使有关的内分泌腺活动增加，为随之而来的活动作好精神上、心理上的准备。通过一些身体活动，在人的大脑皮质相应的神经中枢留下痕迹，人的运动中枢和内脏中枢在已有了适宜兴奋的基础上，可以达到对运动的良好适应。不做准备活动，会引发由于精神突然紧张导致的情绪慌乱、动作失调的现象。

（2）克服内脏器官的生理惰性是准备活动的第二个生理作用，这一点尤其重要。任何物体都必须克服惰性才能前进，如我们乘坐汽车、火车时，由启动到高速行驶，需要克服物理惰性。人体的运动除具有与物体同样的物理惰性外，还具有生物体所特有的生理惰性。运动是一种复杂的反射活动，神经冲动要通过反射结构传导，这就需要一定的时间，支配内脏的植物性神经的兴奋冲动，由大脑皮质发出后，需经过较多的皮质下中枢，才能到达所支配的内脏器官，故有较大的惰性。合理适宜的准备活动可以有效地增加氧运输系统的活动，提高肺通气量和心输出量，通过这种良性刺激，心肌和骨骼肌的毛细血管网扩张，参加活动的工作肌得到更多的氧供应，从而可以较快地克服内脏器官的生理惰性。如果不做准备活动或准备活动不充分，一开始就进行较剧烈的运动，内脏器官不能适应，会导致运动性疾病或损伤。如运动中腹痛就主要是由于血管突然急剧收缩、缺氧、代谢产物的刺激、平滑肌的痉挛性收缩等引起的，常发生于没有进行充分的准备活动的运动者身上。

（3）准备活动还可以使体温升高，机体的代谢水平逐步加强。在准备活动中，肌肉较频繁的收缩和舒张，体内酶的活性增强，物质的代谢水平随之提高，这时产热过程加强、体温升高。升高体温对于运动是非常重要的，可降低肌肉的黏滞性，提高肌肉的伸展性和弹性，防止肌肉损伤。在体温较高时，还会加速肺组织及肌肉组织中血红蛋白与氧气及二氧化碳的结合及解离，这样就保证运动中骨骼肌能得到更多的氧气。准备活动还可增加皮肤的血流量，有利于散热，而帮助维持体内环境的正常。

2. 准备活动的设计

适宜的准备活动的标志是：当准备活动完成后，运动者应该感觉头脑清醒、身体轻巧、周身温暖、微微出汗，呼吸明显增加，关节韧带柔软有力，并对运动充满渴望。

（1）准备活动的内容和形式

根据基本部分中主要的运动项目的动作结构和要动用的肌肉群以及肌肉用力顺序、特点选择准备活动的内容和手段，一般来说，先要进行一般性的热身练习，再进行接近基本部分运动手段的练习，使之能够和基本部分的练习合理地衔接；其中，抻拉韧带的柔韧性练习几乎是任何一个准备活动都不可缺少的重要内容。

（2）准备活动的强度和时间

在准备活动中，要有一定数量的稍大强度的动作手段，以适应即将到来的正式练习的肌肉收缩速率和动作节奏、幅度。一般来说，健身锻炼准备活动的强度应在45% VO_2max左右，此时心率在110~120次/分。

准备活动时间最少要达到5分钟，根据年龄、季节、运动水平等情况可适当增减。一般来说，进行健身锻炼的准备活动以10~15分钟为宜。

（3）准备活动与正式练习的时间间隔

间隔过短使运动者来不及恢复到最好的稳定状态，间隔时间过长，准备活动所产生的良好的痕迹效应就会消失。有研究证明，准备活动后间隔时间45分钟时，所有的痕迹效应全部消失。因而间隔过长和过短都会对运动产生不利的影响，一般来说，健身运动的准备活动与正式练习的间隔可在3~5分钟，如果因故基本部分的运动时间拖延，应补做一定量的准备活动，延续痕迹效应，重新达到"热身"目的。

（二）基本部分

基本部分是运动处方的主体部分。应根据运动的目的选择合适的运动种类，健身类运动处方应该包括：有氧耐力性运动、肌肉力量练习、伸展柔韧性运动。一般认为基本部分的练习时间至少应在10分钟以上，以20~60分钟为宜。

通过这一部分的练习，使身体达到和保持适宜的运动强度，促使心血管呼吸系统及有氧代谢系统等机能能力增强，提高体质水平，实现运动目的。这在下一节将有更详细的论述。

（三）结束部分

结束部分是在基本部分的练习完成以后所进行的使身体机能由运动状态逐渐过渡到相对安静状态的身体活动，这一过程被称为整理活动。有人形象地说明整理活动的重要意义：认为它是正式练习的一部分。因为通过合理的整理活动可以缓慢地减轻运动强度，使人体心血管呼吸系统及运动器官较紧张的机能活动逐渐得到松弛和缓解，这对于消除疲劳、促进体力恢复有重要的作用。

整理活动的内容和准备活动的内容相似，也可以按个人习惯安排。要点是动作应较缓和，尽量使肌肉放松，做一些拉长肌肉、韧带的练习，这有利于加速代谢产物的清除。整理活动的时间一般应在 5 分钟以上。

二、运动处方的基本要素

运动处方的基本要素有：运动目的、运动种类、运动强度、运动时间、运动频度、注意事项及微调整等。其中，运动种类、运动强度、运动时间和运动频度被称为运动处方最重要的核心四要素。

（一）运动目的

运动目的也称运动目标，运动处方与普通的体育锻炼不同，有很强的针对性、有很明确的目的，因此在制定运动处方的过程中应首先明确运动目的，根据运动目的制定出合理的运动处方。

运动目的首先要考虑运动者客观的健康水平、体力水平、有无疾病等身体状况，应是在对运动者进行科学的健康评价、体力测定的基础上来确定运动目的；其次，运动目的的确定还要考虑运动者的主观需要，如对运动的意向、愿望、兴趣等，这种需要一般是与生存需要、享乐需要和发展需要相联系的，常见的运动目的包括：提高心肺耐力、控制体重、增肌减脂、塑形健美、提高整体体质水平、学习掌握运动技能和方法，提高身体素质等。

（二）运动方式

运动方式也称运动种类，是运动处方中的核心要素。

运动方式是指运动处方中采取的具体的运动手段或运动方式。不同的运动种类对人体生理机能和运动素质、体质发展有不同的作用，运动方式的确定应以运动的目的为主要依据，其次考虑运动者的兴趣及年龄、性别、素质等实际情况及运动器械、场所、气候等客观条件。

1. 运动手段的分类

（1）小川分类法

日本学者小川曾将人类的运动分为日常运动、劳动运动、体育运动及表现运动四类，其基本的运动形式有五种：

1）利用运动器官移动的运动（走、跑等）。

2）将对象物直接移动，以助自身运动的运动（投标枪、打篮球等）。

3）利用工具，将对象物间接移动而助自身运动的运动（打羽毛球、乒乓球等）。

4）在固定的器械上的运动（吊环、跳马等）。

5）为移动运动而借助外力的运动。

（2）依供能特点分类法

依据运动时人体能量代谢的特点，健身运动可分为有氧运动、无氧运动、混合运动（见表7－6）。

表7－6　有氧、无氧及混合运动项目示例

有氧运动	无氧运动	混合运动
步行	短距离全力跑	足球
慢跑	举重	篮球
自行车	拔河	间歇性练习
爬山	跳跃	冰球
爬楼梯	投掷	橄榄球
高尔夫球	肌力练习	羽毛球
慢速游泳	潜泳	网球
太极拳		摔跤
跳绳		

（3）按动作结构特征分类

按运动的动作结构特征可将运动分为周期性、非周期性和混合性三大类。

周期性运动是按一定程序周而复始地重复相同动作的运动，如走、跑、自行车、游泳、滑雪、划船等。这类运动的特点是动作结构简单，比较容易掌握，运动强度容易控制。缺点是比较枯燥，容易引起运动者的厌烦。

非周期性练习是按一定顺序进行的、各个动作要素没有周期性重复的运动，如体操、武术、摔跤、跳水、羽毛球、乒乓球等。这类运动的特点是动作的技术要求较高，需要学习一定的技巧，但有利于调动运动者的参与兴趣。

混合性运动是既有周期性运动成分又有非周期性运动成分的运动，如跳高、跳远、篮球、足球等。运动中的跑动是周期性运动，而跳跃、投篮、射门、传球等动作属于非周期性运动。

（4）按身体素质分类

按身体素质可将运动分为力量、速度、耐力、灵敏性及柔韧性等类。

肌肉力量可表现为绝对肌力、相对肌力、肌肉爆发力和肌肉耐力等几种形式。绝对肌力是指肌肉作最大收缩时所能产生的张力，通常用肌肉收缩时所能克服的最大阻力负荷来表示。相对肌力又叫比肌力，是指肌肉单位生理横截面积（常以 $1cm^2$ 为单位）肌纤维做最大收缩时所能产生的肌张力。肌肉爆发力是指肌肉在最短时间收缩时所能产生的最大张力，通常用肌肉单位时间的做功量来表示。肌肉耐力是指肌肉长时间收缩的能力，常用肌肉克服某一固定负荷的最多次数（动力性运动）或最长时间（静力性运动）来表示。通常所说的肌肉力量主要是指绝对肌力。肌肉力量是绝大多数运动形式的基础。以发展力量为主的练习有举重、投掷、单杠、双杠、仰卧起坐、哑铃练习、引体向上等。

速度素质是指人体进行快速运动的能力或最短时间完成某种运动的能力。按其在运动中的表现可以分为反应速度、动作速度和周期性运动的位移速度三种形式。以发展速度为主的练习有变换各种信号让练习者迅速作出反应的练习；提高动作频率练习，如原地快步频跑、牵引跑、顺风跑等；10 秒以内的短距离反复疾跑等。

耐力是指人体长时间进行肌肉工作的运动能力，也称抗疲劳能力。以发展耐力为主的练习，主要发展心血管呼吸系统和能量代谢系统的能力，如长跑、游泳、步行等各种持续 5 分钟以上的运动。

灵敏素质是指人体迅速改变体位、转换动作和随机应变的能力。它是多种运动技能和身体素质在运动中的综合表现，是一种较为复杂的素质。练习方法如听信号变向跑、街舞、钻低矮障碍物、跳皮筋、转髋练习等。

柔韧素质是指用力做动作时扩大动作幅度的能力。关节运动幅度的增加，有助于减少运动损伤。发展柔韧性的练习有体前屈、拉伸韧带、摆腿、柔软体操等。

2. 运动方式的选择

（1）提升体质健康处方的运动方式

为达到全面提升体质健康水平的锻炼效果，运动处方应包括以下三种主要运动方式：①有氧耐力性运动；②抗阻力性力量运动；③伸展柔韧性运动。

可以根据运动目的和个体身体情况，确定上述三种锻炼方式的比例，其中，有氧耐力性运动主要是改善和提高人体的有氧工作能力。这类运动有步行、慢跑、走跑交替、上楼梯、跳绳、自行车、功率自行车、游泳、活动平板运动、有氧舞蹈、太极拳、健美操、不剧烈的球类运动等。

抗阻力性力量运动是以增强力量、健美肌肉形体为主的运动。如利用哑铃、杠铃、拉力器、橡皮筋等负重法或阻抗法，增进臂力、腿力、腰腹力量，健美体形等。

伸展柔韧性运动如慢节奏健美操、柔软体操、抻拉韧带、劈腿、压腿、摆腿、武术、瑜伽、各种养生气功等。

（2）设计运动方式的原则

首要的原则是选择的运动方式应具备以下基本条件：符合运动者体力水平（经健康筛查已许可）；运动参加者喜欢或能够接受；场地设备条件许可；相对安全。在此基础上尽量考虑以下几点。

1）应以有氧耐力性运动为主，练习手段应选择能对循环、呼吸系统有适宜刺激，持续一定时间的有全身主要大肌群参加的恒常运动，在运动中不应出现呼吸紊乱或憋气现象。

2）力量性练习以主要大肌群的动力性练习为主，局部静力性练习为辅，并应有一定比例的动力性与静力性练习相结合、全身肌肉群与局部肌肉练习相结合的练习手段。

3）对于没有运动基础者和老年人，应选择动作结构简单、节奏均衡、强度易于控制的运动手段，可以周期性练习为主。

4）尽量满足运动者的个人兴趣、习惯和爱好。

5）应注意趣味性，运动手段适时变换，避免长时间的重复使运动者感到乏味、枯燥，引起疲劳。

建议所有成年人都进行有节律的、大肌肉群参与的、所需技巧较低的，至少是中等强度的有氧运动。对于其他需要运动技巧和体质水平较高的竞技运动，仅仅推荐给那些拥有相应技巧和体质水平的人。但对年老体衰者，或有残疾妨碍从事上述活动者，也建议多进行力所能及的日常体力活动，可对心肺功能产生有益的作用，如整理床铺、收拾房间、打扫卫生等。

（三）运动强度

运动强度是健身锻炼中确保运动的安全性、有效性、科学性的关键，因而被认为是运动处方的核心要素。

1. 定义与内涵

运动强度是指单位时间移动的距离或速度，或肌肉单位时间所作的功，它与运动时间的乘积构成运动负荷。运动强度可分为绝对强度和相对强度。绝对强度是指机体所承受的物理负荷量，即物理负荷强度。相对强度也称生理负荷强度，可用个体最大摄氧量百分比（% VO_2max）来表示。

绝对强度不能体现运动负荷对不同个体的生理刺激程度，目前已很少被用于设计健身运动处方。相对强度反映某一运动负荷对身体机能的刺激程度或身体机能对某种运动的适应程度，在运动健身中运动强度是指身体练习对人体生理刺激的程度。除最大摄氧量百分比外，还可以用最大心率百分比（% HRmax）、最大储备心率百分比、自我劳累分级（RPE）、METs 值、RM 等生理指标来表达。

利用相对强度设计和监控运动健身处方能更科学地区分运动者的个体差异，使运动处方符合运动者的健康状况和体能水平，具有更强的安全性。

运动负荷是决定运动效果的重要因素。在健身锻炼中，运动量一般是运动强度和运动时间的乘积。运动强度是运动处方的设计和执行中最难以把握的环节。运动强度与健康获益有着明确的剂量-效益反应关系；低于最小强度或阈值的运动无法刺激机体 VO_2max 等生理指标发生改变；美国运动医学学会推荐大多数健康成年人应该进行中等（40%~59% HRR）到较大强度（60%~89% HRR）的有氧运动。运动能力差的初始锻炼者可进行低强度（30%~39% HRR）到中等强度有氧运动。

安全和有效是运动健身所追求的，但它们是一对矛盾，比如在接近最大有氧能力强度下的体育运动，可引起显著的心血管系统的适应性变化，成为可推荐的心血管功能锻炼的强度设计依据。但这也会带来运动的风险，如设计不当，所规定的强度范围不能被适应，也有可能导致心脏供血不足、传导阻滞、肌肉酸痛或损伤，且使运动持续时间明显缩短，运动效果受损。

2. 运动处方强度设计方法

运动处方的强度设计和运动中对运动强度的监控一般采用靶心率、主观感觉程度（RPE）、梅脱（METs）三类指标。

（1）用心率控制运动强度的方法

1）靶心率概念

靶心率是指能获得最佳效果并能确保安全的运动心率，也称运动适宜心率，其下限为健身锻炼的有效界限，上限为安全界限。上下限之间为运动的有效心率区。

2）靶心率设计

①最大心率百分比法（HR%）：健身锻炼的靶心率一般人取本人最大心率

的 60% ~ 85%，最大心率是达到最大运动强度时的心率。对于一般人来说，采用极限负荷确定最大心率比较困难，因此，可以选用下列公式间接推算出最大心率：

一般健康的人：最大心率（次/分）= 220 - 年龄（岁）

②年龄减算法：计算公式为：

一般人群运动适宜心率（次/分）= 180 - 年龄

60 岁以上或体质虚弱者运动适宜心率（次/分）= 170 - 年龄

③最大储备心率百分数法：最大储备心率是指最大心率与安静时心率之差。在强度设计时，先测得运动者安静时心率，再参照最大心率计算公式得出最大心率，然后根据心率储备计算出运动中的靶心率。此方法更有利于区分运动者的个体差异。

靶心率 = ［（最大心率 - 安静时心率）×% 心率储备］+ 安静时心率

著名生理学家卡沃南（Karvonen）应用最大储备心率百分数法建立不同体质和慢性病人群的运动方案，认为此方法对于提高健康人和心血管疾病患者的心脏呼吸机能更为安全有效，其运动处方中强度的安排依照美国运动医学会推荐采用心率储备的 60% ~ 85%。Oldridge 等人报道对于身体健康状况欠佳的受试者应采用相对保守的强度控制，即在训练的开始阶段运动强度控制在心率储备的 60% ~ 75% 的范围内，而在有了一定运动经历和身体状况有所好转的情况下，运动强度可选择在心率储备的 70% ~ 85% 的范围内。

例如：某人 50 岁，安静心率为 70 次/分；最大心率为 220 - 50 = 170 次/分；最大储备心率为 220 - 50 - 70 = 100 次/分。

若靶心率设计为心率储备的 60% ~ 75% 的范围内，则靶心率范围是 130 ~ 145 次/分。

④净增心率法：此方法是可以根据练习者练习前身体状况和自我感觉控制运动强度，适用于冠心病、高血压、肺气肿等慢性患者的运动康复。

体力强组：运动心率（次/分）= 安静心率 + 60

体力中等组：运动心率（次/分）= 安静心率 + 40

体力弱组：运动心率（次/分）= 安静心率 + 20

（2）主观感觉程度（RPE）

RPE 由著名的瑞典斯德哥尔摩大学的心理学教授 Gunnar Borg 创立。Borg 的研究证实，RPE 虽然是自我主观感觉，但一定是积聚了来自体力上、精神上和生理上的劳累信息，所以它对自我的评估是全方位地表达了客观上的信息，比如体力上的负荷，如负载重物，作为自变参数（Ⅳ）可导致作为因变参数（DV）的生理反应，导致心率和耗氧量增加、血乳酸堆积或不良的心理反应等；而精神或心理上的压力，如焦虑、情绪激动在导致心理劳累时通常也将带来生理上的反应。再者，生理上的劳累也可由作为心理参数的用力感觉指标反映出来。

如负载重物作为自变参数可导致作为因变参数的生理反应，如心率增加、血乳酸堆积等；也可导致感觉劳累。同样精神和心理压力，如焦虑、情绪激动也可产生生理反应。感觉指标积聚了来自体力上、精神上和生理上的劳累信息，所以它对一个人的用力感觉评估是全方位的（见图7－2）。

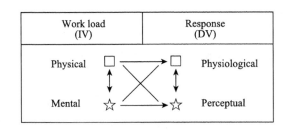

图7－2 主观用力感觉的形成

资料来源：Borg G. An Introduction to Borg's RPE Scale［M］. Palgrave Macmillan UK, 1985.

为了更好地让人们应用 RPE 监控运动负荷，Borg 将这种主观体力感觉变为量化的等级，使其成为具有实际应用意义的指标，并且得到广泛的认可。RPE 从6到20共分15级，相应的文字表述是从"极轻"到"极重"（见表7－6），以此来区分疲劳程度。使用 RPE 要对练习者进行简单的培训，教会他们客观地反映自己的疲劳感觉，让锻炼者在运动过程中不断指出自我感觉的等级。

RPE 具体使用方法是：在运动场，放一块 RPE 木板，锻炼者在运动过程中指出自我感觉的等级，以此来判断疲劳程度。目前，专家认为，确定合理运动强度的最好方法，是靶心率和 RPE 两种方法结合。就是说，先按适宜的心率范围进行运动，然后在运动中结合 RPE 评价表来掌握运动强度，这样在锻炼中不用停下来测心率也能知道自己的运动强度是否合理了。一般认为，运动健身适宜的强度是 RPE12～16等级。如果用 RPE 的等级数值乘10，相应的得数大致就是完成这种负荷的参考心率。也有人认为这种推算只适合健康的中青年人。

表 7 - 6　RPE 等级表

RPE	主观运动感觉	相对强度（%）	相应心率（次/分）
6	安静	0.0	
7	非常轻松	7.1	70
8		14.3	
9	很轻松	21.4	90
10		28.6	
11	轻松	35.7	110
12		42.9	
13	稍费力	50.0	130
14		57.2	
15	费力	64.3	150
16		71.5	
17	很费力	78.6	170
18		85.8	
19	非常费力	95	195
20		100	最大心率

资料来源：①Borg Gunnar. An introduction to Borg's RPE - scale［M］. Mouvement Publications，1985；②Borg Gunnar. Borg's perceived exertion and pain scales［M］. Human Kinetics，1998.

（3）梅脱（MET）

梅脱的定义：运动时代谢率对静息代谢率的倍数（Metabolic Equivalent of Energy）。即人体每分钟每公斤体重消耗 3.5 毫升氧时的运动强度为 1 MET。

METs 是一种能量消耗的表示方法，它与一个人安静时的能量消耗有关。例如，完成某种工作需要的能量为 10METs，这意味着此项工作的能量消耗是一个人安静时能量消耗的 10 倍。1 MET 相当于 3.5 毫升氧/千克体重/分。有氧代谢工作能力或最大摄氧量的表示单位通常是毫升氧/千克体重/分。因此，在用最大摄氧量的百分数表示运动强度时，我们可用在反映能量消耗上更为直观的指标 METs 来代替。国内外学者在应用 METs 来反映运动强度和运动能量消耗方面已进行了较多的研究，刘洵等人在 20 世纪 90 年代分别对球类、田径和体操运动中主要动作用 METs 进行了能量消耗和运动强度的等级标定。美国运动医学学会（ACSM）在运动指南中推荐的以 METs 进行的运动强度分级见表 7 - 7。

还可采用最大功能能力（Functional Capacity，F·C）来评定人的身体活动能力，F·C 是一项综合身体活动能力，指人在递增负荷运动中获得的最大METs，一般是用最大摄氧量除以 3.5 换算得出。ACSM 建议，F·C 在 11 ~ 14METs 者，至少需要 45% HRR 来提高其 VO_2max；F·C 不足 11METs 者应选择更低强度的运动（可在 40% HRR 以下）。

表 7 - 7   ACSM 推荐的 METs 运动强度分级

强度	20 ~ 39 岁	40 ~ 64 岁	≥65 岁
很小	0 < 2.4	< 2.0	< 1.6
小	2.4 ~ 4.7	2.0 ~ 3.9	1.6 ~ 3.1
中等	4.8 ~ 7.1	4.0 ~ 5.9	3.2 ~ 4.7
较大	7.2 ~ 10.1	6.0 ~ 8.4	4.8 ~ 6.7
次大到最大	≥10.2	≥8.5	≥6.8

资料来源：王正珍. ACSM 运动测试与运动处方指南（第九版）[M]. 北京：北京体育大学出版社，2015.

（四）运动时间

运动时间指每次运动持续的时间。运动时间是运动处方的核心要素。通常认为，运动量是运动强度的乘积，因而运动时间是影响运动效果的重要因素。

1. 运动时间的设计

一般来说，运动时间过短对机体产生不了作用，达不到应有的效果。库珀的研究证实，当心率达到 150 次/分时，最少持续 5 分钟的运动时间才可开始收到锻炼效果。因而 5 分钟常被认为是全身耐力运动所需的最短时间。

人体生理器官有一定的惰性，如人体开始运动 20 ~ 60 秒后心率可达到必要的水平，而心输出量、吸氧量和氧脉搏在开始运动后 2 ~ 3 分钟才急剧增加，其后逐渐增加到较高水平需 4 ~ 7 分钟，可见人体各器官系统的工作效率是在运动开始后一段时间内逐步提高的。在以较小强度运动时，全身器官进入正常的稳定工作状态约需 5 分钟，为收到较好的运动效果，在达到这种稳定状态后还应继续运动一段时间，以增加运动量。

目前的研究认为，健身运动处方中的适宜运动时间至少应为 20 分钟。但是运动时间过长，超过机体的负担能力，会造成疲劳积累而不利于健康，60 分钟被认为是一般人维持持续运动的上限时间。因此，运动处方中运动时间的设计以每次运动持续 20 ~ 60 分钟较适宜。

必须注意的是，在制定运动处方时，应根据运动者的身体状况和运动强度以及运动的目的确定具体的运动时间（见表7–8）。运动时间必须与运动强度合理配合。一般来说，健康成人宜选择中等强度，40分钟左右的运动；体质较差或慢性病患者、老年人可采取中低强度、节奏舒缓、运动时间稍长的运动方式；儿童少年则适合节奏较快，运动时间较短的运动方式。

表7–8 运动时间与运动强度的配合

运动强度	运动时间（分）				
（% VO$_2$ max）	5	10	15	30	60
小强度	70	65	60	50	40
中强度	80	75	70	60	50
大强度	90	85	80	70	60

资料来源：刘纪清，李国兰. 实用运动处方［M］. 哈尔滨：黑龙江科学技术出版社，1993：95.

2. 运动的时间带

在执行运动处方时，还应注意科学地选择运动的时间带。运动的时间带是指一天中什么时候进行运动（早晨、上午、下午、晚上等）。

一些研究表明：人体血液流变学各项指标从晚上20点至早晨8点呈不同程度上升趋势，尤其是凌晨4—6点更明显。据统计，此时间带心脑血管意外的发生率最高。因此心血管病患者或老年人运动的时间带应避免在早晨8点以前。可以选择在9—11点或午后，而且运动前应注意适当饮水。而中年人血管的弹性，尤其是小动脉的弹性已开始下降，一些潜在的患病因素正在增多，所以为避免意外，中年人也应尽量避免清晨做较大强度的运动。

（五）运动频度

运动的频度指每周运动的次数，也是运动处方制定的核心要素。

依据超量恢复的理论，运动的效果是在每次运动对人体产生良性作用的逐渐积累中显示出来的。在一次运动后，如果间隔时间过长，运动对机体的良性作用完全消退再进行第二次运动，则前一次运动的效果不能被蓄积，难以获得理想的锻炼效果。但若运动频度过密，体内超量恢复尚未出现就紧接着进行第二次运动，这样则会使前一次运动的疲劳被蓄积，不仅不能获得满意的健身效果，还容易对机体造成伤害，如发生过度疲劳等现象。

因此，健身运动处方运动频度的制定应以每周3~4次，隔天1次为宜。当然，同时还应考虑运动目的、运动强度、持续时间以及个人的身体情况等。对于习惯每日运动者，可以采取每周 3 次较大运动量，其余进行轻微活动的办法。

（六）注意事项及微调整

1. 注意事项

运动有一定的风险性，在运动处方制定中要指出运动时的注意事项，以确保运动的安全性。注意事项可以从以下几个方面提出。

（1）指出容易发生危险的动作及明确的禁止；

（2）说明禁忌参加的运动项目；

（3）说明停止运动的指征或标准；

（4）强调准备活动和整理活动的重要性；

（5）说明与本处方有关的体育卫生知识，如运动后不要立即坐下或躺下，以免引起"重力性休克"；跑步时应调整好呼吸，不要说笑、打逗，以免引起运动性腹痛；不应空腹运动；运动前、运动中、运动后补水问题以及运动后消除疲劳的方法；等等。

（6）服装、场地、环境的要求

在具体执行运动处方时对运动服、运动鞋、运动的场地特性、环境的温度等因素如有特别要求，应该在注意事项中指出。

（7）饮食配合

为了更好地达到预期目标，几乎所有的运动处方在执行时都应该辅以饮食调整，如减肥运动处方一定伴有总热量摄入的控制，增肌减脂的运动处方对能量摄入及饮食结构有严格要求。因此，在运动处方的注意事项中应该注明饮食上的基本要求。

2. 微调整

由于人体健康状况、机体能力和对运动的适应程度经常会发生一些变化，以及每次锻炼时场地、气候、环境可能也会发生改变，在运动处方的实施中应随时进行必要的微调整。

运动处方师对运动处方进行任何调整都应该监控体育锻炼参与者的反应，观察其是否发生了因运动量增加而产生的不良反应，如过度疲劳、严重的肌肉酸痛、关节疼痛、肌肉拉伤等，若体育锻炼参与者无法耐受运动计划时应及时调整运动计划，降低运动量，避免出现骨骼肌肉损伤、心血管事件和肺部损伤等。

调整的方法一般是：改变运动手段、改变运动强度或改变运动时间等。

（七）运动的总量

运动的总量是指完成运动的总数量，是由运动频率、运动时间和运动强度共同决定的。运动总量可以用运动的总时间、总距离、总重量等表示。也可以用运动处方的总能量消耗来估算运动总量。如可以使用 MET - min/wk、kcal/wk 等表示，MET - min/wk 可以用选择的体力活动的 METs（表 7 - 9、表 7 - 10）乘以进行每项活动的时间（即 METs×min）；用每周或每天的 MET - min 来衡量运动量的大小。美国运动医学学会（ACSM）推荐：500～1000MET - min/wk 为健康成年人的运动负荷。

如某男性运动者，体重 70kg，每天进行 30 分钟的慢跑锻炼（约 7METs），每周运动 3 天，那么他每周的运动总量为：

$$7METs×30min×3 \text{次/周} = 630MET - min/wk$$

美国运动医学学会在运动指南中推荐：对于健康的成年人来说，每周应该至少有 150 分钟中等强度活动或 75 分钟高强度活动，这是最低目标；每周 150～300 分钟中等强度活动，或每周 75～150 分钟的高强度两种活动，或两者的某种组合中 - 高强度间歇运动：10 分钟 * 3 组这是一个较好的运动组合。每周至少还应该有 2 天抗阻训练。

表 7 - 9　各种体力活动的 METs 值

活动种类	METs	活动种类	METs
睡觉	0.9	快步走	4.5
淋浴	4.0	脑力工作	1.8
谈话	1.5	看电视	1.0
进餐	1.5	准备晚餐	2.5
驾车	2.0	洗换	2.5
散步谈话	4.0	搏击锻炼	10.0

注：活动能量消耗 = MET×体重×活动时间（h）。

表 7 - 10　儿童部分运动手段能量消耗

运动手段	运动时能量消耗（kcal/min）	运动时能量代谢率（kcal/m² · min）
慢跑（1.8m/s）	7.26 ± 1.22	5.38 ± 0.72
斜撑（30b/min）	4.08 ± 0.35	2.96 ± 0.22

运动手段	运动时能量消耗（kcal/min）	运动时能量代谢率（kcal/m² · min）
蹲起（30b/min）	3.28 ± 0.31	2.23 ± 0.34
跳绳（60b/min）	4.2 ± 0.17	3.28 ± 0.31
中速爬行	7.98 ± 0.32	6.12 ± 0.87
原地高抬腿走（60b/min）	3.52 ± 1.02	2.78 ± 0.35

（八）运动进度

为保证运动处方的效果，要设立运动的短期目标和长期目标，运动处方的整个周期应根据情况做好实施进程。一般建议前1~4周作为运动处方的适应阶段，大多数人1~2周就可以。此时强调对处方的适应，应设计相对较低的强度和较少的时间；而后当有规律的锻炼至少1个月之后，逐渐增加运动强度和时间，逐步达到最佳的健身效果，此时进入运动的稳定阶段。

1. 近期目标

近期目标是指根据运动处方对象目前的健康状况、体力活动水平制定近两周或者4~8周需要达到的运动目标，包括预期能够完成的运动强度、运动时间、运动总量以及可以达到的运动效果。

2. 长期目标

长期目标是指制定半年、一年甚至更长时间的运动目标。最终的目的是使运动健身更好地融入日常生活，从根本上改变体育运动参加者的体质水平和身体状况，达到理想的运动效果。

3. 填写运动日志

运动日志是体育锻炼参与者执行运动计划过程中的运动记录，对体育锻炼参与者运动效果的评价和运动处方的微调整尤为重要，具体内容见表7-11。

表7-11 运动日志

日期	运动方式	时间（分）	强度（心率）	即刻感受	第二天感受

第八章　运动处方的实施

本章简介：本章重点讲述运动处方的实施方法以及运动处方实施的安全控制。

关键词：运动处方实施、健身安全控制

第一节　运动处方实施过程

一、运动处方指导者的准备

（一）运动处方指导者资质

运动处方的指导者基本要求是能够正确解读健康评估和运动测试的结果；能够正确理解运动处方采用的运动方式并且指导参加运动者实施运动处方。基本条件如下。

（1）具有运动人体科学或运动医学、运动康复学等相关专业的基础知识。

（2）接受过规范的培训，熟知各指标测试的基本原理和具体方法以及各指标的评价参考值。同时能基本了解不同年龄人群的体质特征。

（3）熟知运动处方基本原理。理解运动目标和充分掌握运动处方的具体内容。

（4）具备基本的急救知识，并接受过规范的培训。

（二）运动处方指导者工作职责

（1）检查场地、器械、运动服装是否符合运动要求。进行场地、器械以及急救措施准备，并对可能的气候变化有应对预案。

（2）确认急救设备和药箱能正常使用，准备好监护方案。

（3）指导者在现场应再次询问处方对象当时的身体状况，确认没有异常后才能进行运动。

（4）对要指导的运动处方进行演练，做到能够进行正确的动作示范。

二、运动处方指导规范

（一）解读健康评估报告

正确解读健康评估和运动测试的结果是非常重要的环节，基本流程如下。

（1）通过简单交谈对运动处方对象的基本情况进一步了解。

（2）按照测试评估报告细致解读，然后进行有针对性的分析。

（3）仔细聆听运动处方对象的反馈并进行耐心沟通。

（二）指导处方对象执行处方

根据处方对象的实际情况，可采取群体指导和个别辅导相结合的方法对处方对象进行指导。指导前再次确认是否准备好监护方案、措施和设备。

（1）向运动处方对象耐心讲解运动处方所有要素以及实施过程，说明每一个运动手段的预期效果。

（2）对处方对象实施指导之前，应再次确认签署的志愿同意书，并在带领处方对象进行适宜准备活动后没有发现异常再开始执行处方。

（3）根据运动处方对象的实际情况，采取群体指导和个别辅导相结合的方法进行指导，群体指导有利于互相交流、激发兴趣，提高锻炼的依从性；个别辅导更有利于指导的针对性。

（4）应不断鼓励运动处方对象积极完成运动处方的全部锻炼内容，为有利于增强运动处方对象参加锻炼的自信心和锻炼兴趣，在执行运动处方的开始不要过分强调细节，重点是掌握大肌肉群和关节的运动轨迹。在基本熟悉完整动作后逐步纠正细节，以保证锻炼效果。

第二节　运动处方实施的监督

运动处方的原则是安全、有效，尽管在之前的健康评估和运动测试中已经做好了执行处方的安全控制，但是在现场仍有可能存在不安全的因素和发生意外，必须做好防护。

一、执行运动处方前的准备

（1）执行处方者的运动服装、鞋袜要符合运动要求。

（2）确认急救设备和药箱能正常使用。

（3）指导者在现场应再次询问处方对象当时的身体状况，确认没有异常后才能进行运动。

二、执行运动处方过程中的监控

（1）运动强度与运动时间要随时监控，保证在适宜的范围内。在执行运动处方的整个过程中，心率和 RPE（具体使用方法见第七章第三节）的监测不应间断。发现运动处方对象出现头晕、胸闷、恶心以及其他不适症状时及时停止运动。

（2）运动时的心率一般不应超过设计的靶心率的 5%；RPE 不要超过 17 等级；当超出过多时应及时调整运动处方。力量练习时心率对运动强度的评定不够敏感，应以 RPE 等级评定为主要参考依据。

（3）应随时监控和制止运动处方对象在运动中出现的危险动作。

三、运动处方的安全控制

运动健身的原则是安全、有效，所有参加体育活动的人都会遇到安全问题，除了在健身过程中注意不要意外受伤，注意场地、器械等环节以外，最重要的是对运动负荷、强度和运动时间的控制。如果超过有效的适合锻炼的强度，个人可能无法承受，就算可以承受，其实也已经在对身体造成伤害。这样的锻炼不仅不会达到健身的效果，而且会加速身体器官的衰老。再者，运动的效果也是健康促进的重要问题。研究表明，与根本不参加体育锻炼的人相比，经常适度运动者的死亡率可降低 1/4 ~ 1/3。但若参加过于激烈的运动，对于延长寿命没有明显的益处。

（一）健身前的身体检查

参加健身前，应该进行一般性的身体检查，中老年人检查的内容应该更全面些，可参照普通内科门诊的常规检查项目，重点放在发现某些疾病或体质低下状态，确定是否能够参加运动锻炼。一般有血常规、尿常规、安静心率、血压、心电图、血糖、血脂参数、血黏度等。

还可以通过问卷和交谈对一般病史、外伤史、运动史、家族史、营养膳食习惯、有否运动习惯和爱好等进行了解。

最后进行身体活动能力和体质水平的测定，以此保证运动健身的安全性和有针对性地选择健身项目及设定运动负荷。

（二）运动健身中的自我监控

1. 心率监测

心脏搏动所引起的压力变化使主动脉管壁发生振动，沿着动脉管壁向外周传递，即为动脉脉搏。在正常情况下，脉搏的频率和心率是一致的，测量脉搏不仅是诊断疾病的常用手段，也可以探查心脏血管本身的功能水平及运动量的大小、身体恢复情况等。

心率自我监测一般采取指触法测量脉搏，即用食指、中指、无名指轻按一侧手腕部桡动脉或颈动脉处。测量安静时脉搏至少应静坐休息 30 分钟以上再进行测量，同时计数时间应在 30 秒以上，以减少误差。观察运动强度的大小和心血管系统对运动的适应，可以测量运动后即刻和恢复期脉搏，计数时间应为 10 秒或 15 秒，然后换算成 1 分钟脉搏用于评价。

在运动处方的实施过程中，除了按照运动处方中设定的运动种类、运动强度、时间、间歇、重复次数等进行运动锻炼，还应该根据运动过程中和运动后的身体反应进行自我监测，以确保锻炼的安全性和有效性。

（1）运动前后心率自我监测

1）首先要学会计算自己的目标心率（靶心率），并能熟练地测定自己的脉搏。可在手腕桡动脉处或耳前方颞浅动脉处用手指触扪动脉搏动次数，亦可把手放在左胸部，直接测数心跳次数。通常用运动停止后即刻测得的 10 秒钟脉搏数乘以 6 作为运动时的心率。

2）用晨脉判断对运动负荷的适应程度，清晨起床前卧位脉搏为晨脉。正常情况下晨脉应相对稳定，在排除疾病原因基础上，如果运动量过大，身体过于疲劳，机能水平下降，晨脉会加快。参加运动健身前最好测量并记录自己的基础晨脉，参加运动健身锻炼后，次日晨脉若比自己的基础晨脉上升 10 次/分以上说明对负荷不适应，应注意减少运动量。

（2）恢复期心率

恢复期心率可以提示运动者心血管机能对运动负荷的适应程度，作为运动健身的负荷量一般应在运动后 10 分钟之内心率基本恢复至安静水平，练习者如果运动后 15 分钟心率尚不能恢复到安静状态，则提示运动强度过大。

（3）立卧位脉差评定法

测量安静卧位脉搏数 A，然后以平常速度站起后测量立位脉搏数 B。评价方法是：B － A < 18，心血管机能良好；B － A = 18，机能一般或临界疲劳；B － A > 18，提示运动者心血管机能不佳或出现疲劳。

2. 主观体力感觉等级（Rating of Perceived Exertion，RPE）

RPE 是目前广泛应用的一种简易而有效的评价运动负荷强度的方法。它是运动者在运动中对用力程度和现场主观感觉进行的自我评价。使用 RPE 要对练习者进行简单的培训，教会他们客观地反映自己的疲劳感觉。最初可以制作 RPE 木板，让锻炼者在运动过程中不断指出自我感觉的等级。RPE 的应用原理和具体使用方法见第七章第三节。

目前，国外的运动医学专家认为，心率结合 RPE 值测试是监控运动负荷的最好方法。即先按适宜的心率范围进行运动，然后在运动中结合 RPE 评价表掌握运动强度，将客观生理机能指标与对运动的主观体验结合起来，可以避免单纯追求某一靶心率的盲目性。例如，某人的靶心率为 150 次/分时 RPE 值为 13，而当患有轻度感染或工作劳累后，再以 150 次/分心率强度运动时会感到非常困难和费力，RPE 值会增加。与以前的主观感觉相比较，这可能是一种前期病理症状，在这样的情况下勉强保持靶心率运动将是十分危险的，而通过 RPE 值的运用就正好避免了这种潜在危险的发生。由于体能承受运动负荷具有可变性，所以通过 RPE 和客观生理指标相结合监控运动量较合适，而且在锻炼中不用停下来测心率就能知道自己的运动强度是否合理。

3. 观察体重和食欲变化

除去参加以减肥为目的的运动者，体重应该维持相对的恒定，不应有太大的变化。尤其是未完成发育的青少年，伴随身高的增长，体重会有增加，如体重明显持续下降，则可能说明运动量偏大，应及时减少运动量。一般认为，一次运动体重减少在 0.5kg 以内为身体情况良好。

运动者在参加运动后应能维持正常的膳食和良好的食欲，并在较大的运动量后适当增加食物摄入量以补充消耗。如果运动后食欲受到影响，出现吃不下饭的现象，则提示运动强度过大，机体不能适应，应降低负荷，循序渐进地提高负荷。

第三节　运动处方实施效果评价

一、依从性评估

依从性是指处方对象执行处方的状况与为他制定的处方相符合的程度。在运动处方实施过程中，一些锻炼者会因为各种各样的原因中断锻炼或者在执行处方中打折扣。而运动处方的效果和健身受益的多少与是否系统地执行运动处方关系密切，因此评价运动处方的实施效果应该首先考虑依从性。

（一）提高依从性的方法

首先在运动处方实施的开始阶段会遇到一些暂时的困难，这有时会动摇练习者的信心；其次运动手段的趣味性也会影响依从性；最后运动目标不明确或者难度太大都会成为影响依从性的因素。

（1）在经验丰富、亲和力强的指导者带领下会提升锻炼者的依从性。

（2）组织处方对象结伴锻炼，互相鼓励、互相督促是提升依从性的有效方法。

（3）以各种形式和处方对象不断沟通，以通俗易懂的语言及时解答他们的疑问可以提高其依从性。

（二）依从性评估

1. 间接性评估

采取问卷统计法，也可称为自我报告法，主要内容有 4 个：你是否按照运动处方的要求按时参加运动？你是否按照运动处方规定的运动量完成了锻炼？你是否执行了运动处方所规定的运动频度？你是否每次锻炼都完整地完成了锻炼内容。完全做到 4 分；基本做到 3 分；基本未做到 2 分；根本未做到 1 分。得分越高依从性越好。

2. 直接计数法

用锻炼出席次数除以计划安排的总次数 ×100%。当依从性低于 85% 时将在较大程度上影响锻炼效果。

二、运动负荷适应性评估

（一）运动后心率

在运动后的恢复期进行心率监测可以提示运动者心血管机能对运动负荷的适应程度。普通成年人运动健身的适宜负荷一般应在运动后 10 分钟之内心率基本恢复至安静水平，锻炼者如果运动后 15 分钟心率尚不能恢复到安静状态，则提示运动强度过大。

（二）晨脉

清晨起床前卧位脉搏为晨脉。正常情况下晨脉应相对稳定。运动健身者在之前应该测量并记录自己的基础晨脉，在参加运动健身锻炼后，次日晨脉若比自己的基础晨脉上升 8 次/分以上说明对负荷不适应（此时应排除疾病或其他原因），应注意减少运动量。

（三）体重

除去参加以减肥为目的的运动者，体重应该维持相对的恒定，处方对象如在锻炼后有体重明显的持续下降，并感到乏力，则可能运动负荷偏大，应及时调整。一般认为，一次运动体重暂时性下降在 0.5kg 以内为适应情况良好。

（四）食欲

运动者在参加运动后应能维持正常的膳食和良好的食欲，并可适当增加食物摄入量以补充消耗。如果运动后食欲受到影响，出现吃不下饭的现象，则提示对运动负荷不够适应，应及时调整。

三、体质与健康改善评估

在运动前后应该进行相关指标的检测和前后对比分析，这种评估以量化数据对比为主，在注重全面体质评估基础上，根据运动目标在指标的选择上应有所侧重。这对于评估运动处方的效果十分重要。

（一）体质水平全面评估

运动处方的总体目标是提升体质水平，如前所述，在执行处方前我们已经对处方对象的体质进行了全面评估，包括身体成分、心肺功能、肌肉力量与肌肉耐力、柔韧性、平衡能力、心理状态等（见第二章到第四章），在执行处方后仍然要完成这些测试。

1. 评估指标选择

在执行运动处方后应进行执行处方前相同指标的测试。在执行处方过程中，还可以根据阶段目标进行阶段测试，此时可以酌情简化指标，但在运动处方完整周期结束后应及时尽可能完成执行处方前全部指标的测试、对比、分析，以利于全面评估处方对象体质健康水平的改善。

2. 评估报告

所有指标的测试应保持和运动前已经完成测试所使用的仪器和方法高度一致，以避免因仪器和方法间误差影响分析的准确性。

测试数据经过规范的对比分析后形成运动处方对体质健康改善的评估报告（报告中的对比分析不仅局限于执行处方前后的变化，还应参考同年龄者的平均值等），供处方制定者参考，以利于未来运动处方的完善，其中有意义的信息也应及时反馈给处方对象。

（二）针对性评估

大多数处方都有比较具体的运动目标，如减重处方、提升心肺处方等，因此，除了全面评估体质外，应根据运动目标增加有针对性的指标。

1. 评估指标选择

根据运动处方的效果目标选择相关的敏感指标，除体质评估的指标外，还可以选择一些医学筛查指标，如减重处方就可选择与肥胖相关的脂代谢指标等（见第三章第三节）。

2. 评估报告

保持和运动前已经完成测试所使用的仪器和方法一致，以避免因仪器方法间误差影响分析的准确性。

将测试结果经过规范的数据对比分析后形成评估报告，其中不仅应综合分析处方对象在体质指标上的变化，而且应重点解释遴选的特殊指标的变化以及和运动手段之间可能的关系，其中有意义的信息应及时反馈给处方对象。

四、心理效应评估

运动健身在促进体质提升的同时对改善心理健康也有重要的作用。数据表明，运动在减轻人的焦虑和抑郁状态方面有明显的效果，在有处方的结伴运动中，人们的社交能力可以得到提升；运动中的相互交流和友爱互助有利于社会和睦，生活质量和幸福感增强。因此心理效应的评估也是检验运动处方效果的重要方面。目前从量表应用的简便性、可接受性和成熟性考虑，推荐使用焦虑自评量表、总体幸福感量表（GWB）、抑郁自评量表（SDS）等（见第三章第四节）。

第九章　实用运动处方

本章简介：介绍不同年龄人群、不同体质状况常用运动处方实例，提供可直接参考应用的运动处方。

关键词：有氧运动、走步、跑步、肌肉力量、肌肉耐力、运动减肥

第一节　提升心肺功能的有氧运动处方

一、有氧运动概述

氧是生物体新陈代谢所必需的，日常生活、各种身体活动都离不开氧；在体力活动中，随着活动强度的增加，对氧的需求也会加大；供氧充足是实现有氧工作的先决条件，其水平的高低主要取决于呼吸功能、氧运输系统、心脏的泵血功能和肌组织利用氧的能力。这一过程是：空气中的氧通过呼吸器官的活动进入肺，并通过物理弥散作用与肺循环毛细血管血液之间进行交换；弥散入血液的氧由红细胞中的血红蛋白携带并运输；心脏泵血推动血液循环供全身组织的需要以及维持静脉血的回流，当毛细血管血液流经组织细胞时，肌组织从血液摄取和利用氧。具备良好的心肺适能在完成学习、工作、走、跑、跳、劳动时轻松自如，并能够胜任强度较大的工作，进行较为剧烈的运动也能够逐步适应。

有氧运动是提升心肺功能最有效的运动方式。它以增加人体吸入、运输和利用氧气的能力为锻炼目的，具体来说有氧运动包含下列特性：①运动持续时间较长，在30分钟以上（可以分组进行，每组持续时间12分钟以上）；②是

全身性的大肌肉活动，应有近乎全身（不得少于 1/6）的大肌肉群参与运动；③维持中低强度的稳定性运动；④有节奏的肢体活动。

因此，有氧运动是指有节律、有全身主要肌群参与、中低强度的耐力运动。

二、提升心肺功能的有氧运动方式

一般来说，有氧代谢运动对技巧的要求不高，在有氧运动过程中，机体吸入的氧气量与机体所消耗的氧气量基本相等，即达到平衡。使身体在运动的过程中处于"有氧"的状态之下，略感气喘，又不至于上气不接下气，稍微出汗，又不至于大汗淋漓。感到全身舒展，但不觉得肢体劳累，能有效地改善心、肺与血管的机能，提高肌肉利用氧的能力，对人的健康能起到良好的促进作用。这一类运动主要包括健步走、健身跑、中低速游泳、骑自行车、爬楼梯、水中健身等。

表 9 - 1 是 ACSM 推荐的有氧运动方式。

表 9 - 1　ACSM 推荐的有氧运动方案

FITT - VP	证据支持的有氧运动推荐
F - 频率	中等强度运动每周不少于 5 天，或较大强度运动每周不少于 3 天，或中等强度加较大强度运动每周不少于 3 ~ 5 天
I - 强度	推荐大多数成年人进行中等和/或较大强度运动； 轻到中等度运动可使非健康个体获益
T - 时间	推荐大多数成人进行每天 30 ~ 60min 的中等强度运动，或 20 ~ 60min 的较大强度运动，或中等到较大强度的混合强度运动； 每天小于 20min 的运动也可使静坐少动人群获益
T - 类型	推荐进行有规律的、有目标的、能动用主要肌肉群、表现为持续有节律性的运动
V - 运动量	推荐的运动量每周应至少 500 ~ 1000MET - min； 每天至少增加 2000 步，使每天的步数不少于 7000 步，可以获得健康益处。不能或不愿意达到推荐运动量的个体进行的小运动量的运动也可获得健康益处
P - 模式	运动可以是每天一次性达到推荐的运动量，也可以是每次不少于 10min 的运动时间的累计； 每次少于 10min 的运动适用于健康状况糟糕的患者
P - 进程	对运动的持续时间、频率和/或强度进行调整，逐步达到运动目标； 循序渐进的运动方案可以促使坚持锻炼，减少骨骼肌损伤和不良心血管事件

（一）有氧健身走

步行有百炼之祖之称。以健身为目的的走行被称作健步走，走步健身的优点：简便易行，动作柔和，不容易出现伤害事故，适合于各种人群；地点随意，不需要特殊场地。步行锻炼的不足：由于能量消耗较小，费时间，有人做过计算，认为步行要用两倍于慢跑的时间才可以收到同样的运动效果。

1. 健步走动作要领

健步走要点是不轻而易举，也不要感到特别困难。

动作要求：身体正直，双肩放松，呼吸自然；抬头挺胸收腹，重心落在脚掌，两臂自然摆动。

健步走锻炼应穿着软底、透气、舒适的鞋子。选择安全的场地，地面要平整宽阔，最好没有车辆和行人。

2. 常用健步走方法

（1）散步健身

散步适合老年人、身体虚弱者以及慢性病患者。散步的步法轻松，步幅根据个人能力选择不同的速度和步长。参考速度：60m/min，步数约每分钟90步，步幅约66cm，耗能约0.33kJ/kg/min。

（2）快步走

快步走是一种步频和步速较快的走步方式，适合于体质较好的中、青年人和儿童。它的特点是能增加肌肉活动频率，使腿部肌肉强健发达；快步走身体需适度前倾，更有利于增强脚掌支撑能力。快步走的步频一般要大于每分钟120步。

（3）大步走

大步走指大步流星地走，需加大摆臂幅度配合步伐加大。这种走法更有利于拉长肌肉韧带，动员更多的肌肉群参与运动。

（4）原地踏步走

原地走步或稍向前移动的特殊走法是一种更安全的锻炼方法，特别适合不便于在户外锻炼的时候使用。可以采取原地高抬腿走：双腿交替屈膝抬腿至髋高、全脚或前脚掌着地。双臂协同双腿前后直臂或屈臂摆动。

（5）倒步走

倒步走即反向行进，人倒退着走步。倒步走比正向行走更有利于提升腰部肌肉力量和维持平衡能力；但是倒走运动风险加大，如容易摔倒和碰撞，要特别注意安全。

此外，还有坡路、沙地行走，赤足走等。

3. 有氧健身走锻炼得分标准

著名运动生理学家库珀制订了有氧健身走锻炼计划和标准，他认为，只要每天能走步 1 小时，并按表中规定的速度进行锻炼，经过几周的坚持，就会出现良好的体力和情绪状态。如果每周能获得 30 分以上的话，就能保持良好的健康水平（见表 9 - 2）。

表 9 - 2 有氧健身走锻炼得分标准

周	距离（米）	时间（分钟）	锻炼次数（周）	得分（周）
1	3200	35	3	9
2	3200	34	3	9
3	3200	33	4	9
4	3200	32	4	12
5	3200	31	4	12
6	3200	30	4	20
7	3200	29	4	20
8	3200	28	4	20
9	4000	34	4	26
10	4000	33	4	26
11	4800	42	4	32
12	4800	41	4	32

（二）有氧健身跑

健身跑被视为"有氧代谢运动之王"，健身跑的精髓在于听任自己的身体，自由自在地跑。健身跑应该做到"长、慢、远"，即跑的距离较长，速度较慢，远离闹市区进行。

健身跑时的肺通气量比安静时增加 10~15 倍，这使平时不被打开的肺泡得到利用，心血管系统活动加强，促进全身的血液循环。一般来说，系统参加健身跑一段时间后，体质会得到增强。健身跑获得良好效果的标志是：能用 5 分钟的时间跑完一公里，而且在跑的过程中不用特别费力能随时加速。这表明锻炼者有氧运动能力已有了很大的改进。健身跑对于健身的优点有：强度大于步行，单位时间内热能消耗更多，促进脂肪代谢减控体重；能显著提高心肺功能。

健身跑锻炼的不足是：下肢承力大，关节容易损伤。

1. 健身跑动作要领

健身跑动作的要点：跑步时头部和上体保持正直稍向前倾，颈部肌肉放松，腹部微收，双手不要紧握拳头，肘关节弯屈约90°，以肩关节为轴手臂前后自然摆动；动作协调，重心移动平稳；跑时用前脚掌着地或用前脚掌外侧着地过渡到全脚掌跑。

进行健身跑应该注意以下几点。

（1）要做好充分准备活动，防止肌肉拉伤。

（2）尽量选择在草地或泥土地跑，以避免小腿胫骨劳损、胫骨骨膜炎和足弓损伤。

（3）呼吸自然，与跑的节奏相协调；有适宜的深度，可用鼻子吸气，嘴呼气，也可口鼻兼用。

（4）感冒、发热、腹泻以及妇女在月经期间时不宜跑步。

2. 常用健身跑方法

健身跑的方法很多，如走跑交替法、匀速跑、间歇跑、变速跑，等等。

（1）走跑交替法

走跑交替法适合于锻炼基础较差者。方法是先走一定距离，然后慢跑一定距离，交替进行，重复数次。根据体力状况，逐渐加大跑步时间（参考表9-3，表9-4）。

表9-3　20分钟走跑交替运动方案

周次	每周跑3~4次	总时间（分）
1	跑1分钟+走1分钟，重复3次，再跑1分钟	7
2	跑1分钟+走1分钟，重复3次	10
3	跑2分钟+走1分钟，重复4次，再跑2分钟	14
4	跑3分钟+走1分钟，重复4次	16
5	跑4分钟+走1分钟，重复4次	20
6	跑5分钟+走1分钟，重复3次，再跑2分钟	20
7	跑6分钟+走1分钟，重复3次	21
8	跑8分钟+走1分钟，重复2次，再跑2分钟	20
9	跑10分钟+走1分钟，重复2次	22
10	持续跑20分钟	20

表9-4　走跑交替运动方案

周次	慢跑（秒）	行走（秒）	重复次数	总时间（分）	总距离（米）
1	30	30	开始8次，以后每天加1次，至12次	8~12	500~800
2	60	30	开始6次，以后每天加1次，至10次	9~15	1200~2400
3	120	30	同上	15~25	2400~4000
4	240	60	开始4次，以后加至6次	20~30	3200~4800

（2）持续匀速跑

持续跑适合体质较好者。方法是根据自己的体力合理地选择速度，进行持续跑。可以采取这样的方法：第一周用6~8分钟跑1000米，2周后加1000米，再过2周再加1000米，直至5000~6000米。也可参考表9-5。

表9-5　持续匀速健身跑方案

周	跑的距离（m）	时间（min）				运动频率（ts/wk）
		30岁以下	30~39岁	40~49岁	50~59岁	
1	1600	13.5	16.5	18	18.5	5
2	1600	13	14.5	16	1.7	5
3	1600	12.5	13.5	15	16	5
4	1600	11.5	13.0	14	15	5
5	1600	11	12.5	13.5	14.5	5
6	1600	10.5	11.5	12.5	13.5	5

（3）变速跑

变速跑就是在跑的过程中快跑一段距离后，再慢跑一段距离，快跑和慢跑交替进行的一种跑法。这适合体质较好，并有一定锻炼基础者。

（4）原地跑

原地提足跑：高抬腿使足离地20cm以上，每次10分钟。原地挺腹跑：脚尖轻着地，脚跟不着地，尽量挺腹跑步，对于减少腹部脂肪有较好的效果。

（三）自行车健身

骑自行车锻炼是有氧运动的手段之一。自行车用于健身有广泛的群众基础，自行车健身的优点：在提高心肺功能的同时有利于增强下肢肌肉力量；野外骑车，使人心旷神怡，促进心理健康。自行车健身的不足：公路上骑行有一定危险性；上肢肌肉锻炼小；姿势不当易引发膝关节损伤。

1. 自行车健身动作要领

一般来说，车座较低便于长途骑行。低车座有很多好处：如有利于安全，在遇到紧急情况时，双腿伸直便可着地，这样可避免造成危险。还有人的位置相对降低，蹬车灵活，可用脚的不同部位轮流用力；可减少空气阻力，也可减轻双臂的负担，保护手腕；车座低还可以使臀部受力均匀，减少疲劳感。

建议把车座调高到每一次蹬踏板能使大腿和踏板垂直，这样的话，每一次蹬的时候就能把大腿上所发的力量达到最大。一般认为车座高度应低于车把5cm，车座后倾5°～10°为宜。正确的骑行姿势如下。

（1）自行车车型适合身高。

（2）蹬车时双腿膝关节向前用力，精神集中，注意安全。

（3）应避开城市繁华的街道和车流量较大的路段及避免溜坡滑行，以保证安全。如遇大雾、能见度很低或冬季路面结冰的天气，不宜进行骑车锻炼。

（4）自行车长途骑行在出发前要做好各种准备。如对自行车各部的机件做全面彻底的检查；根据季节变化带好衣物；等等。

2. 自行车健身方法

（1）有氧自由骑

根据自己的体力自由自在地骑车，蹬车频率在每分钟75～100次；可连续骑行半小时左右，可采用30分钟骑行8公里的速度锻炼方案。

（2）交替用力骑行法

双脚交替蹬车，左脚蹬车时，右脚不用力，右脚蹬车时，左脚不用力，一只脚带动自行车前进，每次一只脚蹬车30～50下后交换；还可用上坡骑行的方法。

（3）快慢交替骑行法

先慢骑几分钟，再快骑几分钟，然后再慢，再快，如此交替循环锻炼，可以有效地锻炼人的心脏功能。

（四）爬楼梯健身

著名的运动生理学家库珀通过研究证明了爬楼梯对人体生理机能产生良好作用，倡导利用爬楼梯进行健身。美国斯坦福大学巴非巴格博士的研究发现一个人每星期爬5000级楼梯（即每日爬714级，相当于上下6层楼3次）所消耗的热量为 2000kcal, 坚持这样活动的人的死亡率比那些不运动的人低 1/4 ~ 1/3。爬楼梯的能量消耗比静坐多 10 倍, 比散步多 3 倍, 爬 6 楼 2 ~ 3 趟相当于慢跑 800 ~ 1500 米的运动量。

爬楼梯运动的优点: 爬楼梯时其身体需要略前俯, 从而更有利于增强脚踝等下肢肌肉的支撑力量; 爬楼梯能量消耗更大, 这对人体心血管系统的机能有很好的促进作用。爬楼梯健身的不足: 不适合高血压及心脏病患者; 容易磨损膝盖。

1. 爬楼梯健身动作要领

爬楼梯是一种比较激烈的有氧运动形式, 应具备较好的健康状态, 并具有一定的体质基础。爬楼梯的要点如下。

(1) 运动时精力要集中, 眼睛始终注视前方, 抬脚要利落到位, 落脚要稳定、准确和缓慢。

(2) 做好准备活动, 特别是踝关节要充分活动开; 精神一定要集中, 尤其下楼时注意安全; 有条件时最好上楼爬楼梯, 下楼乘电梯, 以保护膝关节。

2. 爬楼梯健身方法

(1) 有氧自由爬

根据自己的体力以不感紧张吃力为度选择速度爬楼梯, 一次上一层楼梯。为保护膝关节, 可在下楼时采用倒走或侧走的方式, 但最好扶着扶手, 以保证安全。

(2) 大步爬楼梯

有锻炼基础或体力较好者, 可以采用两梯或三梯一上的方法。

(3) 跑楼梯

如果健康状况良好, 或有较好的锻炼基础, 可进行跑楼梯锻炼。或走跑交替进行。但这只适合有良好锻炼基础的人。

(五) 游泳健身

游泳是一项很好的全身耐力性运动。游泳健身的优点: 水的阻力比空气阻力大得多, 所以消耗的能量比陆地上多。人体在水中胸部要受到水的压力, 要不断地加深呼吸, 使呼吸肌得到很好的锻炼, 变得强壮有力。游泳健身的不足是: 需要特殊的场地, 技术动作相对复杂。

游泳健身应注意:

(1) 忌饭前饭后游泳。空腹游泳影响食欲和消化功能, 也会在游泳中发生头晕乏力等意外情况；饱腹游泳亦会影响消化功能，还会产生胃痉挛，甚至呕吐、腹痛现象。

（2）不要在剧烈陆上运动后马上游泳，这样会加重心脏负担。

（3）游泳后应用干毛巾擦干身体，预防感冒。

（4）月经期不要进行游泳锻炼。

（5）游泳应注意安全，不要在浅池跳水。

游泳健身练习可参考下列10周健身方案（见表9-6）。

表9-6　10周游泳运动处方

周	距离（m）	时间（min）	频率（ts/wk）
1	275	12	4
2	275	10	4
3	365	13	4
4	365	12	4
5	455	14	4
6	455	13	4
7	550	16	4
8	640	19	4
9	730	22	4
10	820	22.5	4

三、提升心肺功能运动处方实例

（一）青年人运动处方

1. 运动处方要素

运动目的：提高有氧工作能力，改善心肺功能。

运动强度：储备心率的70%。

持续时间：约45分钟。

运动频度：3~4次/周，持续8周。

注意事项：

（1）选择安全的场地，穿舒适的衣服鞋袜。

（2）做好准备活动，特别是膝、踝关节，每一练习手段组间间歇不要静歇，应进行抻拉韧带放松肌肉的练习。

（3）遇到感冒、发烧等疾病情况停止运动。

2. 运动方案

（1）慢跑 2 分钟，伸展上肢、躯干，压腿，活动踝关节。

（2）变速跑（中速跑 100 米 + 慢跑 300 米）×5 组。

（3）行进间跑跳步 400 米（放松，同时进行扩胸与上肢伸展运动交替）。

（4）弓箭步走 50 米 ×3 组，组间间歇 1 分钟，进行体前屈拉伸。

（5）组合跑（高抬腿跑 50 米 + 后踢腿跑 50 米 + 车轮跑 50 米 + 后蹬跑 50 米）×3 组，组间间歇 1 分钟。

（6）放松慢跑与各种摆腿放松 5 分钟。

3. 运动监控

受试者填写自愿同意书，进行基本体质指标测评；运动时间选在傍晚，要求受试者饭后 1.5 小时后参加锻炼；每次运动前强调运动过程中的注意事项，并在干预过程中及时调整。运动中、运动后填写 PRE 量表监控运动强度；尽量坚持记好运动日志。

（二）中年人运动处方

1. 运动处方要素

运动目的：提高有氧工作能力，改善心肺功能。

运动强度：储备心率的 60%。

持续时间：约 45 分钟。

运动频度：3～4 次/周。

注意事项：

（1）选择安全的场地，穿舒适的衣服鞋袜。

（2）做好准备活动，特别是膝、踝关节，每一练习手段组间间歇不要静歇，应进行抻拉韧带放松肌肉的练习。

（3）遇到感冒、发烧等疾病情况停止运动。

2. 运动方案

（1）走跑交替 3 分钟，抻拉韧带、全身各关节灵活性练习 3 分钟。

（2）组合走跑（小步跑 100 米 + 大步走 100 米 + 慢跑 100 米 + 高抬腿走 50 米 + 慢跑 50 米）×4 组。

（3）行进间扩胸运动与振臂运动交替进行，2 分钟。

（4）浅弓箭步走 30 米 ×2 组，间歇 30 秒。

（5）（侧身滑步跑 100 米 + 后踢腿跑 50 米）×3 组，间歇 1 分钟。

（6）行进间踢腿 100 米（正踢腿、后踢腿、侧踢腿各 25 米）。

（7）整理运动：双手自上而下拍打全身 3 分钟。

3. 运动监控

受试者填写自愿同意书，进行基本体质指标测评；然后对受试者进行适应性运动培训 2 次，在 1 周内完成；主要以适应本处方运动手段和运动负荷为主。运动时间选在傍晚，要求受试者饭后 1.5 小时后参加锻炼；每次运动前仔细询问受试者身体状况和前一天锻炼后的身体反应，并在干预过程中和锻炼后填写 RPE 量表（记录），按照运动强度的靶心率设置，监控受试者运动过程中的心率，鼓励受试者填写运动日志。

（三）老年人运动处方

1. 运动处方要素

运动目的：提高有氧工作能力，改善心肺功能。

运动强度：储备心率的 50%（60 ~ 70 岁）。

持续时间：约 50 分钟。

运动频度：3 ~ 4 次/周，持续 8 周。

注意事项：

（1）选择安全的场地，穿舒适的衣服鞋袜。

（2）做好准备活动，特别是膝、踝关节，每一练习手段组间间歇不要静歇，应进行抻拉韧带放松肌肉的练习。

（3）运动前、运动中出现不适立即停止运动，遇到感冒、发烧等疾病情况停止运动。

（4）运动过程中适当补充水分。

（5）老年人运动时应量力而行，避免跌倒。

2. 运动方案

（1）走步 2 分钟，抻拉韧带、活动全身各关节 3 分钟。

（2）（小步快走 100 步 + 较大步幅走 200 步）×3 组，组间间歇 2 分钟。

（3）（前踢腿走 40 步 + 半高抬腿走 40 步）×3 组，组间间歇 2 分钟。

（4）有氧健身操 10 分钟（广场舞等）。

（5）（大步走 150 步 + 放松走 100 米）×3 组，组间间歇 2 分钟。

（6）（足尖走 30 米 + 足跟走 30 米）×2 组，组间间歇 2 分钟。

（7）抖揉腿部，柔韧和舒展动作练习，放松 5 分钟。

3. 运动监控

受试者填写自愿同意书，进行基本体质指标测评；进行必要的运动测试，确定受试者是否能够完成本处方运动手段和运动负荷；然后对受试者进行适应性运动培训 2 周，每周两次；再次确认受试者能够适应本处方运动手段和运动负荷。运动时间选在午后，要求受试者饭后 1.5 小时后参加锻炼；每次运动前仔细询问受试者身体状况和前一天锻炼后的身体反应，并在干预过程中和锻炼后填写 RPE 量表（记录）以及佩戴 Polar 表，按照运动强度的靶心率设置，监控受试者运动过程中的心率。

第二节 增长肌肉力量运动处方

一、肌肉力量练习概述

（一）肌肉力量练习解读

肌肉力量练习是采用器械或徒手进行的各种增加肌肉力量和耐力的身体练习，被称为肌肉健美运动，它表现人体健、力、美。健美运动可以有效地增强肌力和肌肉体积，改善体型、体态，增强体质。肌肉力量练习可以徒手或依靠自抗力进行练习，也可以采用简单的轻重器械进行练习。为获得强健的肌肉进行健美练习在人的一生中都很重要，因为足够的肌肉力量和耐力可使机体以最小的生理应激完成工作。

人体需要基本的肌肉适能来维持日常生活的活动，保持独立生活的能力以及进行休闲运动时不会虚弱和疲劳。因此几乎所有的身体活动都需要使用力量，足够的肌力可使人以最小的生理应激完成面临的工作和运动。肌肉适能良好可以提升身体活动能力，提高生活质量，使人有能力有信心参加室外体育活动，减少因摔倒造成的损伤，抵制增龄性退行疾病的发生；肌肉强壮和具备一定肌肉耐力者更能避免肌肉萎缩、松弛、疼痛，关节扭伤、身体疲劳，并能维持较均匀的身材。

人们已经注意到，肌肉的丢失和肌肉力量的下降是造成功能障碍的重要方面，并可能造成更深远的影响，包括跌倒、骨质疏松症、生活质量下降，死亡率和健康费用支出，等等。研究显示，随着年龄的增长，不锻炼人群肌肉重量下降、肌力流失导致机体衰弱，使许多老年人不能获得良好的生活质量。与其平行而至的是增龄性骨量丢失，它也成为骨密度（BMD）的独立预测因素。经常进行肌肉力量训练，会使肌细胞肥大、肌纤维粗壮、肌肉发达或是减缓肌肉萎缩、骨密度下降，维持良好的身体成分。这对健康很重要。

（二）发展肌肉力量的基本原则

1. 渐增阻力的大负荷原则

为有效提高最大肌力，在练习中应使肌肉克服足够大阻力（超过肌肉最大负荷能力 2/3 以上）。这是因为肌肉内各运动单位的兴奋性不同，当阻力负荷较小时，中枢只能调动兴奋性高的运动单位参加收缩，随着阻力的加大，参与收缩的运动单位逐渐增多。渐增阻力原则是超负荷原则在肌肉力量、耐力练习中的应用，在进行大负荷力量练习时，应采用渐增阻力的方法，才能保证最大肌力持续增长。

2. 专门性原则

专门性原则是指所从事的肌肉力量练习应与相应的运动项目相适应。如腰痛，就应该增强腰部肌肉力量，若锻炼上肢力量则对腰痛的缓解没有多少益处。提高肌肉的力量和耐力应采用不同的运动强度。大强度运动（举重物时仅能重复 4~6 次）能增加肌肉的力量和体积，但不能增加肌肉的耐力。采用低强度重复次数多的练习（如 8~15RM 等）可提高肌肉的耐力，而肌肉的力量增加不明显。

3. 系统性原则

根据用进废退的原理，力量练习应全年系统地安排。研究表明，练习频率高、肌肉力量增长很快者，停止练习后消退也快；而练习频率较低、训练时间较长、肌肉力量缓慢增长者，力量保持的时间则相对较长。

许多研究结果显示，每周进行 3~4 次的力量练习，可使肌肉力量明显增长。

4. 负荷顺序原则

负荷顺序原则是指力量练习过程中应考虑前后练习动作的科学性和合理性。总的来说，应遵循先练大肌肉，后练小肌肉，前后相邻运动避免使用同一肌群的原则。大肌肉在训练时运动中枢的兴奋面广，兴奋程度高，在提高自身力量的同时，由于兴奋的扩散作用，练习过程对其他肌肉也有良性刺激作用。

（三）肌肉力量练习的基本形式

肌肉力量训练的目的是发展和保持去脂体重（FFW）。发展肌力的锻炼方法很多，在健美训练中主要是采用抗阻运动。抗阻运动是在增加外来阻力时肌肉主动作功，可分为三种类型：等张抗阻练习（也称动力性练习）、等长抗阻练习（也称静力性练习）和等速练习（也称等动练习）。

1. 等张抗阻练习

肌肉以等张收缩的形式进行负重或不负重的动力性抗阻练习，称为等张性力量练习或动力性练习。等张练习能有效地发展动力性力量，改善神经肌肉的协调性，但不足之处是在整个动作过程中不能保证肌肉每一次收缩的负荷都相等，容易造成在某些关节运动角度上肌肉负荷不足。研究证明：重负荷、少重复次数的练习有利于发展肌肉力量，中等负荷、重复次数多则有利于发展肌耐力。

2. 等长抗阻练习

肌肉以等长收缩的形式使人体保持某一特定位置或对抗固定不动的阻力练习，称为等长性力量练习或静力性练习，它能有效发展静力最大力量和静力耐力。

Rose（1957）提出等张和等长联合练习肌力的方法：从较低负荷做起，每次负重举起后停顿 5～10 秒钟，每个负荷重复 5 次，然后重量递增 0.5kg，直至最大负荷并能维持 5～10 秒。

3. 等速练习

等速练习是借助于专门的等动训练器在动力状态下完成练习的方法。在整个练习中关节运动在各角度上均受到相同的较大负荷，肌肉匀速用力，在完成整个练习中均能产生较大的张力。

人在青年时期，是肌肉力量和健美练习的良好时机，科学有效的力量练习可以使肌肉发达，富有弹性。男子表现阳刚之气；女子表现出柔美的肌肉线条和身体轮廓曲线。此时进行健美运动的主要目的是提高身体机能水平和肌肉力量，增强体质，塑造体形，减去体内多余脂肪。再者，通过力量练习，使肌肉合理、适宜地牵拉骨骼，促进骨密度加大，蓄积骨量。练习时应该注意防止不正确的身体姿势造成脊柱侧弯、肩胛骨突出等。

进入中年以后，生理会出现一系列变化，如 40 岁性腺分泌机能开始下降，血液中的性激素逐渐减少，由年龄增长引起的瘦体重降低开始悄然出现；此时腹部、腰部、臀部臃肿，肌肉萎缩，脊柱椎间盘退行性改变，身长缩短，脑力工作者更为突出。随着年龄进一步增长，中年人动作和步履也变得迟缓，上下颌骨及牙龈出现萎缩，牙齿出现松动与脱落，皮肤变得干燥、松弛，皱纹变多变深，出现老年斑等，这一切都会对人的心理产生不同程度的影响。肌肉力量练习有助于保持理想的体型，减少脂肪的堆积，可以使中年人同样体态轻盈，肌肉健美，延缓衰老。

步入老年以后，身体机能和肌肉力量不可避免地发生显著变化，但肌肉功能仍然存在提高和改善的可能性。合理的肌肉力量锻炼可以使机体承受一定的运动负荷，改善人体的血液循环，从而改善组织细胞的物质代谢过程，使老年人机体的退化程度减轻。增强身体各部位肌肉、韧带的力量，不仅能解除腰痛、关节痛等症状，而且能使老年人失落的心情得到排遣，从锻炼中重新获得满足感和愉悦感。现代健康学认为肌肉力量练习应坚持终生。

二、肌肉力量练习基本方法

负重抗阻练习是增强肌肉力量的基本手段，而肌肉力量练习的效果又与训练中的多种因素有关。

（一）肌肉力量练习负荷构成

1. 重复次数（RM）

在力量练习中常用 RM（Repetition Maximum）来表示和控制运动强度，1RM 表示在力量练习中某一练习者只能完成一次的负荷。RM 越小，表示运动员对该负荷的重复次数越少，负荷强度越大。最大重复次数是指肌肉收缩所能克服某一负荷的最大次数。即进行某一重量的练习时，用练习者一次连续练习的最大重复次数来表示该练习者的力量能力，同时作为负荷的大小。如果练习者对该重量只能连续举起 6 次，则该重量对练习者来说是 6RM。如果重量轻，可以连续举起 15 次，则该负荷为 15RM。可见，RM 仅代表能最大重复多少次的重量，并不反映重量的绝对值。常用最大重复次数来表示力量训练的负荷强度。例如，对于举重运动来说，训练时应多用接近或达到最大负荷的强度进行训练；而对于健身运动来说，则只需较小的负荷强度（RM 值较大）进行运动。

2. 练习组数（SET）

负重力量练习的持续过程一般不用时间长短来表示，而是用组数（SET）

来说明。SET 是指一次无间歇的最高重复次数的练习，称为一组。例如，肌肉力量的运动处方为 2SET，15RM，就表示让练习者进行只能重复 15 次的重量的练习，做 2 组。

SET 可根据个人力量状况和体力选择，一般认为一次练习为 3~6 SET。进行 3SET，6RM 的负荷能有效地增加肌肉的力量。改善肌肉耐力一般采用 4~6SET，15~20RM。

3. 间歇时间

力量练习每组练习的间歇时间一般以肌肉能完全恢复为准。如增强肌肉力量的练习的间隔较长，增加肌肉耐力的练习的间隔时间较短。

每次练习的间隔时间以隔天进行练习为好，可以获得最佳的锻炼效果。

（二）肌肉力量练习的计划

力量练习的运动处方分为三个阶段：开始阶段、慢速增长阶段和保持阶段。

1. 开始阶段

一般认为在开始阶段应避免举过大重量，可采用 12~15RM 的，不会使肌肉产生过度疲劳和损伤。这一阶段的持续时间为 1~3 周。

2. 慢速增长阶段

经过开始阶段的力量练习，如果肌肉已经适应练习动作，就可以增加重量使力量进入增长阶段，此阶段的练习一般为每周 3 次，每次练习为 3SET，6~8RM；当肌肉力量进一步增强时，可再增加重量，直至达到练习者预定的目标。

3. 保持阶段

根据用进废退的原理，如果停止练习，获得的力量会自然消退。保持阶段力量练习的强度应比获得阶段小。此阶段每周至少 1 次的练习可基本保持原有水平。若不训练，30 周后原增长水平将消退。

（三）肌肉力量练习注意事项

（1）当运用杠铃进行较大负荷力量练习时，必须有人保护，避免出现伤害。

（2）做好准备活动，防止肌肉损伤。

（3）进行负重练习时，应尽量避免憋气，可以在举起阶段呼气，放下时吸气。

（4）练习后必须进行整理放松活动。放松活动常包括走动、慢跑和伸展运动。

（5）如果锻炼结束后，肌肉有酸痛僵硬感，直到下次锻炼前这种感觉仍未消失，应进行调整。

三、发展肌肉力量的常用手段

（一）颈部肌肉练习

1. 颈屈伸

（1）前后颈屈伸

站或坐姿，身体正直，两手在脑后交叉托住头部，头稍后仰。先用两手将头向前下屈，至下颏贴近胸为止。稍停后，在施以压力的情况下，抬头还原。重复做。注意下压时呼气，抬头时吸气；两手所给予的压力要适当。

（2）侧向颈屈伸

站或坐姿，身体正直先以左手（或右手）托住头部左侧（或右侧），头向右侧（或左侧）倾斜，然后反向重复做。

2. 伸颈运动

两腿伸直，两脚并拢站立，两臂在背后伸直，两手互握。两脚提踵，身体向上伸，颈部尽量向前上伸出，同时两臂用力向下伸，还原。

3. 颈绕环

坐立或站立，双臂自然下垂，全身放松。用头部最大限度地画圆。转动头部时，尽量使下颏靠近胸部。要求朝不同方向依次转动。

（二）肩和手臂练习

双肩和手臂健美主要通过发展三角肌、斜方肌、肱二头肌、肱三头肌等的力量得以实现。这些肌肉是人体重要的"美肌"。

1. 哑铃举

站或坐姿，身体正直，双手或单手持哑铃垂直上举，重量和次数根据个人力量水平而定。

2. 哑铃绕环

站或坐姿，身体正直，双手或单手持哑铃做直臂大回环动作。

3. 卧推

仰卧在卧推凳上，双手可采用不同握距握住杠铃横杠，将杠铃从卧推架上慢慢推到胸部上方，再双臂用力控制住杠铃，缓缓将横杠放在胸部；然后用力将杠铃向垂直上方推起直至两臂伸直，放铃至胸和上推时吸气，两臂伸直时呼气。做此动作时最好有人保护，重量以 8 ~ 12RM 为宜。

4. 直体双臂胸前弯举

两脚开立，两臂持铃下垂（伸直双臂），握距同肩宽，掌心向前，然后屈臂将杠铃弯举至胸前，再缓缓还原，连续做；完成此动作时身体不要前后摆动，用力前吸气，放下器械时呼气。

5. 颈后臂屈伸

身体直立，两手正握杠铃片，肘高抬，上臂固定耳侧，然后做臂屈伸将杠铃片向上举起，直至两臂在头上伸直。

6. 推墙练习

两手立掌撑墙，身体前倾斜向墙而立，屈肘用力推墙使身体直立，还原再次反复进行。

7. 小臂弯举

（1）身体站立，双手或单手提重物，先伸直，然后小臂弯举，向大臂靠拢，连续做。要求上体不要前后倒。

（2）身体直立，双手相握，左臂伸直，然后做小臂弯举，右臂向下施加一定力，克服左臂向上弯举，反复做，然后交换做右臂弯举。

8. 胸前推

站或坐姿，身体正直，提杠铃翻肘于胸前，身体正直，收腹挺胸。吸气用力将杠铃从胸前推至两臂完全伸直。要求：用力向上推时要夹肘直线上推，不要摆动，一直推到最高点。膝关节要伸直。

9. 腕屈伸

正坐凳上，两手心向上以"窄握举"持握杠铃或哑铃，两前臂分别置于两大腿上，手背贴在胸前，手腕放松。两手腕充分上屈，稍停，再松腕还原。注意前臂紧靠大腿，不得移动，手腕要充分屈伸。

10. 徒手空握

站或坐姿，身体正直，两臂自然下垂，然后屈小臂，使小臂与大臂成直角，掌心向下，五指张开，然后用力握拳，反复做。

（三）胸肌练习

1. 椅子俯卧撑

用两把椅子或方凳，按适宜的距离摆放。双手各支撑一把椅子，双腿伸直，脚尖撑地，身体舒展，尽可能将双臂深深弯曲，最好将胸触及椅面（尽量扩胸），还原后重复。

2. 徒手挺胸练习

（1）站立，身后置一把椅子。两手握住身后椅背的上缘，然后两臂用力往后拉，尽量将两肩向下后方拉，胸部尽量往前上挺，稍停，还原后重复。

（2）直立，含胸，低头，还原，挺胸，还原后重复。

3. 仰卧哑铃飞鸟

仰卧于垫上或条凳上，两手胸上握哑铃，然后从两侧往下拉开扩胸，至两臂与胸平或低于胸部时，再直臂用力往胸上拉起，拉至两手合拢，稍停，重复做。

4. 抱臂屈身

坐在椅子的前部，抱臂，两脚开立，呼气，同时上体前屈，尽量将两肩插入两膝之中，稍停片刻，吸气，同时抬上体，还原后重复。

5. 仰卧屈臂上拉

仰卧在长凳上，两手正握哑铃直臂胸前支撑，先慢慢屈臂向后放下，过头后，再慢慢拉起还原。如此反复动作。放下时呼气，拉起时吸气。练习时，主要用胸大肌和肱三头肌用力，腰部以下要放松。屈臂放下时，应尽量使胸部扩张。

6. 仰卧直臂上拉

仰卧在长凳上，用双手正握一只哑铃，先将哑铃放在腿部位置，接着向上慢慢拉起，过头后，两臂伸直，然后再将哑铃放回原处还原后重复。

7. 跪姿健胸

双膝跪在地板上，上体直立，双手合掌置于胸前。两手用力做对抗动作，注意肘关节不要下垂，两前臂成一字形，并要挺胸抬头，要配合深呼吸动作。还原后重复。

8. 挺胸运动

坐在椅子上，两手抓住桌边，两臂伸直，胸部挺起用力，坚持1分钟，还原后重复。

9. 扩胸运动

直立，两臂胸前平屈，两手半握拳，拳心向下，扩胸，再两臂经前向侧后扩胸，还原后重复。

（四）腰部肌肉练习

1. 仰卧左右转腰

仰卧在床上，两手抓住床边，双膝并拢，小腿收起，脚离床面，上体不动，下肢左右转动，重复做。

2. 俯卧抬上体

俯卧，双脚固定，上体悬于床外，双手置于脖颈或胯两侧，上体下弯，头部下垂，然后将上体最大限度地上抬，呈反弓形，练习时最好有同伴协助坐在大腿部，更好地固定双脚。

3. 腰背屈

坐在床或垫上，两手握住踝部，肘关节触地，上体前屈，尽量使胸部触及大腿，使腰背充分伸展。还原后重复。

4. 椅上转体

坐立在椅前部，两腿自然并拢，两手置于大腿上。上体向左转，同时眼看左侧椅背，右侧手经胸前握椅背的左侧沿。稍停，还原。左右侧交替做。

5. 体侧运动

两脚并拢，身体直立。左脚向左侧跨出一步，两臂侧平举，掌心向下。左手叉腰，右臂侧上举，向左侧屈振 1 次，还原。反向再做 1 次。

6. 肩肘支撑

仰卧，肩肘支撑，两脚并拢，脚趾向上，两腿伸直，双手托臀的上部位。两腿交替屈伸，一腿屈膝，另一腿向上伸直。重复做。

7. 侧卧抬上体

两手在体前屈肘撑地，左侧卧，两腿微屈。上体侧起至右侧坐，两臂撑直，吸气。右侧腰肌群收缩，左侧腰肌群拉引，呼气。慢慢还原至左侧卧。再换右侧卧，向右侧起。重复做。

8. 跪撑转体

两腿并拢，跪在垫上，上体前倾，两手支撑成俯卧撑姿势。左臂支撑，右臂由胸前向侧上摆起，同时上体向右侧后转，吸气，还原。然后右臂支撑，左臂由胸前向侧上摆起，同时上体向左侧后转，吸气，还原后重复。

9. 屈腿俯卧撑

俯卧在床上或垫上，双腿分开并屈膝置于臀部两侧，双小臂支撑，模仿青蛙趴在地上的动作，然后做腰背挺起、下落动作。还原后重复。

10. 俯卧抱腿

俯卧在床或垫上，上体和小腿同时抬起，使身体呈弓形，头尽量后仰，两手握住踝部，持续 4~6 秒，还原后重复。

（五）腹部肌肉练习

1. 仰卧直举腿

仰卧在垫上，两腿并拢伸直，两手紧贴身体两侧，左右腿交替直腿上举至与身体成 90°，重复做。

2. 击腹减脂

直立，两脚开立与肩同宽，挺胸屏气，使腹部肌肉收缩，然后两手握拳，在腹的中部轻轻地敲击，先从下向上敲若干次，然后从上向下敲若干次，再向两边腹侧叩击若干次。

3. 坐姿收腹举腿

坐在床缘或凳子上，上体稍向后倾斜，双手轻扶在床上，不要用力，然后靠腹部肌肉收缩，抬下肢，使双腿尽量向上体靠拢，连续做。

4. 仰卧折体

仰卧在垫上，两臂向上伸直。然后直腿并拢并收腹举腿，同时上体抬起，两手触及脚尖，重复做。

5. 仰坐打腿

仰坐地面，手体后撑地，两腿自然分开。两腿收起到与上体成 90° 角，头稍稍后仰。然后两腿上下交替摆动，重复做。要求仰头挺胸，膝部伸直。

6. 仰卧收腹控腿

仰卧，两腿并拢伸直，两臂放在身体两侧。收腹举腿，使大腿与身体成 150°，停顿数秒钟后，放下还原，重复做。

7. 负重转体

将杠铃或哑铃至于颈后肩上，两手紧握，全身直立，两脚自然开立同肩宽。向右侧用力充分转体，稍停，再向左侧充分转体。重复做。注意两腿要伸直，动作要缓慢平稳。

8. 仰卧膝肘相碰

仰卧在垫上，两腿并拢伸直，两臂屈肘，双手交叉垫在头下。右腿屈膝抬大腿，用右腿膝盖触及左肘。然后右腿边伸直边放下，还原成预备姿势。再左腿屈膝抬大腿，用左腿膝盖触及右肘，左腿边伸直边放下，还原后重复。

9. 凳上屈腿提

坐在凳缘上，两手握住身体两侧的凳缘，上体直立，两腿并拢做上提动作，尽量触及胸部，稍停，双腿慢慢放下，当脚尖触及地面时，立即重复上提动作。要求双腿上提时快，下放时慢，重复做。

10. 体侧举

两脚开立与肩同宽，两手持哑铃，拳眼向前下垂放于体侧，全身直立。右臂（或左臂）经体侧上举后，上体向左侧（或右侧）屈体，至极限。还原，稍停，再反向重复动作。侧屈体时吸气，还原站立时呼气。

（六）臀部肌肉练习

1. 提臀练习

站立，两脚并拢，两臂自然下垂。收缩臀部肌肉，同时脚后跟稍提起，持续4~6秒，脚后跟放下，同时放松臀部肌肉，还原后重复。

2. 跪撑后踢腿

双膝跪立，上体前屈与地面平行，双臂下垂支撑地面，一条腿弯曲，提膝至胸前，然后立即最大限度地向后上方展另一条腿，同时弯曲下腰部，后仰头部，小腿尽量不下垂，重复做。

3. 站立后摆腿

双手扶墙或椅子靠背，一腿向后抬起离地，然后用力向后摆腿至最高处，要求腿伸直，两腿轮流做。

4. 仰卧挺髋

仰卧屈膝，小腿垂直地面，两腿略比肩宽，两臂伸直置于体侧，掌心向下，上体重心移到肩部，以肩部支撑地面。吸气，将臀部向上挺起。臀肌群收紧，稍停（或数8）呼气，慢慢放下，重复做。

5. 坐姿左右转髋

坐地，两手下垂，掌心压地，两腿屈膝并拢，先使两脚转向右侧，至贴地。再换向左侧。两脚如此左右转动。在动作过程中两手始终支撑地面，上体保持正直，臀部也要跟着摆动。重复做。

6. 俯卧臀收缩

俯卧在床或垫上，身体舒展，头偏向一侧，两手置于两侧臀部，使臀部肌肉收缩，感觉两侧肌肉向中间移动，然后放松，再收缩，重复做。

7. 俯卧直腿上摆

俯卧在床上或凳子上，双手抱住床或凳缘。然后将伸直的两腿交替用力上摆直至最高处，还原后重复。要求放下时要慢，上摆时靠臀大肌收缩。

8. 扭滚

仰卧，双腿并拢，屈膝举腿至胸，两臂侧平举，吸气，双肩紧贴地面，缓慢将臀部转向右方，尽量使双膝靠近地面，同时头向左转，呼气。恢复仰卧状，再吸气向反方向做。

9. 折叠

跪姿，两手下垂，手心微贴大腿外侧，吸气，收缩臀部肌肉，上体后仰，保持此姿势5秒，呼气，还原。还原后重复。

10. 仰卧屈膝抬腿

仰卧，两腿伸直左右大分开，两臂伸直，向左右展开，掌心向下着地。右腿屈膝并抬大腿，使右脚跟贴臀部，同时身体向左侧转，然后还原。再换左腿做，身体向右侧转。重复做。

（七）腿部肌肉练习

1. 直体蹲

站立，两脚分开与肩同宽，上体保持立正姿势，慢慢屈膝下蹲，同时，保持上体正直，脚跟不离地，一直到不能再下蹲。然后慢起立，还原后重复。

2. 仰卧举小腿

仰卧在床或垫上，抬头，一条腿伸直不动，双手抱住另一条大腿，与地面垂直，小腿自然下垂，然后小腿由下垂慢慢上举，大腿肌肉充分地收缩，还原。一条腿重复若干次后，换另一条腿做。

3. 后屈小腿

踝关节上负沙袋或重物，身体直立站在桌边，两手握桌沿，两腿轮换向后弯曲，尽量使脚后跟接近臀部，重复做。

4. 足尖走

走时抬头，挺胸，以腰带动双腿踮足尖走 10～15 米，然后放松走 10 米，重复做。

5. 颈后负杠铃深蹲提踵

双手握住杠铃放在颈后，然后负铃向前走两步，保持挺胸直腰姿势慢慢下蹲至大、小腿夹角小于90°后再站起，直至膝关节伸直并提踵，还原后重复。

6. 俯卧屈膝

俯卧在长凳上，两脚稍分开，每个脚上固定一个哑铃。然后屈膝举起小腿，使之靠近臀部，稍停片刻，还原后重复。

7. 箭步蹲

两手在胸前握杠铃，前后弓箭步分腿，做低蹲及升高动作，也可做箭步行进。

8. 坐姿提踵

坐在小凳上，两手握哑铃并置于膝上，两脚掌踏一木块，提踵，还原后重复。

9. 仰卧蹬车轮

仰卧在床上或垫上，两臂自然置于体侧。两脚向上举起与地面垂直，两脚做交替蹬自行车动作。双脚始终悬空，呼吸自然，两腿重复做。

10. 单腿屈伸

一腿屈膝将脚放在凳子上，另一只脚站在地面上，地面上的一脚用力蹬地面，使身体起立，两脚踏在凳子上，还原后两腿交换，重复做。

四、增长力量运动处方示例

（一）青年人运动处方

1. 运动处方要素

运动目的：改善身体成分，减脂，增加去脂体重。

运动强度：肌肉略感酸痛；RPE12～16级。

持续时间：约30分钟。

运动频度：2～3次/周，持续8周。

注意事项：

（1）做好准备活动，将主要关节充分活动开，每一练习手段组间间歇不应进行抻拉韧带放松肌肉的练习。

（2）穿舒适的衣服鞋袜。

（3）遇到感冒、发烧等疾病情况停止运动。

2. 运动方案

（1）慢跑3分钟，做上肢的伸展、牵拉，伸展躯干，活动肩、肘、腕等关节。

（2）（单杠斜拉 20 次 + 扩胸运动 15 次）×4 组，组间间歇拉伸背部，抖动放松手臂，间歇 1 分钟。

（3）蛙跳前行 30 次 ×4 组，组间间歇摆腿练习和拉伸 1 分钟。

（4）俯卧抬上体 3 组，组间间歇 1 分钟。组间间歇小跑跳步，立位体前屈拉伸，间歇 1 分钟。

（5）（仰卧两头起 + 俯卧直腿上摆各 15 次）×3 组，组间间歇小跑跳步，间歇 1 分钟。

（6）（卧撑 30 次 +5 米加速跑）×4 组，组间间歇 1 分钟。

（7）俯撑爬行 10 米往返 ×2 组，间歇 1 分钟。

（8）原地弓箭步交换腿跳 20 次 ×3 组，间歇 1 分钟。

（9）拉伸、抖动放松手腕、手臂、大腿，拍打全身 3 分钟。

3. 运动监控

受试者填写自愿同意书，进行基本体质指标测评；运动时间选在傍晚，要求受试者饭后 1.5 小时后参加锻炼；每次运动前强调运动过程中的注意事项，并在干预过程中及时调整。运动中、运动后填写 PRE 量表监控运动强度；尽量坚持记好运动日志。

（二）中年人运动处方

1. 运动处方要素

运动目的：改善身体成分，增加去脂体重。

运动强度：肌肉略感酸痛；RPE12 ~ 16 级。心率不超过 130 次/分。

持续时间：25 ~ 30 分钟。

运动频度：2 次/周。

注意事项：

（1）选择安全的场地，穿舒适的衣服鞋袜。

（2）做好准备活动，特别是膝、踝关节，每一练习手段组间间歇不要静歇，应进行抻拉韧带放松肌肉的练习。

（3）遇到感冒、发烧等疾病情况停止运动。

2. 运动方案

（1）慢跑或大步走 3 分钟，各关节肌肉韧带伸展、牵拉，伸展躯干。

（2）俯卧撑（女子跪卧撑）20 次左右 ×3 组，组间间歇小跑跳步，扩胸拉伸，间歇 1 分钟。

（3）（弓箭步蹲走 30 步 + 高抬腿跑 50 米）×4 组，组间间歇摆腿练习和拉伸，间歇 1 分钟。

（4）（肋木伸肩 + 压肩 15~20 次）×2 组，组间间歇 1 分钟。

（5）（仰卧车轮跑 60 次 + 坐姿提踵 30 次）×3 组，组间间歇直臂伸展拉伸，间歇 1 分钟。

（6）半蹲起 20~30 次 ×3 组，组间间歇抖腿、体前屈拉伸，间歇 1 分钟。

（7）拉伸、抖动放松手腕、手臂、大腿，拍打全身 3 分钟。

3. 运动监控

受试者填写自愿同意书，进行基本体质指标测评；然后对受试者进行适应性运动培训 2 次，在 1 周内完成；主要以适应本处方运动手段和运动负荷为主。运动时间选在傍晚，要求受试者饭后 1.5 小时后参加锻炼；每次运动前仔细询问受试者身体状况和前一天锻炼后的身体反应，并在干预过程中和锻炼后填写（记录）RPE 量表，运动过程中监控受试者心率，如发现 RPE 超过 16 或心率超过 140 次/分时应停止锻炼，鼓励受试者填写运动日志。

（三）老年人运动处方

1. 运动处方要素

运动目的：改善身体成分，增加去脂体重。

运动强度：肌肉略感酸痛；RPE10~13 级。心率不超过 130 次/分。

持续时间：25~30 分钟。

运动频度：2 次/周。

注意事项：

（1）选择安全的场地，穿着舒适的衣服鞋袜。

（2）做好准备活动，特别是膝、踝关节，每一练习手段组间间歇不要静歇，应进行抻拉韧带放松肌肉的练习。

（3）运动前、运动中出现不适应立即停止运动。遇到感冒、发烧等疾病情况停止运动。

（4）运动过程中适当补充水分。

（5）老年人运动时应量力而行，避免跌倒。

2. 运动方案

（1）行进间热身操 5 分钟，充分活动肩、肘、腕、腰等关节及肌肉韧带。

（2）（扶墙立卧撑 20 次 + 扩胸 10 次）×3 组，组间间歇抖臂放松，间歇

1 分钟。

　　（3）（行进间前压腿 20 次 + 正踢腿走 30 米）×2 组，组间间歇 1 分钟。

　　（4）仰卧挺髋 10 次 ×3 组，组间间歇 1 分钟。

　　（5）（坐姿收腹举腿 10 次 + 站立提踵 15 次）×3 组，组间间歇 1 分钟。

　　（6）半蹲起 20 次 ×3 组，组间抖腿放松，间歇 1 分钟。

　　（7）腰部大回环顺逆时针各 8 次。

　　（8）站立扶墙后提腿、侧摆腿各 8 次。

　　（9）双手后勾持续 5 秒，左右各 2 组。

　　（10）拉伸、抖动放松手腕、手臂、大腿，拍打全身 3 分钟。

　　3. 运动监控

　　受试者填写自愿同意书，进行基本体质指标测评；进行必要的运动测试，确定受试者是否能够完成本处方运动手段和运动负荷；然后对受试者进行适应性运动培训两周，每周两次；再次确认受试者能够适应本处方运动手段和运动负荷。运动时间选在午后，要求受试者饭后 1.5 小时后参加锻炼；每次运动前仔细询问受试者身体状况和前一天锻炼后的身体反应，并在干预过程中和锻炼后填写（记录）RPE 量表，密切监控受试者运动过程中的 RPE 和心率，如发现 RPE 超过 13 或心率超过 130 次/分时应停止锻炼，鼓励或帮助受试者填写运动日志。

第三节　减肥运动处方

一、运动减肥概述

（一）肥胖的分类

　　目前一般将肥胖分为两类：单纯性肥胖，也叫"外源性肥胖"或"过食性肥胖"，是由于摄入热能多于人体消耗而以脂肪形式储存体内而造成的，一般没有明显病因，主要是过度饮食或运动不足，这类肥胖占绝大多数。继发性肥胖，又称"内源性肥胖"或"病理性肥胖"，主要是受疾病影响造成的肥胖。

　　我国学者一致认为，肥胖是营养过剩的表现，是由于能量的供给大于能量的消耗，作为机体能源燃料的脂肪在体内过剩而储存起来的一种状态。

（二）肥胖的判断

世界卫生组织将肥胖定义为"可损害健康的异常或过量脂肪累积"。通常，肥胖可以通过测量身高体重，按标准体重经过计算进行确定：如成人BMI指数 > 26 为超重，> 28 为肥胖（见第二章第三节）。中国肥胖问题工作组（WGOC）将 BMI 指数和腰围（WC）两项指标结合起来作为判断我国成人超重和肥胖的界限标准（见表 9 - 7）。

表 9 - 7　中国肥胖问题工作组建议的我国成人超重和肥胖界限

项目	BMI (kg/m²)	相关疾病危险度	
		WC (cm)	
		男性 < 85，女性 < 80	男性 ≥ 85，女性 ≥ 80
体重过低	< 18.5	—	—
体重正常	18.5 ~ 23.9	—	增加
超重	24 ~ 27.9	增加	高
肥胖	≥ 28	高	极高

资料来源：中国肥胖问题工作组数据汇总分析协作组. 我国成人体重指数和腰围对相关疾病危险因素异常的预测价值：适宜体重指数和腰围切点的研究［J］. 中华流行病学杂志，2002，23（1）：5 - 10.

也可以用下列公式计算成人肥胖度：

肥胖度 = ［实际体重（kg）/标准体重（kg） - 1］ × 100%

超过标准体重 15% 者为 I 度肥胖（轻度肥胖）；超过标准体重 30% 者为 II 度肥胖（中度肥胖）；超过标准体重 50% 以上者为 III 度肥胖（重度肥胖）。

儿童和青少年肥胖不能使用成年人的标准进行判别，可参考表 9 - 8 和表 9 - 9。

表 9 - 8　儿童和青少年体重指数（BMI）评价标准　　　单位：kg/m²

儿童和青少年体重指数评价标准（男）				
年龄	低体重	正常	超重	肥胖
3 ~ 4 岁	≤ 14.4	14.5 ~ 17.6	17.7 ~ 19.2	≥ 19.3
5 ~ 6 岁	≤ 14.0	14.1 ~ 17.6	17.7 ~ 19.3	≥ 19.4
7 ~ 8 岁	≤ 13.6	13.7 ~ 18.4	18.5 ~ 20.4	≥ 20.5
9 ~ 10 岁	≤ 14.1	14.2 ~ 20.1	20.2 ~ 22.6	≥ 22.7
11 ~ 12 岁	≤ 14.6	14.7 ~ 21.8	21.9 ~ 24.5	≥ 24.6

儿童和青少年体重指数评价标准（女）				
年龄	低体重	正常	超重	肥胖
3~4 岁	≤14.2	14.3~17.0	17.1~18.5	≥18.6
5~6 岁	≤13.9	14.0~17.0	17.1~18.8	≥18.9
7~8 岁	≤13.4	13.5~17.8	17.9~20.2	≥20.3
9~10 岁	≤13.6	13.7~19.4	19.5~22.0	≥22.1
11~12 岁	≤14.1	14.2~20.8	20.9~23.6	≥23.7

表 9 - 9　12~18 岁青少年超重和肥胖 BMI 界值点　　　　单位：kg/m^2

年龄	男生		女生	
	超重	肥胖	超重	肥胖
12 岁	20.8	24.2	20.5	23.9
13 岁	21.5	25.1	21.4	25.0
14 岁	22.1	25.8	22.2	25.9
15 岁	22.7	26.5	22.8	26.7
16 岁	23.2	27.0	23.3	27.2
17 岁	23.6	27.5	23.7	27.6
18 岁	24.0	28.0	24.0	28.0

资料来源：李辉，季成叶，等. 中国 0~18 岁儿童、青少年体重指数的生长曲线 [J]. 中华儿科杂志，2009，47（7）：493-498.

　　人的体重由脂肪组织和非脂肪组织两种基本成分组成，从健康的角度出发，肥胖不仅是指体重超标，还包括体脂百分比超过了理想水平，体脂肪在体内过度堆积的现象。因此，当体脂肪过多，超过正常水平，即使体重没有超标，也可判定为肥胖。世界卫生组织将年轻男性体脂肪百分比超过 20%，女性超过 30% 者定义为肥胖。

　　（三）肥胖的成因

　　1. 遗传性因素

　　遗传性因素是肥胖的原因之一，人类脂肪细胞的数量在生命的早期即已确定，在妊娠后期、出生后第一年和青少年时期为快速生长期，脂肪细胞一旦形成，其数量基本不变。遗传因素对肥胖形成的作用占 20%~40%。单纯性肥胖具有较明显的家族遗传倾向。双亲均为肥胖者，子女中有 70%~80% 的人表现为肥胖，双亲之一（特别是母亲）为肥胖者，子女中有40%的人较胖。肥胖者的基因可能存在多种变化或缺陷，对热量摄入影响有明显的家族特征，具有一定的家族聚集性。

资料表明，非胖人的脂肪细胞数目为20万亿~30万亿，而胖人的脂肪细胞数约为非胖人的3倍。据报道，有60%~80%以上的肥胖者有家族史。有人统计1556例双亲肥胖的子女，肥胖率达63%~87%；而正常双亲的子女，肥胖率仅有10%~36%。同时脂肪细胞所含脂肪数量的多少，即脂肪的大小也有一定的遗传因素。

2. 病理原因

因内分泌代谢性疾病等病理性因素可导致肥胖，如下丘脑或垂体病变，甲状腺功能减退，肾上腺皮质功能亢进，性腺功能减退，胰源性原因，低热量代谢率等。其临床表现症状以原发性疾病症状为主，若原发性疾病得不到治疗或改善，肥胖现状难以改变。生理性肥胖与病理性肥胖是可以相互转化的，生理性肥胖进一步加重会产生病理性的改变，成为病理性肥胖；病理性肥胖经过治疗，也可转为生理性肥胖，逐渐恢复到正常的体质状态。

3. 能量代谢紊乱

能量消耗不足和能量代谢的缺陷可能是超重、肥胖的生理基础。肥胖者利用脂肪作为能源底物的能力受到损害，是造成脂肪积累、体重增加的主要原因。肥胖人群在基本活动中能量"节省化"，可能是造成能量消耗难以超过能量摄入的原因。肥胖人群的身体活动量和每日消耗能量有时并不低于体重正常组，造成肥胖的原因很可能与能量消耗有关。有研究表明，超重肥胖者每单位体重的静息代谢率显著低于正常体重者，且在安静、餐后及运动中肌肉利用脂肪作为燃料的能力较低，安静能耗占总能耗的比例高达60%，较低的静息代谢率是肥胖发生的重要原因。还有脂肪氧化能力不足，他们利用脂肪作为能源底物的比例较低，运动中脂肪氧化能力不及体重正常组，提示为肥胖危险因素。

4. 过度进食

能量摄入过多，这与肥胖者膳食结构和膳食行为有关，成为单纯性肥胖的主要原因。如妊娠期和产后容易肥胖多为过多食用鸡、鸭、鱼、肉、蛋等食品，使体内热量过剩；有人在更年期发生肥胖则与饮食习惯发生改变有关，如爱吃甜食等。当机体能量摄入大于能量消耗，多余的热能就会转化为脂肪存储，在体内脂肪积聚过多，导致体重超常。

5. 运动不足

身体活动量低，是造成脂肪堆积的重要原因。美国学者对 350 例肥胖者进行研究，发现肥胖者平日很少活动的占 67.5%；Craddock（1973）认为，如以日常生活中平均运动量作标准，则肥胖者处于此运动量以下者占 53%，而非肥胖者仅占 46%。因此，肥胖的原因是"多吃少动"，而少动是更重要的因素。

（四）肥胖的危害

肥胖与冠心病、高血压、糖尿病、脂肪肝等疾病密切相关，肥胖过度本身已是代谢性疾病。研究表明，肥胖者的寿命低于体重正常者。

（1）脂肪堆积在腹腔，使横膈升高，导致心肺活动受限，影响心肺功能。

（2）脂肪沉积在心脏，导致心肌收缩无力，血流速度减慢，易引起头晕、乏力、头痛。

（3）脂肪沉积在血管壁，使血管弹性下降，形成动脉粥样硬化。

（4）脂肪沉积在肝上，易形成脂肪肝。

（5）肥胖会导致各种合并症，如过重负荷引起的骨与关节疾患；妇女肥胖症患者容易发生乳腺癌、妊娠异常、不孕症等。

世界卫生组织报告超重和肥胖已成为全球十大死亡危险因素之一。发表在《柳叶刀》的一项研究显示，2010 年全球范围内由超重和肥胖造成的死亡人数已达 340 万，4% 的人因超重肥胖丧失生命，另有 4% 的人因超重、肥胖丧失劳动能力。研究还发现，体脂率高的人群，其高血压、高血糖及血脂异常的发病率显著高于正常体脂人群。

（五）运动减肥的机理

1. 运动使能量消耗增多

运动减肥的主要方法是通过适当的饮食控制和运动，造成能量的负平衡，来逐步消除多余的体脂，减轻体重，基本原则是使人体持续地处于能量摄取与消耗的负平衡状态之中。专家们认为，要使减肥持久坚持下去，除有节制地减少摄入的热量外，必须增加运动量，体力活动的增强可以显著提高能量消耗。有研究证实，进行 4 小时的强体力活动与不进行活动相比，基础代谢率升高 7.5% ~ 28%，这种效果在运动结束后可以持续 6 小时。如果受试者每天锻炼，提高的基础代谢率，可使锻炼者每年减少约 2 千克的脂肪。

2. 运动调节脂代谢

运动可有效地调节代谢功能，促进脂肪分解。Kemmer 等的研究表明，体育运动可改善脂质代谢。运动时肾上腺素、去甲肾上腺素分泌增加，可提高脂蛋白酯酶的活性，加速富含甘油三酯的乳糜和极低密度脂蛋白的分解。因此，可以降低血脂而使高密度脂蛋白胆固醇量升高。

运动时肌肉对血液内游离脂肪酸和葡萄糖的摄取和利用增多，它一方面可使脂肪细胞释放出大量游离脂肪酸，使脂肪细胞缩小变瘦，另一方面使多余的血糖被消耗而不能转变为脂肪，结果体内脂肪减少、体重下降。

3. 运动使胰岛素受体功能增强

经常的耐力运动能使肌细胞的胰岛素受体功能增强，改善组织与胰岛素的结合能力。胰岛素具有强力抑制脂肪分解的作用，胰岛素减少伴有儿茶酚胺和生长激素等的升高，结果加快了对游离脂肪酸的利用。

二、运动减肥的基本方法

（一）运动减肥要点

持之以恒的运动是减肥成功的重要因素。运动减肥的基本原则是使人体持续地处于能量摄取与消耗的负平衡状态之中。主要方法是通过适当的饮食控制和运动造成能量的负平衡，来逐步消除多余的体脂，减轻体重。

1. 运动与科学节食相结合

减肥的关键在于科学合理的运动，运动可以消耗更多的能量，但由于运动还会增加食欲，使饮食量增多，所以运动应配合适度的饮食控制。但是单纯限制饮食的方法不被提倡，可能对于轻度肥胖有一定效果，中度以上肥胖单纯限制饮食一般都会反弹，而且在减肥的同时还可能会因为瘦体重下降而影响体质健康。科学的运动减肥应是在改善体脂与瘦体重比值的基础上减掉体重，不可使肌肉张力下降及产生肌肉萎缩。

2. 运动强度和时间要科学

关键是维持较长时间的运动。研究表明，肌肉运动时能源的选择与肌肉收缩持续的时间、强度、营养状况有关。健康人在安静时肌肉组织的能量来源以游离脂肪酸为主（约占96%），较大强度的运动初期（5～10分钟内），肌肉利用的主要能源是肌肉组织中的糖原，其次则利用血液中的葡萄糖，中等强度的长时间持续运动，消耗的总能量明显上升，并以脂肪氧化供能为主。

3. 选择合适的运动项目

减肥处方应以锻炼全身耐力的有氧运动为主，同时锻炼肌肉力量和耐力也应是减肥处方中的重要内容。其中，有氧运动是安全性较高的运动方式。传统的干预方式为单纯的有氧运动；有氧锻炼联合抗阻练习等。再者，应注意改善肥胖者各大关节的活动范围和进行伸展性、灵活性运动。

（二）减肥方案设计

1. 设计减肥目标

设计减肥目标是减肥运动处方制定首先应该考虑的，可以根据肥胖者的体重或体脂百分比进行设计，稳健而理智的减肥方式是应该推荐的；一般来说，每周降重在 0.5 千克左右不容易造成反弹。

2. 设计科学的膳食配方

根据减肥目标，要帮助受试者设计一个科学的膳食配方，通过减少脂肪的摄入量来减少能量的摄入。可以是减少饮食量，也可以通过改善饮食结构的方法降低能量摄入。膳食配方的设计要首先保证合理的营养和维持基本健康必需的能量和营养素；科学地计算每日膳食热能摄入量及制定合理的膳食配方。这是实现减肥目标的重要工作。

3. 设计运动强度和运动总量

在确定了减肥目标和进行了每日热能摄入后，要选择运动的手段和制定运动强度，并计算运动总量，即每次训练需消耗的热能，因为体脂肪含有水分，一般认为消耗 1 克体脂肪需消耗 7kcal 热能。

4. 制定运动处方

按照运动处方的要素制定完整的运动处方，一般来说，青年人减肥的运动时间应为 1.5 小时左右；中年人应为 1 小时左右；儿童应为 45 分钟左右；幼儿应为 35 分钟左右。强度应选择中低强度，为最大摄氧量的 40% ~60%。

近年来，最大脂肪氧化强度（Maximal Fat Oxidation，FATmax）运动减重受到国内外学者较多的关注，已有试验证实，从低到中等强度的运动，脂肪的氧化速度逐渐增加，但如果强度超出一定的范围，则脂肪的氧化下降。理论上，在单位时间内脂肪代谢峰值对应的运动强度（FATmax）是能引起最高脂肪氧化率的相对运动强度，在运动干预肥胖和某些慢性病的研究中，它是一个有意义的概念，这一强度的训练能够提高受试者身体利用脂肪的能力，使体脂百分比下降，脂肪重量降低；并可有效地改善受试者的健康水平；如中国肥胖女大学生 FATmax 运动心率为 134.11 ± 3.37 次/分，在跑台上的速度为 6.74 ± 1.76 千米/小时，运动减重效果明显。

　　FATmax 具体测定方法是在继 2001 年 Jeukendrup 与 Achten 提出 FATmax 概念之后，由 Achten 在 2003 年报道的，并相继得到多位学者研究结果的支持。具体方法是：在跑台上进行递增负荷运动实验，3 分钟增加一个负荷，测试过程中每 15 秒记录心率和摄氧量，进行脂肪代谢率的计算。Frayn 提出了计算脂肪氧化量的公式：$1.67 \times VO_2 - 1.67 \times VCO_2 - 1.92 \times n$（n 为尿液里的含氮量）。Achten 在研究中指出，公式里 $1.92 \times n$ 这个常数因为值太小，并且监测分析过程不方便，可忽略不计。因此，将公式简化为：$1.67 \times VO_2 - 1.67 \times VCO_2$。FATmax 的判定是记录递增负荷每级的最后 2 分钟平均每 15 秒的摄氧量与 CO_2 呼出量。带入公式计算脂肪氧化量，最大值即为 FATmax。

　　一般认为，中低强度持续有氧运动可以有效提高脂肪消耗、改善体内糖脂水平、提高有氧适能，但由于需耗费时间较长、运动节奏单调，受试者依从性较差；Tremblay A. 等人提出了 High Intensity Intermittent Training（HIIT），即较高强度（85% VO_2 max），有适当间歇的运动方式可能是更有效的减肥方法。Saris W. H. 等人随后证实 HIIT 运动只需较少的运动时间可以达到与低强度长时间运动消耗同等的能量。但较高强度的运动使运动风险加大。HIIT 具有提高心脏功能及有氧工作能力的较好作用，且较少的运动时间可以达到与低强度长时间运动消耗同等的能量，且两种运动强度消耗的能量底物几乎一致，HIIT 可能的机制是大强度运动后过量氧耗显著高于中低强度运动，过量氧耗与游离脂肪酸密切相关，更有利于脂肪代谢。与持续运动相比，间歇运动能完成更高强度的负荷，可能更有利于脂肪动员。但较高强度运动用于中年以上或体质较弱人群的安全性还须探讨。中等强度和高强度运动后恢复期存在的脂肪动员和氧化增加，提示我们还应关注对运动后效应的研究。

　　乳酸阈强度也一直被用于运动减重的研究，乳酸阈值的高低是反映人体有氧工作能力的重要生理指标。一般认为，小于该强度的运动以有氧代谢为主，大于该强度的运动是以无氧代谢逐渐增加为主。因此，乳酸阈临界强度被认为是最大强度的有氧运动，对于提升人体有氧工作能力效果显著。在实际中人们常采取乳酸阈所对应的心率作为监测运动强度的指标，也可以选用乳酸阈对应的速度作为走、跑、自行车骑行等周期性运动的参考。利用乳酸阈强度进行锻炼提升心肺工作能力已被很多研究者的试验所证实，在一些青年人、儿童、幼儿的减重研究中都有所应用。

三、减肥处方示例

（一）青年人减肥运动处方

1. 运动处方要素

运动目的：减脂减重，提高有氧工作能力。

运动强度：储备心率的 60%。

持续时间：60 分钟。

运动频度：5 次/周，持续 12 周。

注意事项：

（1）选择安全的场地，穿舒适的衣服、鞋袜。

（2）做好准备活动，特别是膝、踝关节，每一练习手段组间间歇不要静歇，应进行抻拉韧带放松肌肉的练习。

（3）遇到感冒、发烧等疾病情况停止运动。

2. 运动方案

（1）抻拉韧带，颈、腰、髋、膝、踝关节灵活性练习 4 分钟。

（2）运球跑（足球、篮球）800 米。

（3）减脂持续跑 15 分钟（最大脂肪氧化强度男性约为 8.4 千米/小时；女性约为 7.1 千米/小时）。

（4）（俯卧撑或跪卧撑 30 次 + 弓箭步走 30 米）×3 组，组间间歇 1 分钟。

（5）左右转髋放松跑 50 米 ×2 组，组间间歇 1 分钟。

（6）（仰卧举腿 20 次 + 行进间扩胸 30 米）×4 组，组间间歇 1 分钟。

（7）减脂持续跑 10 分钟。

（8）抻拉韧带，放松肢体 5 分钟。

3. 运动监控

受试者填写自愿同意书，进行基本体质指标测评；对受试者进行健康膳食教育，督促受试者按照膳食配方合理控制膳食。运动时间可选在傍晚，要求受试者饭后 1.5 小时后参加锻炼；每次运动前强调运动过程中的注意事项，并在干预过程中及时调整。运动中、运动后测量心率和 PRE 监控运动强度；每周测量体重、体脂率、腰围、臀围和大腿围评估减重效果，及时根据情况调整运动方案；记好运动日志。

（二）中年人减肥运动处方

1. 运动处方要素

运动目的：减脂减重，提高有氧工作能力。

运动强度：储备心率的 50% ~ 60%。

持续时间：60 分钟。

运动频度：5 次/周，持续 12 周。

注意事项：

（1）选择安全的场地，穿舒适的衣服、鞋袜。

（2）做好准备活动，特别是膝、踝关节，每一练习手段组间间歇不要停歇，应进行抻拉韧带放松肌肉的练习。

（3）遇到感冒、发烧等疾病情况或身体不适停止运动。

2. 运动方案

（1）抻拉韧带，颈、腰、髋、膝、踝关节灵活性练习 4 分钟。

（2）（行进间扩胸走 50 米 + 踢腿摆腿走 50 米）×2 组。

（3）跑走交替（慢跑 300 米 + 大步走 100 米）×5 组。

（4）（推墙 30 次 + 仰卧举腿 20 次）×3 组，组间间歇做小跑跳步，间歇 1 分钟。

（5）（慢跑 200 米 + 随意走 100 米）×4 组。

（6）原地或行进间挺腹跑 5 分钟。

（7）整理活动 5 分钟，包括缓慢步行、拉伸韧带等。

3. 运动监控

受试者填写自愿同意书，进行基本体质指标测评和必要的运动测试；对受试者进行健康膳食教育，督促受试者按照膳食配方合理控制膳食。运动时间可选在傍晚，要求受试者饭后 1.5 小时后参加锻炼；每次运动前强调运动过程中的注意事项，并在干预过程中及时调整。运动中、运动后测量心率和 PRE 监控运动强度；每周测量体重、体脂率、腰围、臀围和大腿围评估减重效果，及时根据情况调整运动方案；记好运动日志。

（三）老年人减肥运动处方

1. 运动处方要素

运动目的：减脂减重，提高有氧工作能力。

运动强度：储备心率的 50%。

持续时间：60 分钟。

运动频度：5 次/周，持续 12 周。

注意事项：

（1）选择安全的场地，穿舒适的衣服、鞋袜。

（2）做好准备活动，特别是膝、踝关节，每一练习手段组间间歇不要静歇，应进行抻拉韧带放松肌肉的练习。

（3）运动前、运动中出现不适立即停止运动。遇到感冒、发烧等疾病情况停止运动。

（4）运动过程中适当补充水分。

（5）老年人运动时应量力而行，避免跌倒。

2. 运动方案

（1）轻松走步 3 分钟，进行拉伸韧带、活动关节的热身 3 分钟。

（2）走步组合（匀速走 100 米 + 大步走 100 米 + 半高抬腿走 100 米 + 扭转走 100 米）×4 组。

（3）坐姿屈膝收腿 20 次 ×3 组，组间间歇 30 秒。

（4）推墙 20 次 ×3 组，组间间歇 30 秒。

（5）各式有氧健身操 10 分钟（扇子舞、柔力球、踢毽子等）。

（6）（扶墙后摆腿 30 次 + 侧摆腿各 20 次）×2 组，组间间歇 1 分钟。

（7）扶墙原地小步跑 3 分钟 ×2 组，组间间歇 1 分钟。

（8）缓慢步行、抖动大腿、拉伸韧带、拍打全身放松等。

3. 运动监控

（1）受试者填写自愿同意书，进行基本体质指标测评；进行必要的运动测试，确定受试者是否能够完成本处方运动手段和运动负荷；然后对受试者进行适应性运动培训 2 周，每周两次；再次确认受试者能够适应本处方运动手段和运动负荷。运动时间选在午后，要求受试者饭后 1.5 小时后参加锻炼。

（2）对受试者进行健康膳食教育，督促受试者按照膳食配方合理控制膳食。每次运动前仔细询问受试者身体状况和前一天锻炼后的身体反应，并在干预过程中和锻炼后填写（记录）RPE 量表以及佩戴 Polar 表，按照运动强度的靶心率设置，监控受试者运动过程中的心率。

（3）每次运动前强调运动过程中的注意事项。运动中、运动后测量心率和 PRE 密切监控运动强度；每周测量体重、体脂率、腰围、臀围和大腿围评估减重效果，及时根据情况调整运动方案；记好运动日志。

（四）儿童减肥运动处方

处于生长发育期的儿童，保证足够的营养才能不影响生长发育，所以对于儿童不提倡用限制饮食减肥的方法，但是应该注意调整饮食结构。根据一般规律，身高每长 1 厘米会自然增体重 1kg，所以少年儿童的减肥特点之一是不强调降体重，体重不增就已经实现了减肥。儿童运动处方制定要注意趣味性。他们的心理特点是好奇心强，忍耐性差，所以应不断变换锻炼方法。

1. 运动处方要素

运动目的：减脂减重，提高有氧工作能力。

运动强度：120～160 次/分。

持续时间：45 分钟。

运动频度：5 次/周，持续 12 周。

注意事项：

（1）选择安全的场地，穿舒适的衣服、鞋袜。

（2）做好准备活动，特别是膝、踝关节，每一练习手段组间间歇不要静歇，应进行抻拉韧带放松肌肉的练习。

（3）运动前、运动中出现不适立即停止运动。遇到感冒、发烧等疾病情况停止运动。

（4）运动过程中适当补充水分。

2. 运动方案

（1）准备活动，徒手操，拉伸、活动关节等 4 分钟。

（2）（大步走 2 分钟 + 快步疾走 1 分钟）×3 组，组间间歇 30 秒。

（3）趣味追逐跑，10 分钟。

方法：两人一组前后站立，一人面向跑的方向，另一人背向跑的方向，间距 1 米左右，当发出命令后，两人同时跑，但背向站立者要快速转身追赶前面跑的儿童，有效距离为 200 米，被追赶上的小朋友要加做原地交换腿跳 10～20 次。

（4）仰握车轮跑 60 次 ×3 组，组间间歇 1 分钟。

（5）（立卧撑 40 次 + 蹲跳 20 次 + 双人推掌 30 次）×3 组，组间间歇 30 秒。

（6）走跑交替（大步走 100 米 + 慢跑 300 米）×3 组。

（7）草坪地放松练习（伸展拉长肌肉），2 分钟。

3. 运动监控

（1）受试者填写自愿同意书并经家长签字同意。进行基本体质指标测评；询问受试者是否能够完成学校正常体育课程，如果因为身体原因不能参加者需进行进一步运动测试，确定是否适合执行本处方。

（2）对受试者进行健康膳食教育，督促受试者按照膳食配方合理膳食。

（3）每次运动前强调运动过程中的注意事项。运动中、运动后测量心率和 PRE 密切监控运动强度；及时根据情况调整运动方案。

（4）每周测量体重、体脂率、腰围、臀围和大腿围评估减重效果，记好运动日志。

第四节　助长运动处方

身材矮小给许多未成年人带来苦恼，并可能影响他们未来的生活质量。虽然身高主要受遗传因素的影响，但后天因素也占一定的比例，科学的运动有助于长高已经被一些研究证实。体重偏低会影响正常的发育，以致带来远期不良影响，成为不利于健康的因素。合理适宜的运动有助于提高体重偏低儿童少年的体质水平。

一、矮身材儿童增高运动处方

（一）影响身高的因素

1. 遗传

研究认为遗传和种族差异对于身高的影响约占 75%。例如，白种人大多高于黄种人、寒带地区的人高于热带地区的人、北方人高于南方人，亲代的身高在很大程度上决定了子代的身高。

2. 后天因素

营养、运动、心理状态、环境等，都会影响到生长发育。有研究表明，合理运动对身高的影响可占到 20%，运动助长的效果虽然缓慢，但绝对不能因此忽略运动对于身高增长的后天因素。

（二）运动增高的机理

1. 运动有利于长骨生长

人体的高矮主要是由下肢长骨长短决定的，长骨的生长与长骨两端的骨骺与骨干之间的骺软骨的良好发育关系密切。骨的加长主要是靠软骨内成骨，即骨干与骺之间的骺软骨，又名生长板。骺软骨不断增长，又不断沉淀钙盐、骨化，使骨的长度不断增加，最后，骺软骨完全骨化并与骨干愈合，此时骨的长度就不再增加了。儿童青少年在体育运动过程中，由于血液循环加速，使正处于发育时期的骨组织的血液供应得到改善，促进了骨塑建过程加快；同时，骨所承受的压力和张力对骨和骺软骨板（生长板）的生长起到积极的刺激作用，使骨结构发生良好的改变，并促进了生长板的增生，加速骨的生长。如果在体育运动中，下肢负担过重或过于集中，可促其骨化的早期完成或使骺软骨细胞遭到破坏而影响生长。

2. 运动促进骨量增长

近年来的研究证明在人生的最初 20 年里所获得的骨量可以达到其峰值骨量的 90%～99%。青少年时期骨量的获得对其骨骼的生长和日后骨骼的健康起着决定性的作用。峰值骨量主要取决于遗传因素，其变化幅度为 60%～80%。然而，基因的这一潜能只有在有利于骨的获得的环境中才能发挥作用，已有研究证实科学合理的体育锻炼能促进骨的生长，使骨重量增加、结构改善、骨形成加强，过度锻炼超出肢体所能承受的生理限度，则可使长骨生长板变薄，骨长度增长受到抑制。

3. 运动促进生长激素的分泌

研究证明，科学的一定强度的运动可刺激脑垂体分泌生长激素，并促进雄性激素的分泌，从而促进骨骼生长。

（三）运动增高的要点

运动增高的强度选取 85% 左右，运动时间以 20～30 分钟为宜，有研究证实，在 85% 强度的跑跳时有利于生长激素分泌。

1. 增高运动手段

增高的体育锻炼应是适宜的全面锻炼，锻炼内容要多做些悬吊、跳跃、伸展性、灵敏性和柔韧性运动项目，少做负重性练习。

（1）弹跳类运动：包括跳绳、跳橡皮筋、蛙跳、纵跳、跳高及伸手摸高，还可进行上下楼梯，爬山等。通过这类运动，增强下肢承受重力，使骺软骨在运动中受到挤压和摩擦的刺激，强化骨细胞不断地加快分裂、吸收、骨化，加速骨骼长粗、伸长。

（2）牵引、拔长、伸展运动：如悬垂、引体向上、伸展脊柱、徒手操、摆腿、拉伸韧带等。通过这类运动使关节充分伸展，肌肉、韧带拉长并增强其柔韧性。引体向上可以拉伸脊柱，促进脊椎骨的生长。

（3）全身性运动：通过如各种球类运动，游泳、各种操、游戏等提高基础体能。

2. 注意改善心理

运动增高的关键之一是要让练习者在快乐的氛围中完成训练，练习者要有长高的强烈愿望，保持良好的精神状态有益于身体长高。增高运动处方的设计要帮助孩子获得宽松、快乐的心理状态，促进他们的生长发育。

3. 建立科学的生活方式

（1）营养：营养是骨骼发育的物质基础，应多吸收与骨骼发育关系最密切的营养，如钙、蛋白质、维生素 D、磷、维生素 A、维生素 C 等。

（2）保证睡眠时数和有正确的睡眠方法：生活要有规律，有足够的睡眠，一般学龄前儿童（4~7 岁）每天应睡 11 小时，小学生应睡足 10 小时，中学生应睡足 9 小时，而且最好睡硬床，枕头的高度低于 5cm，以利于身体的伸展。

（3）保持正确的体姿、体态：保持正确的姿势很重要，正确的体姿对脊柱的正常发育有很大影响。

（四）儿童增高运动处方

1. 运动处方要素

运动目的：增高，提高身体素质。

运动强度：85%，心率 150 次/分左右。

持续时间：约 25 分钟。

运动频度：2~3 次/周，持续 1 年。

注意事项：

（1）做好准备活动，将主要关节充分活动开。

（2）穿舒适的衣服鞋袜。

（3）遇到感冒发烧等疾病情况停止运动。

2. 运动方案

（1）足尖大步走 2 分钟。

（2）跑楼梯：6 层高每次登两阶，下楼快跑，2 组。

（3）牵引拔长：仰卧垫上，上身固定，施术者握双足牵引至最大限度停

15 秒，10 次。

（4）跳绳 200 次，两组（单足交替跳）。

（5）中速跑 5 分钟。

（6）纵跳摸高（树枝、墙壁等）。双腿跳、单腿跳各两组，每组 10 次。

（7）静力拔高，站立，两脚并拢，两臂上举抱肘于头上，依靠背臀肌收缩带动全身上拔至足跟逐渐离地呈脚趾站立，6 次。

3. 运动监控

受试者填写自愿同意书并经家长签字同意。进行基本体质指标测评；询问受试者是否能够完成学校正常体育课程，如果因为身体原因不能参加者需进行进一步运动测试，确定是否适合执行本处方。运动要在受试者饭后 1.5 小时后进行；每次运动前强调运动过程中的注意事项，并在干预过程中及时调整。运动中、运动后问询执行处方者 PRE 并记录，佩戴心率表监控运动强度；课后记好运动日志。

（五）身体增高操

这是日本学者创编的，比较简便；由 5 个动作组成，练习时间和次数根据自己的体力选择，不仅可用于儿童增高，对于形体锻炼亦有一定作用。

1. 运动手段

（1）用力伸展上身。

（2）抱膝伸腰。

（3）额头挨地叩拜。

（4）静力状态下伸展全身。

（5）手握立柱自由地下蹲。

2. 注意事项

（1）做好准备活动，将主要关节充分活动开、拉伸肌肉达到热身。

（2）穿舒适的衣服。

（3）遇到感冒、发烧等疾病情况停止运动。

二、低体重儿童助长运动处方

低体重儿童的特征是：体形消瘦，肌肉力量较一般同龄人差，体适能水平低于正常学生。

（一）运动助长的机理

1. 运动改善较低体重儿童的体质

合理的运动能提高儿童少年的心肺功能和有氧能力，经常性的户外体育锻炼，可以更多地吸收阳光和氧气，刺激食欲，增强吸收营养的能力，使较低体重儿童在合理营养补充合理膳食配合下，身体得到全面的发展，逐步获得强壮的体质。

2. 增加瘦体重

经常参加体育锻炼，能促使儿童少年肌肉内毛细血管数量增加，改善肌肉的血液供应，使肌纤维逐渐变粗、体积增大、弹性增加，肌肉力量、肌肉工作耐力以及身体的充实度都相应地得到提高。

3. 改善心理状态

运动可以改善神经系统的结构与功能，调节较低体重儿童的心理，在提高他们运动能力的同时提高他们的自信心和交往协作能力，对智力的发展也有良好的促进作用。

（二）运动助长要点

1. 全面发展身体基本素质

全面发展身体基本素质是运动促进较低体重儿童生长发育的基础。首先应以中低强度的有氧运动为主进行一般的体能锻炼，如快走、慢跑、跳绳、游泳等。在有一定的锻炼基础后，要及时增加肌肉力量的练习，但最好不要采用负重力量练习的手段，可以选用徒手的、克服自身体重的手段发展全身肌肉力量，如垫上运动、跳跃运动、蹲起、斜撑等。在肌肉力量练习的同时，穿插进行柔韧性和灵敏性练习。

2. 运动量不宜过大

较低体重儿童一般肌肉力量不足，运动能力较差，容易疲劳，一定要遵循循序渐进增加运动负荷的原则，运动强度、运动时间都要控制在安全的范围内，在运动过程中的间歇休息时间也要长于一般儿童。一般来说，一次练习的纯运动时间以 20 分钟为宜，不要超过 30 分钟，练习强度可以控制在最大心率的 50% 左右。

3. 注意改善心理

较低体重儿童由于运动能力较差，一般有自卑心理，这对增进体质不利，运动的同时应注意营造快乐的氛围，鼓励儿童树立自信，保持良好的精神状态。一些调查表明：长期处于紧张、心情苦闷、忧郁的儿童常常饮食减少，消化吸收功能减弱，营养不良，内分泌失调，导致生长发育不良。

（三）助长运动处方示例

1. 运动处方要素

运动目的：增强体质，增加去脂体重。

强度控制：心率 120～160 次/分。

运动时间：35 分钟，实际活动时间 25 分钟。

运动频度：每周练习 3 次，持续 12 周。

注意事项：

（1）做好准备活动，充分热身，穿舒适的衣服鞋袜。

（2）遇到感冒、发烧等疾病情况停止运动。

2. 运动方案

（1）慢跑（蛇形跑、绕障碍物跑），10 分钟。

（3）柔韧性，5 分钟。

（4）垫上腰腹肌练习，5 分钟。

（4）青蛙跳 20 米，共 3 组，5 分钟。

（5）推小车（两人一组，一人双手撑地，身体与地面平行伸直，让同伴抓起双脚，用手向前爬行 20～30 米，换人做），5 分钟。

（6）弓箭步走 15～20 米（或高抬大腿走 40 米），2 组，4 分钟。

（7）草坪地放松，1 分钟。

3. 运动监控

受试者填写自愿同意书并经家长签字同意。进行基本体质指标测评；询问受试者是否能够完成学校正常体育课程，如果因为身体原因不能参加者需进行进一步运动测试，确定是否适合执行本处方。运动要在受试者饭后 1.5 小时后进行；每次运动前强调运动过程中的注意事项，并在干预过程中及时调整。运动中、运动后问询执行处方者 PRE 并记录，佩戴心率表监控运动强度；课后记好运动日志。

主要参考文献

［1］王瑞元，孙学川，熊开宇．运动生理学［M］．北京：人民体育出版社，2002．

［2］Donoghue W C. How To Measure Your % Bodyfat［M］．Macmillan，1987．

［3］Powers S K，Dodd S L. Total fitness and wellness［M］．Benjamin Cummings，1999．

［4］陈吉棣．运动营养学［M］．北京：北京医科大学出版社，2002．

［5］陈明达，于道中．实用体质学［M］．北京：北京医科大学、中国协和医科大学联合出版社，1993．

［6］Mcardle W D，Katch F I，Katch V L. Exercise physiology：energy，nutrition，and human performance［M］．Williams & Wilkins，1996．

［7］国家体育总局．国民体质测定标准手册（成年人部分）［M］．北京：人民体育出版社，2003．

［8］刘纪清，李国兰．实用运动处方［M］．哈尔滨：黑龙江科学技术出版社，1993．

［9］田野．运动生理学高级教程［M］．北京：高等教育出版社，2003．

［10］朱文玉．人体解剖生理学［M］．北京：北京大学医学出版社，2002．

［11］国家体育总局．国民体质测定标准手册（老年人部分）［M］．北京：人民体育出版社，2003．

［12］王茂斌．康复医学［M］．北京：人民卫生出版社，2002．

［13］国家体育总局．国民体质测定标准手册（幼儿部分）［M］．北京：人民体育出版社，2003．

［14］Yan Jiang，Sijie Tan，Zhaoyu Wang，et al. Aerobic exercise training at maximal fat oxidation intensity improves body composition，glycemic control，and physical capacity in older people with type 2 diabetes［J］．Journal of Exercise Science & Fitness，2020（18）：7 – 13．

［15］Cao L Q，Jiang Y，Li Q W，et al. Exercise Training at Maximal Fat Oxidation Intensity for Overweight or Obese Older Women：A Randomized Study［J］．Journal of Sport and Medicine，2019，18（3）：413 – 418．

［16］Power S K, Howley E T. Exercise Physiology ［M］. Mc Graw – Hill, 2002.

［17］Wilmore J H, Costill D. Physiology of Sport and Exercise ［M］. Human Kinetics, 1994.

［18］王正珍. ACSM 运动测试与运动处方指南（第九版）［M］. 北京：北京体育大学出版社, 2015.

［19］Oldridge N B, Foster C, Schmidt D H. Cardiac Rehabilitation and Clinical Exercise Programs：Theory and Practice ［M］. Mouvement Publication Inc, 1988.

［20］邓树勋, 洪泰田, 曹志发. 运动生理学 ［M］. 北京：高等教育出版社, 1998.

［21］蔡美琴. 医学营养学 ［M］. 上海：上海科学技术文献出版社, 2007.

［22］王保成. 竞技体育力量训练指导 ［M］. 北京：人民体育出版社, 2001.

［23］Rikli R E, Jones C J. Senior Fitness Test Manual ［M］. Second Edition. Human Kinetics, 2001.

［24］刁子鹏. 男性足踝疼痛跑步爱好者足弓形态与踝周神经肌肉特征的研究 ［D］. 北京：北京体育大学, 2019.

［25］季浏. 体育与健康 ［M］. 上海：华东师范大学出版社, 2000.

［26］Ainsworth B E, Haskell W L, Leon A S, Jacobs D R, et al. Compendium of Physical Activities：classification of energy costs of human physical activities ［J］. Medicine & Science in Sports & Exercise, 1993, 25 （1）：71 – 80.

［27］冯连世, 李开刚. 运动员机能评定常用生理生化指标测试方法及应用 ［M］. 北京：人民体育出版社, 2002.

［28］曾凡辉, 王路德, 邢文华. 运动员科学选材 ［M］. 北京：人民体育出版社, 1992.

［29］Borg G. An Introduction to Borg's RPE Scale ［M］. Palgrave Macmillan UK, 1985.

［30］Brodie D A, Liu X M. Changes in serum biochemical responses during cardiac rehabilitation ［J］. Medicine & Science in Sports & Exercise, 2003, 35 （5）：741 – 746.

［31］Barry F, Kimberly B, Joanne W, et al. Effects of a contemporary, exercise – based rehabilitation and cardiovascular risk – reduction program on coronary patients with abnormal baseline risk factors ［J］. Chest, 2002, 122 （1）：338 – 343.

［32］杨静宜. 心脏康复运动处方"Jungmann"公式应用的探讨 ［J］. 北京体育大学学报, 2002, 25 （3）：327 – 330.

［33］Selvadurai Hiran C, McKay Karen O, Blimkie Cameron J, Cooper Peter J, Mellis Craig M, Van Asperen Peter P. The relationship between genotype and exercise tolerance in children with cystic fibrosis ［J］. American Journal of Respiratory and Critical Care Medicine, 2002, 165 （6）.

［34］Eng J J, Chu K S, Dawson A S, Kim C M, Hepburn K E. Functional Walk Tests in Individuals With Stroke: Relation to Perceived Exertion and Myocardial Exertion [J]. Stroke, 2002, 33 (3): 756 – 761.

[35] Green H J, Duscha B D, Kraus W E, et al. Association of chronic congestive heart failure in humans with an intrinsic upregulation in skeletal muscle sarcoplasmic reticulum calciumion adenosine triphosphatase activity [J]. American Journal of Cardiology, 2000, 85 (12): 1498 – 1500.

[36] Duscha B D, Kraus W E, Steven J Keteyian, et al. Capillary density of skeletal muscle [J]. Journal of the American College of Cardiology, 1999, 33 (7): 1956 – 1963.

[37] Kurl S, Laukkanen J A, et al. Association of exercise – induced, silent ST – segment depression with the risk of stroke and cardiovascular diseases in men [J]. Stroke, 2003, 34 (7): 1760 – 1765.

[38] Niccolò M, Francesco F, Stefano F, et al. Improved exercise tolerance and quality of life with cardiac rehabilitation of older patients after myocardial infarction: results of a randomized, controlled trial [J]. Circulation, 2003, 12 (4): 38.

[39] Fitchet A, Doherty P J, Bundy C, et al. Comprehensive cardiac rehabilitation programme for implantable cardioverter – defibrillator patients: a randomised controlled trial [J]. Heart, 2003, 89 (2): 155 – 160.

[40] Ades P A. Cardiac rehabilitation and secondary prevention of coronary heart disease [J]. Circulation, 2005, 111 (3): 369 – 376.

[41] Koukouvou G, Kouidi E, Iacovides A, et al. Quality of life, psychological and physiological changes following exercise training in patients with chronic heart failure [J]. Journal of Rehabilitation Medicine, 2004, 36 (1): 36 – 41.

[42] Tan S, Yang C, Wang J. Physical training of 9 – to 10 – year – old children with obesity to lactate threshold intensity [J]. Pediatric Exercise Science, 2010, 22 (3): 477 – 85.

[43] 谭思洁, 郭振, 王建雄. 最大脂肪氧化强度运动干预肥胖症理论与应用研究进展 [J]. 中国康复医学杂志, 2013, 28 (10): 975 – 979.

[44] Tan S, Wang X, Wang J. Effects of supervised exercise training at the intensity of maximal fat oxidation in overweight young women [J]. Journal of Exercise Science & Fitness, 2012, 10 (2): 64 – 69.

[45] 齐玉刚, 黄津虹, 谭思洁. HIIT 和持续性有氧运动对肥胖女大学生减肥效果的比较研究 [J]. 中国体育科技, 2013, 49 (1): 30 – 33.

[46] 刘洵. 活动跑台上跑与田径场上跑能量消耗的比较 [J]. 天津体育学院学报, 1993 (2): 27 – 29.

[47] Sijie T, Hainai Y, Fengying Y, et al. High intensity interval exercise training in overweight young women [J]. Journal of Sports Medicine & Physical Fitness, 2012, 52 (52): 255 – 262.

[48] 隋明阳, 谭思洁. 肥胖与体重正常幼儿精细运动能力现状调查与分析 [J]. 天津科技, 2015 (8): 70 – 72.

[49] 谭思洁, 于学礼. 肥胖幼儿减肥运动处方的研制及效果观察 [J]. 中国运动医学杂志, 2005, 24 (4): 439 – 442.

[50] 王国凡. 慢跑健身功对人体作用初探 [J]. 中国人体科学, 2000 (2): 60 – 61.

[51] 马先英, 李卫民, 管立. 太极拳练习对老年人心肺机能和身体素质部分指标的影响观察 [J]. 中国运动医学杂志, 2003, 22 (5): 522 – 523.

[52] Liua X, Brodieb D A, Bundredc P E. Difference in exercise heart rate, oxygen uptake and ratings of perceived exertion relationships in male post myocardial infarction patients with and without beta blockade therapy [J]. Coronary Health Care, 2000, 4 (1): 48 – 53.

[53] Howley E T. Type of activity: resistance, aerobic and leisure versus occupational physical activity [J]. Med Sci Sports Exerc, 2001, 33 (6).

[54] Tan S, Wang J, Cao L. Exercise training at the intensity of maximal fat oxidation in obese boys [J]. Applied Physiology Nutrition & Metabolism, 2016, 41 (1).

[55] 谭思洁, 于学礼, 张一兵, 等. 幼儿乳酸阈值及无氧阈心率的初步研究 [J]. 天津体育学院学报, 2001, 16 (3): 15 – 16.

[56] Ainsworth B E, Haskell W L, Whitt M C, et al. Compendium of physical activities: an update of activity codes and MET intensities [J]. Med Sci Sports Exerc, 2000, 32 (9): S498 – 504.

[57] Robergs R A, Landwehr R. The surprising history of the "HRmax = 220 – age" equation [J]. International Journal of Online Engineering, 2002, 5 (2): 1.

[58] Bishop D. Warm Up 1: Potential mechanisms and the effects of passive warm – up on exercise performance [J]. Sports Medicine, 2003, 33 (6): 439 – 54.

[59] Pollock M L, Gaesser G A, Butcher J D. American College of Sports Medicine Position Stand: The recommended quantity and quality of exercise for developing and maintaining cardiorespiratory and muscular fitness, and flexibility in healthy adults [J]. Medicine & Science in Sports & Exercise, 1998, 30 (6): 975 – 991.

[60] Murphy M H, Hardman A E. Training effects of short and long bouts of brisk walking in sedentary women [J]. Medicine & Science in Sports & Exercise, 1998, 30 (1): 152 – 157.

［61］American College of Sports Medicine. Preventative and Rehabilitative Exercise Committee: Guidelines for exercise testing and prescription ［M］. 4th Ed. Lea & Febiger, Philadelphia, 1991.

［62］Dieter R S, Chu W W, Pacanowski J P, et al. The significance of lower extremity peripheral arterial disease ［J］. Clinical Cardiology, 2002, 25 (1): 3 - 10.

［63］Jeukendrup A E, Achten J. Fatmax: A new concept to optimize fat oxidation during exercise? ［J］. European Journal of Sport Science, 2010, 22 (9): 815 - 825.

［64］Achten J, Jeukendrup A E. Optimizing fat oxidation through exercise and diet ［J］. Biochemical Journal, 1993, 288 (Pt3): 891 - 896.

［65］Juul A, Venables M C, Jeukendrup A E. Fat oxidation rates are higher during running compared with cycling over a wide range of intensities ［J］. Metabolism Clinical & Experimental, 2003, 52 (6): 747 - 752.

［66］Figueroa A, Baynard T, Bo F, et al. Endurance training improves post - exercise cardiac autonomic modulation in obese women with and without type 2 diabetes ［J］. European Journal of Applied Physiology, 2007, 100 (4): 437 - 444.

［67］张勇. 运动与能量消耗和底物代谢特征研究进展 ［J］. 中国运动医学杂志, 2010, 29 (6): 722 - 726.

［68］Aggel - Leijssen D P C V, Saris W H M, Wagenmakers A J M, et al. Effect of exercise training at different intensities on fat metabolism of obese men ［J］. Journal of Applied Physiology, 2002, 92 (3): 1300 - 1309.

［69］Achten J, Jeukendrup A E. The effect of pre - exercise carbohydrate feedings on the intensity that elicits maximal fat oxidation ［J］. Journal of Sports Sciences, 2003, 21 (12): 1017 - 1024.

［70］Bogdanis G C, Anna V, Maria M. Peak fat oxidation rate during walking in sedentary overweight men and women ［J］. Journal of Sports Science & Medicine, 2008, 7 (4): 525 - 531.

［71］Venables M C, Achten J, Jeukendrup A E. Determinants of fat oxidation during exercise in healthy men and women: a cross - sectional study ［J］. Bmj Clinical Research, 1970, 3 (5715): 153.

［72］Dumortier M, Brandou F, Perez - Martin A, et al. Low intensity endurance exercise targeted for lipid oxidation improves body composition and insulin sensitivity in patients with the metabolic syndrome ［J］. Diabetes & Metabolism, 2003, 29 (5): 509 - 518.

［73］Brandou F, Dumortier M, Garandeau P, et al. Effects of a two - month rehabilitation program on substrate utilization during exercise in obese adolescents ［J］. Diabetes & Metabolism, 2003, 29 (1): 20 – 27.

［74］ Pérez – Martin A, Dumortier M, Raynaud E, et al. Balance of substrate oxidation during submaximal exercise in lean and obese people ［J］. Diabetes & Metabolism, 2001, 27 (4Pt1): 466 – 474.

［75］ Nordby P, Saltin B, Helge J W. Whole – body fat oxidation determined by graded exercise and indirect calorimetry: a role for muscle oxidative capacity? ［J］. Scandinavian Journal of Medicine & Science in Sports, 2006, 16 (3): 209 – 214.

［76］ Frayn K N. Calculation of substrate oxidation rates in vivo from gaseous exchange ［J］. Journal of Applied Physiology Respiratory Environmental & Exercise Physiology, 1948, 58 (3): 245 – 250.

［77］ Achten J, Gleeson M, Jeukendrup A E. Determination of the exercise intensity that elicits maximal fat oxidation ［J］. Journal De Physique IV, 1994, 34 (1): 92 – 97.

［78］ Anderson O. Metabolism: You do have a 'fat – burning zone', but do you really want to go there to burn off fat? ［J］. American Journal of Physiology, 1997 (7): E768 – 775.

［79］ Mogensen M, Vind B F, Højlund K, et al. Maximal lipid oxidation in patients with type 2 diabetes is normal and shows an adequate increase in response to aerobic training ［J］. Diabetes Obesity & Metabolism, 2009, 11 (9): 874 – 883.

［80］ 汪军, 王瑞元, 田吉明. 对大强度间歇运动减肥新观点的探讨 ［J］. 广州体育学院学报, 2007, 27 (1) 100 – 101.

［81］ Major G C, Marie – Eve P, Jean B, et al. Energy expenditure from physical activity and the metabolic risk profile at menopause ［J］. Medicine & Science in Sports & Exercise, 2005, 37 (2): 204 – 212.

［82］ Talanian Jason L, Galloway Stuart D R, Heigenhauser George J F, Bonen Arend, Spriet Lawrence L. Two weeks of high – intensity aerobic interval training increases the capacity for fat oxidation during exercise in women. ［J］. Journal of applied physiology, 2007, 102 (4).

［83］ Pomerleau M, Imbeault P T, Doucet E. Effects of exercise intensity on food intake and appetite in women ［J］. American Journal of Clinical Nutrition, 2004, 80 (5): 1230 – 1236.

［84］ Tremblay A, Simoneau J A, Bouchard C. Impact of exercise intensity on body fatness and skeletal muscle metabolism ［J］. Metabolism – clinical & Experimental, 1994, 43 (7): 814 – 818.

［85］ Yoshioka M, Doucet E, Stpierre S, et al. Impact of high – intensity exercise on energy expenditure, lipid oxidation and body fatness [J]. International Journal of Obesity, 2001, 25 (3): 332 – 339.

[86] Tan S, Yang H, Yang F, et al. High intensity interval exercise training in overweight young women [J]. Journal of Sports Medicine & Physical Fitness, 2012, 52 (52): 255 – 262.

[87] Ogasawara J, Nomura S N, Sakurai T, et al. Hormone – sensitive lipase is critical mediators of acute exercise – induced regulation of lipolysis in rat adipocytes [J]. Biochemical & Biophysical Research Communications, 2010, 400 (1): 134 – 139.

[88] Tan S, Yang C, Wang J. Physical training of 9 – to 10 – year – old children with obesity to lactate threshold intensity [J]. Pediatric Exercise Science, 2010, 22 (3): 477 – 485.

[89] Tan S, Wang J, Cao L, et al. Positive effect of exercise training at maximal fat oxidation intensity on body composition and lipid metabolism in overweight middle – aged women [J]. Clinical Physiology & Functional Imaging, 2014, 35 (2): 379 – 387.

[90] 李蕾, 戚一峰, 郭黎, 等. 运动减肥中运动强度确定依据的实验研究 [J]. 上海体育学院学报, 2006, 30 (04): 50 – 53.

[91] Tan S, Li W, Wang J. Effects of six months of combined aerobic and resistance training for elderly patients with a long history of type 2 diabetes [J]. Journal of Sports Science & Medicine, 2012, 11 (3): 495 – 501.

[92] Lukaski H C, Johnson P E, Bolonchuk W W, et al. Assessment of fat – free mass using bioelectrical impedance measurement of the human body [J]. Am J Clin Nutr, 1985 (41): 810 – 817.

[93] Gulati M. Exercise capacity and the risk of death in women: The St James Women Take Heart Project [J]. Circulation, 2003, 108 (20): 1554 – 1559.

[94] 王瑞元, 苏全生. 运动生理学 [M]. 北京: 人民体育出版社, 2012.

[95] American College of Sports Medicine: ACSM's guidelines for exercise testing and prescription [M]. Lippincott Williams & Wilkins, 2006: 141 – 142.

[96] 刘梦姣, 曾慧. 运动干预影响老年人认知功能的研究进展 [J]. 中国老年学杂志, 2015 (7): 1996 – 1998.

[97] 李宁川, 陆伟. 16 周有氧运动对社区高血压患者焦虑水平以及相关激素的影响 [J]. 北京体育大学学报, 2015 (12): 83 – 87.

[98] Slentz C A, Huffman K M, Tanner C J, et al. Effects of exercise training intensity on pancreatic batecell function [J]. Diabetes Care, 2009 (32): 1807 – 1811.

[99] Botero J, Prado W, Guerra R, et al. Does aerobic exercise intensity affect health – related parameters in overweight women? [J]. Clinical Physiology & Functional Imaging, 2014,

34（2）：138 – 142.

［100］侯曼，刘静民. 用生物电阻抗法测量人体体成分及分析［J］. 中国运动医学杂志，2005，24（1）.

［101］Ostchega Y, et al. Resting pulse rate reference data for children, adolescents, and adults: United States, 1999 – 2008［J］. Natl Health Stat Report, 2011（41）：1 – 16.

［102］Fleming S, et al. Normal ranges of heart rate and respiratory rate in children from birth to 18 years of age: a systematic review of observational studies［J］. The Lancet, 2011, 377（9770）：1011 – 1018.

［103］Latorre Román, PÁ, et al. Test – retest reliability of a field – based physical fitness assessment for children aged 3 – 6 years［J］. Nutricion hospitalaria, 2015, 32（4）.

［104］Ortega F B, et al. Systematic review and proposal of a field – based physical fitness – test battery in preschool children: the PREFIT battery［J］. Sports Med, 2015, 45（4）：533 – 555.

［105］Brouha L, Health C W, Graybiel A. Step test simple method of measuring physical fitness for hard muscular work in adult men［J］. Rev Canadian Biol, 1943（2）：86.

［106］McArdle W, et al. Reliability and interrelationships between maximal oxygen uptake, physical work capacity and step test scores in college women［J］. Medicine and Science in Sports, 1972, 4（4）：182 – 186.

［107］Jette M, et al. The Canadian Home Fitness Test as a predictor for aerobic capacity［J］. Can Med Assoc J, 1976, 114（8）：680 – 682.

［108］Nagle F, B Balke, J P Naughton. Gradational step tests for assessing work capacity［J］. J Appl Physiol, 1965, 20（4）：745 – 748.

［109］Canadian Health Measures Survey.［cited 23 Sep 2017］. Available from: http: // www. 23. statcan. gc. ca/imdb/p2SV. pl? Function = getSurvey&SDDS = 5071& lang = en& db = imdb&adm = 8&dis = 2.

［110］Rikli R, C J Jones. Functional fitness normative scores for community – residing older adults, ages 60 – 94［J］. Journal of Aging and Physical Activity, 1999, 7（2）：162 – 181.

［111］Langhammer B, J Stanghelle. Functional Fitness in elderly Norwegians measured with the Senior Fitness Test［J］. Advances in Physiotherapy, 2011, 13（4）：137 – 144.

［112］Wegrzynowska – Teodorczyk K, et al. Could the two – minute step test be an alternative to the six – minute walk test for patients with systolic heart failure?［J］. Eur J Prev Cardiol, 2016, 23（12）：1307 – 1313.

[113] 肖晓扬. 扁平足长跑爱好者 20km 跑后踝周功能及肌电变化情况分析［D］. 北京：北京体育大学, 2019.

[114] Marshall W, Tanner J. Growth and Physiological Development During Adolescence ［J］. Annual Review of Medicine, 1967, 19 (1): 283 – 300.

[115] Morris N M, Udry J R. Validation of a self – administered instrument to assess stage of adolescent development ［J］. J Youth Adolesc, 1980, 9 (3): 271 – 280.

[116] Petersen A C, Crockett L, Richards M, et al. A self – report measure of pubertal status: Reliability, validity, and initial norms ［J］. J Youth Adolesc, 1988, 17 (2): 117 – 133.

[117] 朱琳, 陈佩杰. 自填式青春期发育量表（中译版）的检验［J］. 中国运动医学杂志, 2012, 31 (6): 512 – 516.

[118] Jeukendrup A E, Achten J. Fatmax: A new concept to optimize Fat oxidation during exercise ［J］. European Journal of Sport Science, 2001, 1 (5): 1 – 5.

[119] 宋伟, 胡柏平. 最大脂肪代谢强度在运动实践中应用的研究进展述评［J］. 体育学刊, 2010, 17 (5): 104 – 109.

[120] Fazio A F. A Concurrent Validation Study of the NCHS General Well – being Schedule ［J］. Vital & Health Statistics, 1977, 73 (73): 1 – 53.

附　录

附录 1

各项运动 1 小时的热量消耗

运动项目名称	每千克体重		体重 75kg	体重 65kg	体重 55kg
	kcal/h	kJ/h	kcal/h		
射箭	4.61	19.29	346	300	254
篮球	4.11	17.20	309	268	227
（投篮）	5.25	21.97	394	341	289
（中等强度）	6.19	25.90	464	402	340
（剧烈）	8.70	36.40	653	566	479
平地骑车（148m/min）	4.41	18.54	331	287	243
划独木舟（107m/min）	6.14	25.69	461	399	338
跳舞（中等强度）	3.67	15.36	275	239	202
（剧烈）	4.99	20.88	374	324	275
击剑	4.41	18.45	331	287	243
橄榄球	7.31	30.59	548	475	402
高尔夫球	4.67	19.92	357	309	262
手球（剧烈）	8.58	35.90	644	558	472
骑马	2.90	12.13	218	189	160
爬山	8.84	36.99	663	575	486
划船	12.02	50.29	902	781	661
跑步（148m/min）	9.50	39.75	713	618	523
（188m/min）	12.03	50.33	902	782	662

309

续表

运动项目名称	每千克体重		体重75kg	体重65kg	体重55kg
	kcal/h	kJ/h	kcal/h		
（241m/min）	13.67	57.20	1025	889	752
摩托车	5.94	24.85	446	386	327
滑冰（中等强度）	5.01	20.96	376	326	276
（剧烈）	9.02	37.74	677	586	496
滑雪	8.49	35.52	637	552	467
足球	7.86	32.86	590	511	432
壁球	9.15	38.28	686	595	503
游泳	3.41	14.27	256	222	188
蝶泳（36m/min）	10.30	43.10	773	670	567
蛙泳（18m/min）	4.23	17.70	317	275	233
网球（中等强度）	6.10	25.52	458	397	336
（剧烈）	8.58	35.90	644	558	472
排球（中等强度）	5.01	20.96	376	326	276
（剧烈）	8.58	35.94	644	558	473
走路（3218m/h）	3.09	12.93	232	201	170
（110~120步/min）	4.58	19.16	344	298	252
（7241m/h）	5.82	24.35	437	378	320
上楼	15.27	63.89	1145	993	840
下楼	5.86	24.52	440	381	320
柔道、摔跤	11.30	47.28	848	735	622

附录2

各种活动的能量消耗（65kg的男子）

活动	kJ·min^{-1}	活动	kJ·min^{-1}
在床上睡眠或休息	4.51	烹调	8.79
安静地坐着	5.82	轻度的清洁工作	12.97
安静地站着	7.32	中度的清洁工作（擦窗、劈柴）	18.00
走路（4.9km/h）	15.48		

活动	kJ·min^{-1}	活动	kJ·min^{-1}
步行（4.9km/h）负重10kg	16.74	轻工业：	
办公室工作（安静地）	7.53	印刷	9.63
劳动：		裁缝	12.14
木工	16.74	制鞋	12.56
电力工业	15.07	汽车修理	17.16
机械工具工业	15.07	修理围墙	23.85
化学工业	16.74	森林劳动：	
实验室工作	9.63	苗圃工作	17.16
运输：		用斧砍伐	36.00
开载重汽车	6.64	修剪	35.15
建筑工业：		锯—手锯	36.00
体力劳动	25.11	动力锯	20.09
砌砖	15.30	采矿劳动：	
细木工（装修门窗）	15.48	用十字镐采矿	28.88
装饰	13.39	用铲子铲	27.20
农业劳动（热带的）：		竖立支柱	23.44
割草（用镰刀）	18.83	军队生活：	
修整灌木	25.95	训练	11.30
种植	15.07	行军	15.48
除草（非洲）	15.9~32.64	攻击演习	21.34
作业	23.03~63.61	森林行军	24.27
砍树	35.15	森林巡逻	27.20
割麦	21.34~33.06	娱乐：	
浇水	17.16~31.39	轻微活动（台球、木球、板球、高尔夫球、航行等）	10.46
出操、挖掘、移栽	9.63~38.08	中等活动（划独木舟、舞蹈、骑马、游泳、网球等）	10.46~20.93
农业劳动（机械化的）：		重活动（运动、足球、划船比赛等）	20.93~31.39
开拖拉机	10.04		
用叉抛举	32.64		
喂动物	17.16		

附录 3

步行能量消耗参考值

速度（m/min）	能量消耗（kJ/kg/min）	MET（unit）
60	0.33	4.5
80	0.41	5.5
100	0.48	6.6
120	0.56	7.7
140	0.64	8.7
160	0.71	9.8
180	0.79	10.9
200	0.87	11.9
220	0.95	13.0

附录 4

游泳能量消耗

速度		能量消耗	
km/h	m/min	kJ/min	kcal/min
0.6	10	12.54	3.0
1.2	20	15.06	3.6
3.0	50	41.16	11.0
4.2	70	107.94	25.8

附录5

换算表

量	旧制单位		法定单位		换算方法
	符号	单位名称	符号	单位名称	
能量，热	cal	卡	J	焦［耳］	1 cal = 4.18155J
	kcal	千卡	kJ	千焦［耳］	1 kcal = 4.18155kJ
功	kg·m	千克米	J	焦［耳］	1kg·m = 9.087J
	k·p·m	千克力米	J	焦［耳］	1k·p·m = 9.087J
功率	kgm/min	千克米/分	W	瓦［特］	1kgm·min^{-1} = 0.167W
	kpm/min	千克力米/分	W	瓦［特］	1kpm·min^{-1} = 0.167W
	马力	米制马力	W	瓦［特］	1 马力 = 735.499W
压强	mmHg	毫米汞柱	Pa	帕［斯卡］	1 mmHg = 133.322Pa
	mmH$_2$O	毫米水柱	Pa	帕［斯卡］	1mmH$_2$O = 9.806Pa
长度	Å	埃	nm	纳米	1 Å = 0.1nm

[DE 09]　DE CAIGNY J., CAMINO J., SWEVERS J., "Interpolating model identification for SISO linear parameter-varying systems", *Mechanical Systems and Signal Processing*, vol. 23, pp. 2395–2417, 2009.

[DE 93]　DE LUCA A., SICILIANO B., "Inversion-based nonlinear control of robot arms with flexible links", *AIAA Journal of Guidance Control and Dynamics*, vol. 16, no. 6, pp. 1169–1176, 1993.

[DUC 99]　DUC G., FONT S., *Commande H_∞ et μ-analyze*, Hermès Science Publications, Paris, 1999.

[GAH 94]　GAHINET P., APKARIAN P., "A linear matrix inequality approach to H_∞ control", *International Journal of Robust Nonlinear Control*, vol. 4, pp. 421–448, 1994.

[GAH 96]　GAHINET P., APKARIAN P., CHILALI M., "Affine parameter-dependent Lyapunov functions and real parametric uncertainty", *IEEE Transactions on Automatic Control*, vol. 41, no. 3, pp. 436–442, 1996.

[GAR 06]　GARNIER H., GILSON M., CERVELLIN O., "Latest developments for the Matlab CONTSID toolbox", *IFAC Symposium on System Identification*, Newcastle, Australia, 2006.

[GAR 07]　GARNIER H., GILSON M., YOUNG P., *et al.*, "An optimal IV technique for identifying continuous-time transfer function model of multiple input systems", *Control Engineering Practice*, vol. 15, no. 4, pp. 471–486, 2007.

[GIN 05]　GINHOUX R., GANGLOFF J., DE MATHELIN M., *et al.*, "Active filtering of physiological motion in robotized surgery using predictive control", *IEEE Transactions on Robotics*, vol. 21, no. 1, pp. 67–79, 2005.

[GLO 88]　GLOVER K., DOYLE J., "State-space formulae for all stabilizing controllers that satisfy an H-norm bound and relations to risk sensitivity", *Systems and Control Letters*, vol. 11, pp. 167–172, 1988.

[HAL 11]　HALALCHI H., LAROCHE E., BARA G.I., "Output feedback LPV control strategies for flexible robot arms", *IFAC World Congress*, Milano, Italy, 2011.

[HAL 12]　HALALCHI H., Commande linéaire à paramètres variants des robots manipulateurs flexibles, PhD Thesis, University of Strasbourg, 2012.

[KAT 05]　KATAYAMA T., *Subspace Methods for System Identification*, Springer-Verlag, London, 2005.

[LEE 99]　LEE L., POOLLA K., "Identification of linear parameter varying systems using nonlinear programming", *Journal of Dynamic Systems, Measurements and Control*, vol. 121, pp. 71–78, 1999.

[LJU 99]　LJUNG L., *System Identification. Theory for the User*, 2nd ed., Prentice Hall, Upper Saddle River, NJ, 1999.

[LOF 04]　LOFBERG J., "YALMIP: a toolbox for modeling and optimization in Matlab", *IEEE Conference on Computer-aided Control Systems Design*, Taipei, Taïwan, 2004.

[LOP 11]　LOPES DOS SANTOS P., AZEVEDO PERDICOÚLIS T., NOVARA C., *et al.*, *Linear Parameter-Varying System Identification: New Developments and Trends*, Advanced Series in Electrical and Computer Engineering, World Scientific, New Jersey, London, Singapore, Beijing, Hong-Kong, Chennai, 2011.

[LOV 07]　LOVERA M., MERCÈRE G., "Identification for gain scheduling: a balanced subspace approach", *American Control Conference*, New York, July 2007.

[MAR 04] MARCOS A., BALAS G., "Development of linear-parameter-varying models for aircraft", *Journal of Guidance, Control and Dynamics*, vol. 27, pp. 218–228, 2004.

[MAS 97] MASUBUCHI I., "H_∞ control for descriptor systems: a matrix inequalities approach", *Automatica*, vol. 33, no. 4, pp. 669–673, 1997.

[MER 11] MERCÈRE G., PALSSON H., POINOT T., "Continuous-time linear parameter-varying identification of a cross flow heat exchanger: a local approach", *IEEE Transactions on Control Systems Technology*, vol. 19, pp. 64–76, 2011.

[MER 12] MERCÈRE G., LAROCHE E., PROT O., "Analytical modelling and grey-box identification of a flexible arm using a linear parameter-varying model", *IFAC Symposium on System Identification*, Brusseles, Belgium, July 2012.

[MOH 12] MOHAMMADPOUR J., SCHERER C., *Control of Linear Parameter Varying Systems with Applications*, Springer, New York, Dordrecht, Heidelberg, London, 2012.

[PRO 12] PROT O., MERCÈRE G., RAMOS J., "A null-space-based technique for the estimation of linear-time invariant structured state-space representations", *IFAC Symposium on System Identification*, Brusseles, Belgium, July 2012.

[SCH 97] SCHERER C.W., GAHINET P., CHILALI M., "Multi-objective output-feedback control via LMI optimization", *IEEE Transactions on Automatic Control*, vol. 42, no. 7, pp. 896–911, 1997.

[SCH 06] SCHERER C.W., "LMI relaxations in robust control", *European Journal of Control*, vol. 12, no. 1, pp. 3–29, 2006.

[SHI 00] SHI P., MCPHEE J., "Dynamics of flexible multibody systems using virtual work and linear graph theory", *Multibody System Dynamics*, vol. 4, no. 4, pp. 355–381, 2000.

[SHI 02] SHI P., MCPHEE J., *DynaFlex Users's Guide*, Systems Design Engineering, University of Waterloo, 2002.

[STU 99] STURM J., "Using SeDuMi 1.02, a Matlab toolbox for optimization over symmetric cones", *Optimization Methods and Software*, vol. 11–12, pp. 625–653, 1999.

[TOT 10] TOTH R., *Identification and Modeling of Linear Parameter-Varying Systems*, Springer-Verlag, Berlin, Heidelberg, 2010.

[VAN 96] VAN OVERSCHEE P., DE MOOR B., *Subspace Identification for Linear Systems. Theory, Implementation, Applications*, Kluwer Academic Publishers, Boston, London, Dordrecht, 1996.

[VAN 04] VAN HELVOORT J., STEINBUCH M., LAMBRECHTS P., *et al.*, "Analytical and experimental modelling for gain scheduling of a double scara robot", *IFAC Symposium on Mechatronic Systems*, Sydney, Australia, September 2004.

[VAN 09] VAN WINGERDEN J., VERHAEGEN M., "Subspace identification of bilinear and LPV systems for open- and closed-loop data", *Automatica*, vol. 45, pp. 372–381, 2009.

[VER 05] VERDULT V., VERHAEGEN M., "Kernel methods for subspace identification of multivariable LPV and bilinear systems", *Automatica*, vol. 41, pp. 1557–1565, 2005.

[VER 07] VERHAEGEN M., VERDULT V., *Filtering and System Identification: A Least Squares Approach*, Cambridge University Press, 2007.

图书在版编目（CIP）数据

柔性机器人：多尺度操作应用/（法）格罗萨德（Grossard，M.）等主编；潘峰等译 . —北京：机械工业出版社，2016.4
（国际电气工程先进技术译丛）
书名原文：Flexible Robotics：Applications to Multiscale Manipulations
ISBN 978-7-111-53352-8

Ⅰ.①柔⋯　Ⅱ.①格⋯　②潘⋯　Ⅲ.①柔性机器人－研究
Ⅳ.①TP242

中国版本图书馆 CIP 数据核字（2016）第 062730 号

机械工业出版社（北京市百万庄大街 22 号　邮政编码 100037）
策划编辑：顾　谦　责任编辑：顾　谦
责任校对：樊钟英　封面设计：马精明
责任印制：常天培
北京机工印刷厂印刷（三河市南杨庄国丰装订厂装订）
2016 年 6 月第 1 版第 1 次印刷
169mm×239mm · 16.75 印张 · 373 千字
0 001—2 600 册
标准书号：ISBN 978-7-111-53352-8
定价：79.00 元

凡购本书，如有缺页、倒页、脱页，由本社发行部调换
电话服务　　　　　　　　　网络服务
服务咨询热线：010-88361066　机工官网：www.cmpbook.com
读者购书热线：010-68326294　机工官博：weibo.com/cmp1952
　　　　　　　010-88379203　金书网：www.golden-book.com
封面无防伪标均为盗版　　　教育服务网：www.cmpedu.com